JUTTA RESCH-TREUWERTH

Warum denn nicht!

Frauen ab 50 über die Liebe

neues leben

INHALT

VORWORT

Keine Angst vor der Hängebrücke

Ich habe über die späte Liebe von Frauen geschrieben, weil ich ermuntern will – die, die zögern, sich nicht trauen, glauben, dass es nie wieder so werden kann, wie es einmal war, und sowieso alle Männer für Halunken halten – jene, die etwas vermissen. Man kann sich in jedem Alter verlieben. Das habe ich aus den Gesprächen mit vierzehn Frauen, die jüngste knapp fünfzig, die älteste über siebzig Jahre alt, mitgenommen. Jedes Mal tut sich ein neues, scheinbar endloses Leben auf. Alles fängt noch einmal an. Und die späten Paare scheinen gar kein Alter zu haben. Die Frauen, die mich in ihr Liebesleben schauen ließen, sind geschieden oder verwitwet. Noch berufstätig oder bereits im Ruhestand. Sie leben in Mecklenburg-Vorpommern, in Sachsen, in Brandenburg und Berlin. Manche schon lange allein, andere mit wechselnden Liebschaften. Einige sind auch immer noch auf der Suche nach einem Ruhepunkt.

Der Weg dahin ist mitunter etwas abenteuerlich und bleibt auch nicht ganz frei von unerfüllten Hoffnungen. Aber die Lust auf Liebe und Sex leidet darunter nicht. »Warum denn nicht!« ist das Lebensmotto der Frauen. Aktivität und Optimismus, so hat sich erwiesen, sind die wesentlichsten Voraussetzungen, um auch in der Mitte des Lebens einen Mann zu finden, mit dem man lieben, lachen, tanzen, weinen, streiten, bauen, umziehen, auswandern kann. Das ist bei einigen Frauen unverhofft und rein zufällig passiert. Im Flugzeug, im Tanzlokal, bei der Arbeit. Oder weil Freunde verkuppelt haben. Mache haben gezielt danach gesucht: bei Partnervermittlungen, im Internet, durch Anzeigen – selbst geschaltet oder gelesen.

Gefunkt hat es, weil die Frauen offen und selbstbewusst auf Männer zugingen und auch bereit waren, sich auf Unbekanntes einzulassen. Nicht ohne Zweifel. Aber es ist ja gerade das Prickelnde an einer neuen Liebe, dass man nicht so genau weiß, wie es weitergeht. Ständige Angst vor Enttäuschung ist wie eine Hängebrücke, die über eine Schlucht führt. Nur wer sie überwindet, erreicht die andere Seite. Aber viele scheitern, weil es zu sehr wackelt. Meine Frauen haben sich ihren Ängsten gestellt, obwohl auch die späte Liebe nicht frei von Konflikten ist. Wie sie behoben werden, finde ich bemerkenswert. Reife Frauen haben es offenbar gelernt, so mit ihren eigenen Ansprüche umzugehen, dass sie Kompromisse aushalten können. Sich noch einmal zu trennen war in keinem Fall eine Alternative.

Zwei Gespräche mit Wissenschaftlern, dem Soziologen Kurt Starke und dem Mediziner Prof. Dr. med. Hans-Joachim Ahrendt, mit denen ich schon seit Jahrzehnten zusammenarbeite, sollen die Liebesgeschichten ergänzen. Was fand die Forschung heraus über das Liebesleben von Frauen, die die Jugend hinter sich haben? Wie kann heute geholfen werden, wenn die Jahre jenseits der Fruchtbarkeit Probleme bereiten?

Es war schön für mich, bei allen Gesprächspartnerinnen Vertrauen und Offenheit zu spüren. Mitunter hatte ich den Eindruck, es tat ihnen gut, alles, was war, was ist und noch kommen wird, einmal loszuwerden. Ich habe gern zugehört, gespeichert, geraten, kommentiert, ausgewählt und aufgeschrieben. Danke auch den stillen Helfern, die mich auf die Spur der verliebten Frauen gebracht haben, insbesondere der Brandenburger Partnervermittlung »WIR«.

MARINA V., 65, REDAKTEURIN

Der Künstler mit dem großen Hut oder Da, wo der Ton liegt

Eine schlichte Karte steckt in einem tristen, bräunlichen Briefumschlag zwischen der üppigen Werbung im Briefkasten. Nur ein Satz: »Ich würde Sie gern kennenlernen.« Und eine Web-Adresse. Eine Zuschrift der Anzeigenagentur vom *Magazin*. Die Zeitschrift hat sie bewusst ausgewählt, weil ihr die Mischung der Kontaktwünsche gefällt. Von bieder-brav bis aufmüpfig. Manchmal auch vordergründig erotisch. Und die Leute, die das *Magazin* lesen, leben nicht gleich um die Ecke. Eben nicht so nah dran wie bei einer regionalen Zeitung. Das ist im Prinzip egal, wenn sich der Richtige meldet. Aber Beschränkung auf das unmittelbare Umfeld, das muss nicht sein, heute in einer so flexiblen, kommunikativen und schnell erreichbaren Welt. Wenn Marina scharf auf den Mann von nebenan wäre, könnte sie ja bei ihm klingeln. Aber so einfach ist es leider nicht, wenn man ganz bestimmte Ansprüche hat. Ab fünfzig aufwärts tummeln sich zu viele suchende Frauen und zu wenige brauchbare Männer in den Kontaktbörsen. Schon deswegen darf man sich mit der Entfernung nicht einengen. War bei vorhergehenden Versuchen ein Herr erschrocken, dass sie etwas weit ab vom Schuss wohnt, hat sie sich gar nicht erst mit ihm getroffen. Bequeme Benzinsparer denken auch kleinkariert. Mit der Schmalspurbahn will Marina nicht in eine neue Liebe fahren.

Ein paar Teststrecken dieser Art hat sie bereits befahren. In der Ehe konnte sie mit Fred, ihrem zweiten Mann, schon lange nicht mehr reden, geschweige denn schlafen. Wenn der

Tag nicht stimmt, funktioniert es auch in der Nacht nicht. Das eine bedingt das andere. Das Paar trennte sich räumlich. Sie stürzte sich in die Arbeit. Eine sexlose, aber nicht freudlose Zeit. Da begegnete ihr ein Kollege, der mit seiner Stimme ihre Sinne bewegte. Wunderbare Fantasien. Ein Flirt, mehr nicht. Aber sie wusste jetzt, dass da noch etwas in ihr war, dass es noch ein Bedürfnis nach Nähe gab. Dornröschen war aufgewacht. Sie musste etwas tun.

Der erste »regionale« Anzeigentreff wird eine sexuell spontane, aber kurze Affäre. Der Mann ist dienstlich hier. Ein Abstauber, der etwas für die Woche sucht. Männer, bei denen die Hunde interessanter als die Herrchen sind, kommen schon nach den ersten drei Sätzen nicht infrage. Zu altbacken. Zu behäbig. Sie trifft auch die properen Opas, die von den Enkelkindern erzählen und darin eine gewisse Erfüllung sehen. Marina hat auch Enkelkinder, aber sie will ihr eigenes Leben leben. Der Typ »älterer Herr« passt ganz und gar nicht.

Sie muss ihr Suchgebiet ausweiten. Sie trifft einen kulturinteressierten Tantra-Mann. Das ist auf den ersten Blick nicht zu erkennen gewesen. Sie hat geschrieben, dass er sinnlich sein soll, was zu einem Missverständnis führt. Er erhofft sich Lustgewinn auf göttlicher Ebene. Sozusagen das Tao der Liebe als eine Art Akupunktur von innen. Die sphärische Musik und die exotischen Düfte beim Liebesspiel sind verführerisch. Dann aber legt er nur die Hand auf und verharrt in Ruhe. Das ist bei aller Kultur und einer recht abenteuerlichen Lebensweise, die er zu bieten hat, ein bisschen zu wenig. Sagte nicht schon der Autor von »Lady Chatterley«, dass es eine Tragödie sei, wenn man Sex im Kopf habe anstatt zwischen den Beinen, wo er hingehöre? Bei der emotionalen Übereinstimmung hätten sie gerade die Eingangstür erreicht, meint der Tantra-Mann, aber seien noch lange nicht in den Räumen. Sie kann ihm dorthin nicht folgen. Er kann ihr nicht entsprechen.

Im Internet erlebt sie nur Flops. Immer wenn es ernst wird, stellen die Herren den Mail-Kontakt ein. Wahrscheinlich viele Träumer, die sich ein zweites Leben im Netz zugelegt haben. Sie sind zu feige, es für das wirkliche Leben zu verlassen. Ein

Weltenbummler lädt sie sogar zu Silvester nach Tokio ein. Nun reicht es. Zurück auf den Boden der Tatsachen. Bindungsfähige Kerle machen sich rar. Dann eben einen, der nur eine sexuelle Beziehung will. Das ist besser als nichts. Sie trifft einen übrig gebliebenen Achtundsechziger. Die Chemie stimmt sofort. Der Mann ist groß, der Mann ist klug, der Mann ist gebunden. Und der Mann hat einen gewaltigen Schwanz. Da ist selbst die sexerfahrene Marina bei der ersten Begegnung etwas erstaunt. Wahrscheinlich sucht er darum nebenbei nach sexuell interessierten Partnerinnen. Das macht ihr nichts aus. Sie kann wunderbar mit ihm reden. Über Politik, Kultur, Wissenschaft. Das adelt den Sex. Irgendwann versiegt die Lust, ihn in seiner Wohnung, einer Art Studentenbude, zu besuchen. Nur Sex und gute Gespräche, das ist auf Dauer doch zu armselig.

In ihrer Anzeige im *Magazin* hat sie sich so dargestellt, wie sie sich sieht und empfindet. Hat nichts ausgespart. Die Eigenschaften sehr genau gewählt. Sie will nicht mehr, dass sich jeder melden kann.

»Sinnlich, temperamentvoll, engagiert, mit ernster und lockerer Art im Leben, blond, schlank, sportlich, groß. Was fehlt, ist das Pendant, um die sechzig, eher sehr groß, kreativ, jazzig, rockig, lustvoll, städtisch und ländlich, lieber etwas chaotisch als ... Weites Berliner Umland bevorzugt, aber nicht Bedingung. Lieber stimmig als nah.«

Zu diesem Outing gehört schon ein bisschen Mut und eine gute Meinung von sich selbst, auch wenn alles anonym ist. Letztlich muss das Eigenbild in der Wirklichkeit bestehen. Darauf hat sie sehr genau geachtet. Was nutzt es, sich nur zum Lockvogel zu machen? Eigentlich peinlich, wenn dann bei einem Treffen nichts stimmt.

Der Absender der Karte fühlt sich genau von diesem Text, von einer Frau, die mit sehr viel Offenheit ihr Bild zeichnet, angesprochen. Das hat ihn festgehalten. Er hat auch etwas darüber erfahren, was sie sucht. Sie meldet ihre Ansprüche sehr direkt an, lässt aber hier ein wenig Spielraum. Das ermutigt ihn.

Sie will auf alle Fälle einen aktiven Mann. Keinen, der mit der Rente in Winterschlaf fällt. Von Männern, die sich Rentner nennen, als sei es ihr Beruf, hält sie sowieso nichts. Die sind ihr zu weit weg vom Leben. Sie schicken sich in ihr Alter. Das würde ihr nie passieren. Sie ignoriert ihre Lebensjahre. Schon immer.

Nach vielen Fehlversuchen hat auch Jochen fast aufgegeben. Nach dem Tod seiner Frau haben sich um den Witwer viele gerissen. Nur nicht die, die er suchte. Manche hat er mitgenommen. Manche hat es nicht ausgehalten mit ihm. Sein guter Geschmack kam in Verruf. Nun glaubt er selbst nicht mehr an einen wirklichen Treffer.

Für das *Magazin* hat er ein Jahres-Abo. Ein Weihnachtsgeschenk des Sohnes. Vielleicht würde er dort noch etwas Passendes entdecken. Es ist schon September. Der hat ja auch noch schöne Tage. Zum ersten Mal ist er interessiert und schreibt. Seine schlichte Karte bleibt unbeantwortet. Wahrscheinlich hat die Frau einen Waschkorb voller Zuschriften bekommen. Da hat er sich mit seiner Karte zu wenig Mühe gemacht. Und so eine Homepage kann auch verkehrt verstanden werden. Zu viel Selbstdarstellung. Zu geschäftlich. Zu wenig Persönliches für eine private Angelegenheit. Schade. Wieder alles falsch gemacht.

Marina schaut mit Interesse auf die Homepage des Kartenschreibers. Mal ganz etwas anderes. Ein Keramiker mit eigener Werkstatt. Männliches Gesicht, breitkrempiger Hut. Eben ein Künstler. Sie denkt an van Gogh, Beuys, Mühlenhaupt. Alle mit Hut. Mühlenhaupt kannte sie persönlich. Sie ist neugierig. Sie schreibt eine Mail, dass auch sie sich über ein Treffen freuen würde. Wer sich selbst über das Internet präsentiert, dem kann man ja auch auf diesem Wege antworten.

Es vergehen mehrere Wochen. Der Mann meldet sich nicht mehr. Marina ist verstimmt, findet diese Ignoranz schon ein bisschen unverschämt. Zumindest kann man doch mitteilen, dass sich die Sache erledigt hat. Kein Benehmen der Mann. Schade. Wieder eine Luftnummer.

Doch irgendwie lässt ihr die Funkstille keine Ruhe. Ihr fällt ein Kollege ein, ein Grafiker, ein Künstler. Der hat nie in seinem E-Mail-Postfach nachgesehen und damit Gott und die Welt verärgert. Sogar gute Aufträge sind ihm durch die Lappen gegangen, weil er nicht internettüchtig war. Könnte es sich hier vielleicht um einen ähnlichen Chaoten handeln? Einen Versuch ist es wert. Sie schreibt eine Karte. Kurz und knapp. Den Briefkasten an der Tür wird er ja wohl mal öffnen. Sicher liest er eine Zeitung, die er morgens ins Haus holt. Das hofft sie zumindest. Als Marina zwei Tage später vom Hundespaziergang zurückkommt, ist er auf dem Anrufbeantworter. Nun finden täglich intensive Gespräche statt.

Der Verbleib ihrer E-Mail klärt sich schnell auf. Er guckt da nie nach. Also richtig vermutet.

Der Wunsch nach persönlicher Begegnung ist nicht mehr steigerungsfähig. Auf beiden Seiten. Endlich schlägt er ein Treffen vor. Er baut gerade eine Ausstellung in Berlin auf. Marina gibt Emma, ihren Hund, bei einer Bekannten ab. Beim ersten Treffen will sie nicht gleich im Doppelpack aufkreuzen. Männer glauben dann, man sei bereits mit dem Hund liiert.

Da steht er nun. Natürlich mit Hut. Ansonsten sieht er ziemlich langweilig aus, stellt sie enttäuscht fest. Da hätte sie auch Emma mitbringen können. Hier kann nichts stören. Die Ausstellung interessiert sie, der Mann nicht. Es regt sich überhaupt nichts in ihr. Nicht mal ausreichend groß ist er. Größer als sie schon. Das ist nicht so schwer, denn etwas übertrieben hat sie da in der Anzeige. Von groß kann nicht die Rede sein. Da denkt man an Models mit mindestens 1,75 Meter. Es ist lebenslang eher ihre gefühlte Größe, die diesen Anspruch auf einen langen Kerl rechtfertigen soll.

Sie stehen nebeneinander vor dem Saal mit der Ausstellung, die morgen eröffnet wird. Ihr langer schwarzer Mantel weht im Herbstwind. Sie trägt ihn offen. Darunter einen langen schwarzen Pullover, der viel Haut zeigt. Am Arm baumeln mehrere schwarze Holzarmbänder. Auch der große Ring, den sie trägt, ist aus Holz und Leder. In die langen blonden Haare hat sie ein Tuch geknotet. Sie bemerkt nicht, wie er sie heimlich mustert. Beide bemühen sich, die Gesprächslücken zu füllen. Sie spricht von ihrer Arbeit an einem Tiermagazin. Er teilt mit, dass er jedes Jahr im November auf die Kanaren fährt. Marina äußert sich dazu nicht. Das hat ihr ja nun gerade noch gefehlt. Ein Reiseonkel. Sie spürt, wie eine gewisse Leere in ihr aufsteigt. Nein, der ist es nicht! Dann fängt er auch noch damit an, dass er sich seit dem Tod seiner Frau vor einigen Jahren überhaupt nicht vorstellen könne, eine richtige Beziehung einzugehen. Ja, was will der eigentlich hier? Warum hat er ihr geschrieben? Solche Erwartungen hat sie auch nicht, wenn sie sich zum ersten Mal mit jemandem trifft. Das kann man sich nicht vornehmen. So etwas entwickelt sich, es passiert. Oder auch nicht. Das Einzige, was sie ihm zugute hält, ist sein Interesse für eine Frau in seinem Altersbereich. Als Endsechziger hätte er auch auf eine Vierzigjährige scharf sein können. Tollkühne landen ja sogar in der Altersgruppe der Enkelinnen.

Er schlägt vor, sich noch mal zu treffen, wenn er von den Kanaren zurück ist. Für sie hat sich die Sache bereits erledigt. Aber da hört sie sich sagen, dass sie seine Arbeit, sein Atelier interessieren würde. Nicht der Mann, sondern sein Atelier. Einfach nur so aus beruflicher Neugierde. Sie will weg. Wenn er aus Spanien zurück sei, werde sie sich melden.

Das war nur so dahingesagt. Einige Wochen später ruft sie doch an. Künstlerisches Schaffen hat sie schon immer interessiert. Da hat sie etwas ausgelöst. Ihr Anruf macht ihn munter. Vorbei mit der Einsilbigkeit. Es ist ein Bann gebrochen. Dass sie sich doch gemeldet hat, bringt ihn total in Bewegung. Seine Freude über das unverhoffte Interesse ist nicht gespielt. Das merkt sie auch kilometerweit entfernt. Intensive Telefonate in den nächsten Tagen. Er fragt drängend, ob sie denn kommen wolle? Ja, sicher, irgendwann mal. Diese unbestimmte Zeit will er ihr nicht lassen und er schlägt gleich das nächste Wochenende für einen Besuch bei ihm vor. Er hätte sich extra freigenommen. Marina ist unsicher und lässt nichts unversucht, mehr Zeit zu gewinnen. Emma, ihre Hündin, die müsse sie aber mitbringen. Mal sehen, wie er reagiert. Sieht er Emma als heimliche Konkurrenz oder gar als Reisehindernis? Sollte das nur andeutungsweise durchklingen, wäre jedes Treffen sinnlos. Für häufiges Reisen fehlt ihr außerdem die Zeit. Und sie hat Angst vor dem Fliegen.

Pech gehabt. Natürlich freut er sich auch auf den Hund. Er habe immer mit Tieren gelebt und hatte auch schon selbst einen Hund. Zurzeit ist es ein Kater. Von Reisen ist keine Rede.

Dann rückt er mit einem besonderen Wunsch raus. Sie solle sich, wenn sie ihn besucht, nicht so anmalen. Marina schnappt etwas nach Luft, was wirklich selten bei ihr vorkommt. Was erlaubt der sich eigentlich? Verständnislos und etwas spitz fragt sie: »Wie bitte?« Das hat noch kein Mensch zu ihr gesagt. »Na ja«, druckst er rum. »Hier ist eine Kleinstadt.« Nach solchen Sachen hat sie sich noch nie gerichtet. Damit das mal klar ist. Außerdem läuft sie nicht wie ein Tuschkasten herum.

Dann folgt die nächste Zumutung. Er bietet ihr an, dass sie in einer Ferienwohnung im Vorderhaus übernachten könne. Immerhin gehe die Fahrt zu ihm schon über einen kleinen Ausflug hinaus. Und es wird Winter, die Tage sind kurz. Da fahre man vielleicht nicht mehr so gerne durch die Nacht. Marina zuckt zusammen. Jetzt begibt sie sich zu einem Mann, der sie überhaupt nicht richtig interessiert, und dann soll sie dort auch noch übernachten. Worüber sollen sie reden, wenn sie am nächsten Tag beim Frühstück sitzen? Worauf lässt sie sich gerade ein? Schon allein diese Vorstellung findet sie gruselig.

Marina fährt mit Emma zu ihm. Er steht am Tor. Mit Hut. Wie damals bei der ersten Begegnung in der Ausstellung. Er strahlt große Freundlichkeit aus. Sie wird erwartet, das sieht sie in seinen Augen. Sie geht mit ihm durch Atelier und Werkstatt. Es gefällt ihr, aber es beeindruckt sie nicht. Das soll er gleich wissen. Das eine ist seine Arbeit. Das andere ist der Mann. Also bitte keine falschen Schlussfolgerungen ziehen. Jeder Mensch macht das, was er kann. Für Marina gibt es keinen Grund, sich in einen Beruf zu verlieben. Und doch ist plötzlich eine andere Atmosphäre entstanden als damals in Berlin. Zwischen ihnen herrscht Harmonie, und die gegenseitige Anziehung ist nicht zu leugnen. Das hat sie mit ihrem Abstand im Kopf überhaupt nicht erwartet. Sie ist angenehm überrascht.

Er lädt sie zum Essen in die Stadt ein. Natürlich geht Emma mit. Gar keine Frage. Jochen macht Punkte, ohne es zu wollen und zu ahnen. Wie Menschen mit Tieren umgehen, welche Beziehung sie zu ihnen herstellen können, ist ihr wichtig. Da übertreibt sie manchmal auch ein bisschen. Überall entdeckt und verfolgt sie herrenlose Kreaturen, denen geholfen werden muss. Sie macht eben alles ganz oder gar nicht. Das kann anstrengend für Jochen werden. Er weiß es nur noch nicht.

Den Rückweg von der Gaststätte nehmen sie durch die Stadt. Marina treffen neugierige Blicke. Sie fühlt sich beobachtet. Alles guckt nach ihr. Jeder Zweite, der an ihnen vorbeigeht, grüßt den Mann an ihrer Seite. Sie weiß nicht, ob ihr das gefällt. Aber sie denkt schon darüber nach. Sie hat für den Besuch extra flache Schuhe angezogen. Wegen seiner Größe, die ja nicht ihren Traumvorstellungen entspricht. Er läuft nun neben ihr, und sie registriert, dass der sportliche und muskulöse Typ so klein gar nicht ist. Ohne Absatzschuhe ginge das. Er ist ohne ihre »Aufstockung«, die mit zunehmenden Alter ohnehin beschwerlicher wird, sichtbar größer als sie. Die Distanz, mit der sie gekommen ist, verringert sich. Die Suche nach positiven Momenten gewinnt an Raum. Das wollte sie nicht, aber sie lässt es geschehen.

Am Nachmittag sitzen sie in seinem Haus, das fließende Übergänge vom Wohnen zum Arbeiten hat. Keine sterile Aufgeräumtheit. Das gefällt ihr. In ihrem Landhaus hängt ein Spruch: »Wo Staub ist, ist Friede.« Genau ihre Lebensart. Wo sie hinschaut, Unikate. Die Stühle, der Tisch, das Sofa. Es ist urgemütlich. Marina liebt das Rustikale. Die Fenster, die bis zum Erdboden gehen, lassen einen weiten Blick in den Garten zu. Dort stehen Keramikfiguren, große bunte Vögel mit staksigen Beinen aus Stahl. Ein wilder Garten mit Obstbäumen. Im Frühling wird er, mit Skulpturen und Spielplastiken gefüllt, wieder für Besucher und Kaufinteressenten geöffnet sein. Im gläsernen Pavillon verschleiern beschlagene Scheiben den Blick ins Innere. Jochen erzählt, was dort, geschützt vor den Launen der Natur, ausgestellt werden kann. Töpferware, Malerei. Viele Stücke auch von anderen Künstlern aus der Region.

Sie trinken Rotwein und plaudern. Es ist alles ganz locker und entspannt. Marina und Jochen gehen zum Du über. Jochen bemüht sich um das Abendbrot. Er scheint etwas aufgeregt. Wahrscheinlich macht er das nicht so oft. Zusammen gehen sie eine Runde mit Emma. Es wird allmählich spät. Jochen fragt unverblümt und ein bisschen dreist, wo sie denn heute Nacht schlafen wolle. Ohne richtig zu überlegen, sagt sie ihm, dass sie natürlich hier, hier unten schlafen will. Ade Ferienwohnung! Die letzte Unsicherheit ist verflogen.

Die gemeinsame Nacht ist nichts Außergewöhnliches, aber etwas Besonderes. Emotional ist das körperliche Zusammensein so beeindruckend, dass Marina denkt, jemand habe ihr den Boden unter den Füßen weggezogen. Sie wird von ihren Gefühlen übermannt. Auch der nächste Morgen ist kein Morgen danach. Alles ist wunderbar schön und entspannt. Als Marina mit Emma gegen Mittag das Auto besteigt, ist sie völlig durcheinander. Was ist eigentlich passiert? Etwas, das sie sich nicht hätte vorstellen können. Das Unerwartete lässt ihre Gefühle Achterbahn fahren.

Es ist klar, dass sie sich ganz schnell wiedersehen werden. Er will zu ihr kommen, will wissen, wie sie lebt, was sie für eine ist. Lebensräume können so viel über einen Menschen verraten. Am nächsten Wochenende kündigt sich von Norden eine Kältefront mit Blitzeis an. Jochen springt sofort in sein Auto, um von dem Unwetter nicht überholt zu werden. Aus irgendwelchen Gründen gar nicht zu kommen, ist undenkbar. Sie planen nichts voraus. Niemals ist davon die Rede, was sie dort und dann zusammen machen wollen. Es ist immer nur der Anspruch da, sich ganz schnell wiederzusehen und jetzt keinen anderen Menschen mehr in ihr Leben hineinzulassen. Marina wundert sich sehr, dass ein Mann, der nicht das Gardemaß hat, plötzlich so wichtig für sie geworden ist und sie sich hundertprozentig auf ihn einlässt.

Jochen ist etwas verhaltener. Er spricht weniger über das, was er fühlt und denkt. Er hat einfach Angst vor einer nächsten Enttäuschung. Er glaubt Marina nicht ganz, dass sie ihn wirklich mag, ihn will, ausschließlich ihn meint. Es dauert noch lange, bis er davon überzeugt ist. Anfangs hatte er überhaupt nicht damit gerechnet, dass es so weit kommt. Als er zu Hause den Freunden von der ersten Begegnung erzählte, war er sicher, dass das nichts werden würde. »Das ist eine Dame aus der Stadt. Die gehört hier nicht her.«

Wer Liebe, Vertrauen, Intimität zulässt, wer sich schnell ganz nah wird, entdeckt auch Dinge, die für das weitere Zusammenleben nicht so gut passen. Das ließe sich ausblenden, um nur die schönen Seiten einer Beziehung zu genießen. Lohnt sich die Mühe, an schlechten Gewohnheiten zu rütteln? Lässt es die späte Liebe überhaupt zu, einen Menschen zu beeinflussen, ihn in seinem Verhalten zu verändern? Marina entdeckt, dass Jochen nach dem Tod seiner Frau die Zügel etwas schleifen ließ. Niemals bei seiner Arbeit. Aber bei allem, was das Leben sonst noch zu bieten hat. Sie bemerkt Freunde, die ihn zweifellos mit seiner Trauer auch aufgefangen haben, die aber nun mit ihm leben, gehen und kommen, wann sie wollen. Alles ist eine große Gemeinschaft, die gern dem Rotwein zuspricht. Und nicht zu knapp. Jochen führt ein offenes Haus. Man kann sich überall bedienen. Das ändert sich schnell, wenn Marina zu Besuch kommt. Die Runde zieht sich zurück. Aber Marina reist ja auch wieder ab. Bei Telefonaten stellt sie fest, dass immer wieder der Alkohol im Spiel ist. Jochens Liebeserklärungen wirken dann übertrieben. Die Stimme am anderen Ende ist ihr fremd. Diese Veränderungen der Persönlichkeit hasst sie. Da kann ein Mann bei ihr sein ganzes Ansehen verlieren.

Eine Faschingsfeier im Haus von Jochen bringt das Fass zum Überlaufen. Ihr gehen zu fortgeschrittener Stunde die Kaspereien, die blöden Witze, das dumme Gequatsche auf die Nerven. Sie erkennt Jochen nicht wieder. Er merkt nicht, wann er aufhören muss, anderen zuzuprosten. Das kann sie bei aller Liebe nicht tolerieren. Wenn sie nichts getrunken hätte, wäre sie noch in der Nacht mit Emma abgereist. Sie äußert sich deutlich und unmissverständlich. Am nächsten Morgen sagt sie Jochen, dass sie erst wiederkommt, wenn er zu ihrem Vorwurf Stellung nimmt, sein Problem erkennt und Konsequenzen zieht. Sie denkt nicht darüber nach, ob sie ihn mit so viel Druck verlieren könnte. So lange und so gut kennen sie sich noch nicht, dass sie ihren Einfluss auf ihn realistisch bemessen könnte. Wie viel Kritik kann er vertragen? Selbstbestimmte Männer – und Jochen ist als Künstler zweifellos so einer – neigen zu Trotzreaktionen, sind sehr sensibel und schnell tödlich beleidigt. Das ist ihr jetzt aber egal. Mit Menschen, die unter Alkohol die Kontrolle über sich verlieren, kann sie nicht umgehen.

Jochen reagiert nachdenklich, ist sich noch nicht ganz klar darüber, was er eigentlich falsch gemacht haben soll. Auf keinen Fall will er, dass sie geht. Er spürt, dass sie es ernst meint. Das ist keine Frau, die nur Drohgebärden zeigt. Viel zu deutlich hat sie ihm zu verstehen gegeben, dass sie weder sein künstlerisches Umfeld bei ihm hält noch ein großzügiger Umgang mit dem Portemonnaie. Auf dieser Basis ist nichts verhandelbar.

Eingeschlichene Lebensgewohnheiten verschwinden nicht von heute auf morgen. Das braucht Zeit und Geduld. Aber nichts wird besser durch Nachgiebigkeit und guten Willen allein. Marina ist ein Mensch für Tatsachen. Sie erkennt erste Bemühungen Jochens, regelmäßigen Rotweinabenden mit Freunden aus dem Weg zu gehen. Auch dann, wenn sie nicht bei ihm ist. Die Anlässe für Auseinandersetzungen werden seltener.

Marina merkt, dass auch sie sich mit diesen partnerschaftlichen Reibungen verändert hat. Sie ist in bisherigen Beziehungen immer eine dominante Person gewesen. Der Drang, den anderen nach den eigenen Vorstellungen zu formen, bis er sich nicht mehr wehren kann, hat zerstörerische Kraft. Starke Frauen verlieren bei unterlegenen Männern schnell den Respekt. Wenn sie den Kampf gewonnen haben, ist die Spannung weg. Die Beziehung ist am Ende.

In einer Art Wiederholungszwang wird aber immer wieder das gleiche Modell bei der Partnerwahl bevorzugt. Marina merkt, dass mit Jochen alles etwas anders läuft. Bei allem, was man am anderen kritisiert, hasst und liebt, ist gleiche Augenhöhe nötig. Er ist ein empfindsamer Mann mit eigenem Kopf. Den kann man nicht verbiegen. Auch ihr werden Grenzen gesetzt. Es ist für die lebhafte, mitunter laute und stressige Marina nicht immer leicht, die Markierungen einzuhalten. Das Mühen darum schafft wohltuende Balance im Umgang miteinander.

Marina genießt die Sinnlichkeit in dieser Beziehung, die sie so mit anderen Partnern noch nie erlebt hat. Sie hat sie schon in der ersten Nacht, als sie die Ferienwohnung ausschlug und geblieben ist, empfunden. Und sie ist immer stärker, immer unverzichtbarer geworden. Auch wenn sie fern von ihm ist und an ihn denkt, ist sie von Sinnlichkeit erfüllt. Es ergreift sie, und es macht sie glücklich. Sie leidet, wenn die ganz normalen Berührungen, das Anschauen, das Anfassen, das Reden miteinander bei Spannungen in der Beziehung vorübergehend gestört sind. Woran liegt es, dass sie so etwas bisher in ihrem Leben nicht wahrgenommen hat? Vielleicht an der Lebenserfahrung eines Paares? Oder am Alter, das empfindsamer und genussfähiger werden lässt? Weil mit der Zeit, die man miteinander hat, achtsamer umgegangen wird? Sicher hat es aber auch etwas mit der Art dieses Mannes zu tun, mit seinem Beruf, seiner Sensibilität, seinem Umgang mit Formen und Farben. Da bedarf es dieser feinen Erotik, dieser Genussfreude, die nicht ins Triebhafte abgleitet. Sie können kuscheln miteinander, ganz erotisch, ohne dass immer gleich alles passieren muss. Marina empfindet diesen gegenseitigen Wunsch nach Nähe, die erotische Spannung, die den Alltag begleitet, als etwas sehr Bindendes. Darum gibt es in der Beziehung auch nach Jahren kein Stagnieren der Gefühle. Die Zuneigung, so empfindet sie das, wird immer noch größer.

Das Konzept für den Umgang mit seinen Kindern basiert auf Harmonie und Freundschaft. So will sie dem Sohn und der Tochter begegnen, seitdem sie nun immer öfter und immer länger im Haus von Jochen lebt. Sohn und Schwiegertochter freuen sich, dass sich der Vater doch mal festlegen konnte. Schließlich war das Abonnement für das *Magazin* ihre Idee. Sie fühlen sich zumindest als Wegbereiter dieser Beziehung. Sie freuen sich, dass es Marina gibt. Für einen Ernstfall wären sie ohnehin viel zu weit weg. Die Sorge um den älteren Vater, der unter dem Tod der Mutter lange sehr gelitten hat, steht im Vordergrund. Dass Marina und Jochen im Moment weder die Beobachtung von Krankheiten noch das Zählen von Tabletten oder gar der Pflegefall beschäftigen, können sich die jungen Leute nicht vorstellen. Die sehen eine solche Bindung ganz pragmatisch. Jedenfalls fühlt sich Marina gut aufgenommen. Alles andere kann ihr egal sein. Der Glaube, bei älteren Paaren spielten Liebe und Sex keine wichtige Rolle mehr, ist ein weit verbreiteter Irrtum, dem wohl auch die Kinder unterliegen. Marina und Jochen finden das zum Lachen. Noch nie fühlten sie sich so jung.

Dieses gute Verhältnis erfährt einen Knacks, als Marina und Jochen sehr viel später, als sie wissen, dass sie nichts mehr trennen kann, ihr Leben bei Krankheit und Tod regeln. Einer soll dann für den anderen da und zu Entscheidungen befugt sein. Das ist wichtig, denn sie sind so miteinander verschmolzen, dass sie keinen anderen Menschen mehr zwischen sich lassen wollen. Jetzt verursacht genau das Sorgen umeinander, das der Sohn anfangs so wichtig fand, einen heftigen Familienkrach. Er fürchtet um sein Erbe, das längst testamentarisch festgelegt ist und mit diesen notariellen Erklärungen gar nichts zu tun hat. Aber man weiß ja nie, die Neue könnte sich da ja ohne sein Wissen etwas zuschustern. Marina, über die man sich so freute, wird plötzlich als Erbschleicherin wahrgenommen und die Zurechnungsfähigkeit des Vaters bezweifelt. Ungeheuerlich, was erwachsene Kinder sich anmaßen! Jochen muss dem Sohn erklären, dass es einen Weg um Marina herum nicht mehr gibt, nur mit ihr. Irgendwie muss er verpasst haben, dass sich der Vater längst von seiner Hilflosigkeit nach dem Tod der Mutter erholt hat. Mit der festen Partnerschaft hat er sich wieder frei geschwommen. Er braucht keinen mehr, der aus der Ferne über sein Leben bestimmt. Diese eindeutige Haltung, dieser Vertrauensbeweis ist für Marina mehr wert als eine Liebeserklärung.

Jochens Tochter erkennt mit weiblichem Instinkt sehr schnell, dass zwischen ihrem Vater und der neuen Frau etwas ganz anderes läuft als bei seinen bisherigen Freundinnen. Die neue Frau ist ernst zu nehmen. In den Ferien kommt die Tochter für drei Wochen zu Besuch. Sie geht in Kampfstellung. Alles ist auf Vertreibung ausgerichtet. Hier ist jemand in ihr Haus eingedrungen. Da hat sie als Kind gelebt. Die, gemeint ist Marina, hat hier nichts zu suchen. Sie benimmt sich wie eine Zwölfjährige, der man den Papa wegnehmen will. Voll von kindischer Eifersucht. Die junge Frau behandelt Marina, als wäre sie aussätzig. Sie lässt nichts aus, um sie zu beleidigen. Sie sähe doch völlig durchgeknallt aus, wirft sie ihr an den Kopf. Oder sie nennt sie herablassend eine alte Dame. Es passt ihr nicht, im Haus des Vaters nicht mehr bestimmen zu können. Das geht bis hin zu hysterischen Anfällen. Sie ist davon überzeugt, dass Marina genau wie ihre Vorgängerinnen früher oder später das Weite suchen wird. Sie werde den Mann nicht aushalten und das Leben hier. Sie sagt ihr voraus, dass sie den Sommer nicht überstehen wird.

Marinas Versuche, mit der Frau ein vernünftiges Gespräch wie eine Freundin zu führen, prallen auf Sturheit und Arroganz. Sie denkt darüber nach, vorübergehend das Feld zu räumen. Das muss sie sich nicht jeden Tag anhören. Jochen ist verzweifelt über das Benehmen seiner Tochter, aber er bekennt sich eindeutig zu Marina. Er bittet sie, nicht zu gehen. Sie sei ihm wichtig. Und wenn sich hier gar nichts ändere, dann könne die Tochter eben nicht mehr kommen. Rausschmeißen wolle er das Weib. Auf der Stelle. Marina möchte nicht der Grund sein, dass die Familie auseinanderfällt. Sie ist selbst Mutter von zwei Söhnen. Auch wenn man sie selten sieht, will man sie doch nicht verlieren.

Inzwischen ist es viermal Sommer geworden. Marina ist immer noch da. Sie stellt sich auf die Machtkämpfe ein, die nun mit verdeckter Klinge ausgetragen werden. Besuche finden nur noch in großen Abständen statt. Wenn die Tochter anruft, spricht sie in schnippischem Ton. Sie will ihren Vater sprechen. Verletzt fühlt sich Marina schon lange nicht mehr. Ihr kann nichts passieren. Jochen und sie halten fest zusammen. Ihr Zusammenleben hat völlige Eigenständigkeit erreicht. Sie können über alles reden. Da bleibt kein Stachel zurück. Aber ein bisschen traurig ist es schon, dass Kinder so wenig die Lebensbedürfnisse ihrer Eltern achten. Hat man vielleicht kleine Egoisten erzogen, aus denen jetzt große geworden sind? Marina und Jochen bauen auf die Zeit und ihr konsequentes Durchhaltevermögen. Das könnte die »ungezogenen« Kinder vielleicht zu akzeptablen Einsichten bringen.

Im fünften Sommer verkauft Marina ihr Haus. Sie will mit und bei Jochen leben. Die langen Wege in das eigene Zuhause und die Betreuung dieses Anwesens rauben ihnen nur gemeinsame Zeit. Marina braucht keinen Rückzugsraum, keine Fluchthöhle mehr. Als Jochen immer mehr nörgelt, dass er noch nie mit einer verheiraten Frau ein Verhältnis hatte, lässt sie sich scheiden. Das war nur eine Formsache. Es gab nie einen Streit darüber, wer hier zu wem zieht. Jochen gehört dahin, wo sein Ton liegt, wo seine Arbeit ist. Die braucht er noch lange, um gesund zu bleiben. Und genau da will auch Marina sein. Mit Emma natürlich. Hier hat sie neue Freunde gefunden und ein gesellschaftliches Umfeld aufgebaut, das alles bunt, anstrengend, aufregend, abwechslungsreich, spannend, unterhaltsam macht. Viel Kultur, oft Tanzen, ab und zu Reisen. Meist mit Emma. Und nicht im Flugzeug. Die umtriebige Marina kennt die Momente, in denen Jochen keine Abwechslung braucht. Seine schöpferischen Phasen respektiert sie. Sie ist selbst ein Mensch, der Abstand in Anspruch nimmt. Für das Eigenleben, für interessante soziale Projekte, die meist etwas mit Tieren zu haben. Das sind journalistische Beiträge über den Tierschutz, die freilebenden Katzen, die gefüttert werden müssen, das Eintreiben von Spenden für das Tierheim, die Rettung der Schwäne aus dem Wintereis.

Manchmal bedankt sich Jochen, der sensible und sinnliche Mann, für einen schönen Tag, den Marina organisiert hat. »Was ich mit dir in dieser kurzen Zeit erlebt habe, ist mir in all den Jahren zuvor nicht passiert«, sagt er bewundernd zu ihr. Ja, sie weiß, dass sie jetzt alles richtig macht.

INGRID W., 56, ANGESTELLTE

Der kanadische Holzfäller oder Fisch stinkt nach drei Tagen

Ingrid ist eine Frau, die nicht zu übersehen ist. Groß, stabil, weiblich. An guten Tagen erreicht ihr Lächeln die Augen, und ein Strahlen ergießt sich über das ganze Gesicht. Dann ist ihre Energie nicht zu übersehen. Freundlichkeit, die von Herzen kommt. Männer könnten es für Flirten halten. Sie ist eine Frau, die auch Frauen mögen. Als Freundin, als Vertraute, als Kumpel. So einen guten Tag hat sie, als sie Micha das erste Mal trifft. Freunde haben hier ein bisschen nachgeholfen, verkuppelt, wie es gewöhnlich genannt wird. Micha irrt seit seiner Scheidung wie verloren durch die Welt. Ingrid ist schon ein paar Jahre ohne Mann und erfolglos auf der Suche. Höchstens mal eine kleine Affäre, die sich in Sex erschöpft.

Ingrid ist entschlossen, ihr Leben noch mal umzukrempeln. Micha fühlt sich ohne Familie wie ein Baum ohne Blätter. Diese Lebenssituationen, so denken die Freunde, zu deren Bekanntenkreis Ingrid und Micha gehören, könnten vielleicht der Beginn von Sympathie und Liebe sein. Irgendwie passt das. Auch das Äußere. Sie, die hübsche Rubensfrau, er, der Typ kanadischer Holzfäller. Ein schönes Paar. Ingrid traut den Prognosen ihrer Freunde. Die haben ein Gespür für so etwas. Und es ist ja nicht das Schlechteste, wenn man im Bekanntenkreis empfohlen wird. Das gibt Sicherheit, nicht an einen Hallodri zu geraten, denkt Ingrid. Und Micha hat sicher auch nur Gutes über sie gehört. Das Schlechte werden sie schnell genug selbst entdecken. Ein bisschen fürchtet Ingrid den Erwartungsdruck, sich verlieben zu müssen. Es ist nicht zu übersehen, wie sehr die Freunde auf ein Erfolgserlebnis aus sind. Und sie, die äußerlich so starke Frau, schleppt zeitlebens das Problem mit sich herum, sich stets und ständig nach anderen zu richten. Das ist wie ein innerer Zwang. Viel zu oft hat sie eigene Wünsche und Lebensansichten unterdrückt. Gehorsam ohne Widerspruch – das hat sie in einem konservativen Elternhaus gelernt.

Die trüben Gedanken sind schnell verflogen, als sie Micha das erste Mal sieht. Da kribbelt es schon ein bisschen. Und das nicht, um den Freunden einen Gefallen zu tun.

Die hatten sich so ein schönes Szenario ausgedacht. Bei einer größeren Gartenparty sollten sich Ingrid und Micha rein zufällig begegnen. Diesen Spaß haben die beiden einer gespannten Gesellschaft vermasselt. Micha hatte keine Lust, sich vorführen zu lassen. Auch Ingrid wollte er vor den neugierigen Beobachtungen der Freunde schützen. So eine Begegnung ist schließlich eine intime Angelegenheit und keine Kuppel-Show. Davon gibt es bereits genug im Fernsehen. Da sie beide keine schüchternen Häschen sind, die Schützenhilfe brauchen, wollten sie lieber in Echt-Zeit und ohne Kameras spielen. Also nahm Micha die Sache selbst in die Hand, rief Ingrid an und traf sich mit ihr auf neutralem Terrain. Als ein paar Tage später das für die beiden inszenierte Fest stattfindet, wirken sie schon wie Topf mit Deckel unter Dampf.

Dann geht alles ganz schnell. Vielleicht zu schnell. Micha zieht bei Ingrid ein. Sie besitzt ein innen und außen renovierungsbedürftiges Haus. Zur Hälfte mit einem Kredit belastet. Den hat sie an den geschiedenen Ehemann ausgezahlt. Sie wollte unbedingt das Haus für die Kinder erhalten, die hier groß geworden sind und nun bei ihr leben. Für Micha ist nach seiner Scheidung gar nichts übrig geblieben. Der kanadische Holzfäller kommt mit einem Seesack und seinem Hund Charly. Ingrid ist erschüttert, dass ein Mensch nach einem halben Leben nichts, aber auch gar nichts besitzt. Außer gutem Willen, einem sonnigen Gemüt und fleißigen, zupackenden Händen. Aber das ist ja auch etwas. Zumindest besser als bei

Ralf, ihrem faulen Ex-Mann. Es gibt ja genügend Männer, die nach Scheidungen ganz unten landen, sich völlig verschulden, ausgenommen werden wie eine Weihnachtsgans. Scheidungen sind neben andauernder Arbeitslosigkeit oft auch ein Grund für Obdachlosigkeit. Das konnte Ingrid bisher nicht verstehen. Sie hielt solche Typen für haltlose Penner. Was für ein Glück Micha hat, dass er sie traf.

Ein bisschen komfortabler hat sie sich den Neustart schon gewünscht. Ein anderes Haus an einer weniger lauten Straße. Mit etwas Abstand zur Vergangenheit. Geld und Zeit für Konzert, Theater, Urlaub. Ab und zu mal ausgehen. Sie erinnert sich an einen Jugendfreund, der sie als Musiker hin und wieder zu Konzertbesuchen einlud. Das schöne Gefühl, das sie da mitnahm, reichte, um sich und die Welt für eine ganze Woche mit anderen Augen zu sehen. Aber sie will nicht klagen. Beide haben sie Arbeit, verdienen Geld. Es reicht nicht zum Sparen, aber zum Leben. Ingrid fühlt sich angezogen von Michas fröhlichem Wesen, seiner Art, sie immer wieder zum Lachen zu bringen. Er sieht gut aus, eine männliche Erscheinung. Das macht sie stolz. Sie zeigt sich gern mit ihm. Das war bei Ralf, dem Ex-Mann, nicht so. Er war kleiner als sie, hatte einen leichten Gehfehler. Getanzt hat sie nie mit ihm, aber er war ein guter Liebhaber. Kaum ein Geschlechtsverkehr ohne Orgasmus. Das machte Ingrid verrückt. Sex ist für sie Selbstbestätigung. Sie spürt sich, sie lebt. Sie konnte nicht genug davon kriegen. Dafür liebte sie Ralf. Nach den ersten Nächten mit Micha weiß sie, dass jetzt alles viel zu schnell geht und der Ehrgeiz fehlt. So, als gehöre das irgendwie auch noch dazu. Sie hofft auf Michas Lernfähigkeit.

Wenn Ingrid darüber nachdenkt, warum gerade ihr, die so prüde erzogen wurde, der Sex so wichtig ist, fällt ihr ihre erste Schwärmerei, ihre erste Liebe, ihr erster Geschlechtsverkehr ein.

Mit sechzehn war sie ein stämmiges Mädchen mit dickem Hintern. Den frotzelnden Bemerkungen von Gleichaltrigen und lüsternen Männeraugen konnte sie nicht ausweichen. Sie trug nichts in sich, das sie dem dicken Hintern und den strammen Schenkeln hätte entgegensetzen können. Sie fühlte sich hässlich, wertlos, schämte sich, weinte über ihre unförmige Figur. Am liebsten wäre sie immer an der Wand entlang gelaufen, damit niemand mehr auf ihren Hintern starren könnte. Sie traute sich nicht mehr aus dem Haus.

Wenn sie in den Ferien bei der Tante war, räumte sie alle Schränke auf und machte das ganze Haus sauber, nur um nicht raus zu müssen. Keiner konnte sie dazu bringen, im See baden zu gehen. Niemand war da, der sie in ihrer Not auffing, ihr sagte, was sie für ein liebenswertes Mädchen war. Wenn sie scheinbar grundlos weinte, sagte die Mutter genervt und bissig: »Na, Else, musste wieder weenen?« Nicht mal ihren Vornamen benutzte sie. Ingrid wusste, dass Else die ungeliebte, ja gehasste Schwiegermutter, ihre Oma vom Lande war. Sie kannte die Reden und Sprüche ihrer Mutter über die »Alte«. In ihr brach alles zusammen. Ihre Mutter mochte auch sie nicht.

Der etwas ältere Bruder probierte seine Stärke an ihr aus und freute sich über ihre Wehrlosigkeit. Ingrid erkannte nicht, wie armselig diese Überlegenheit war. Wahrscheinlich war sie zum Prellbock bestimmt. Das wurde noch schlimmer, nachdem der jüngere Bruder, das Nesthäkchen, der Liebling der Eltern, geboren wurde. Sie war nun als Zweitgeborene das Mittelkind. Mittelkinder haben es oft schwer, sich in der Familie zu orientieren, ihren Platz zu finden.

Liebe und Sex waren in ihrem Elternhaus nie ein Thema. An Zärtlichkeiten zwischen Mutter und Vater kann sie sich nicht erinnern. Sie weiß nur, dass sie ihre Eltern bis heute nie unbekleidet gesehen hat. Und wenn das je passieren sollte, würde sie weggucken. Das wäre ihr immer noch peinlich. Dafür hat der Vater mit seinen Moralpredigten gesorgt. Einmal hatte sie mit vierzehn ein Buch über Mann und Frau auf dem Boden gefunden. Die Neugierde wurde vom Bruder gepetzt. Der Vater verlangte von Ingrid, dass sie ihm das Buch bringen solle. Voller Scham stand sie, die Sünderin, vor ihm wie vor dem lieben Gott. Was für eine Schuld hatte sie wieder auf sich geladen, wo sie doch hier sowieso keiner richtig mochte.

»Vor einundzwanzig kommt mir kein Mann ins Haus«, dröhnte der Vater vorsorglich, als er erste Schwärmereien seiner Tochter bemerkte. Auch ihrem älteren Bruder und seiner Freundin wurde ein gemeinsames Bett im Elternhaus verwehrt. Dass das genauso gut im Kornfeld stehen könnte, lag außerhalb seiner moralischen Vorstellungskraft. Wehe er hörte, dass irgendwann des Nachts eine Tür klappte oder die Treppe knarrte. Dann fiel er wie ein Gewitter mit Blitz und Donner über die jungen Leute her. Wie lächerlich, denkt Ingrid heute. Die Freundin des Bruders hatte damals schon zwei Fehlgeburten hinter sich. Ihre Eltern wussten also, dass sie gar nichts verhindern konnten. Aber nach außen hin sollte eben alles »sauber« bleiben.

Ingrid zog sich immer mehr in sich zurück. Sie erzählte zu Hause gar nichts mehr. Ihre Gefühle, die guten und die schlechten, sperrte sie in sich ein. Aber die Gefühle rüttelten an den Kerkermauern. Und was macht ein Mädchen mit siebzehn, das nichts darf? Es verliebt sich während der Lehre in einen Lehrer, einen scheinbar unerreichbaren Mann. Um Jahre älter, verheiratet. Da konnte nichts passieren – nur in den Träumen. Der Lehrer bemerkte die bewundernden Blicke der Berufsschülerin. Sie war anders als die Mädchen ihres Alters. Keine Gackerliese. Sehr ernsthaft, erwachsen, an guten Gesprächen interessiert. Wie zufällig waren die ersten Kontakte, und doch gewollt. Sie redeten viel, gingen gemeinsam spazieren, trafen sich heimlich. Er lud Ingrid zu kleinen Ausflügen ein. Eine Liebe, die im Verborgenen blühte. Es war etwas geschehen, das Ingrid nicht für möglich gehalten hätte. Ein Mann hatte sich in sie verliebt und traute sich, es ihr zu sagen. Nicht die schleimige, anzügliche Art, die ihr zunehmend bei älteren Männern auffiel. Der Lehrer fand sie mit dem dicken Hintern und den strammen Schenkeln begehrenswert. Trotz der hämmernden, abschreckenden Sätze der Eltern, die sie über die ganze Jugendzeit begleiteten, dass Liebe und Sex nur mit Schwangerschaft und Sitzengelassenwerden zu tun haben können, erlebte Ingrid ihren ersten Geschlechtsverkehr. Es war wie eine Befreiung aus Zwängen und Verboten. Dem Lehrer gelang es, ihr die Furcht vor sich selbst zu nehmen. Ingrid fühlte sich akzeptiert und ernst genommen. Für zu Hause erfand sie einen Alibi-Freund aus einem weiter entfernten Ort, um eine Begründung für seine hübschen Geschenke und natürlich für die Ausflüge zu haben. Besuche bei der Freundin mussten dafür herhalten, wenn sie spät oder gar nicht nach Hause kam. Niemals durften die Eltern wissen, dass sie ein Verhältnis mit einem verheirateten Mann hatte. Was sollten die Leute dazu sagen? Dieser Satz klingt ihr noch heute in den Ohren. Ihre Eltern haben die Scheuklappen nie abgelegt, lebten gegen die Zeit. Die hatte sich für die Liebe längst nach vorn bewegt. Gegen ungewollte Schwangerschaft gab es bereits die Pille. Kondome sowieso. Junge Paare mussten nicht mehr verzichten, aufpassen, die Fruchtbarkeit wegcremen. Und trotz aller Vorsicht doch immer zittern. Endlich war der Sex für die Liebe da und nicht umgekehrt. Familiäre Traditionen und Erziehung sind jedoch wie uneinnehmbare Festungen. Ingrid wusste längst, dass sie hier ausbrechen musste. Auf keinen Fall würde sie Sturheit und Enge, die die Luft zum Atmen nehmen, einmal an ihre Kinder weitergeben.

Sie und der verheiratete Freund mussten die Heimlichkeiten miteinander teilen. Tausend Ängste wurden durchlebt, aber es ging alles gut. Zum ersten Mal in ihrem Leben merkte sie, dass die Eltern keine uneingeschränkte Macht über sie hatten. Für Ingrid war der Sex mit ihm mehr als ein körperliches Erlebnis. Sie entwickelte mit dem erfahrenen Mann Selbstbewusstsein und Orgasmusfähigkeit. Vielleicht hatte beides sogar miteinander zu tun.

Ingrid ahnte, dass die erste Liebe keine Zukunft hatte. Meist ist sie wirklich nicht dafür geschaffen. Eher eine Lehrwerkstatt für tiefe Gefühle und unsagbaren Schmerz. Beides muss man auch später im Leben aushalten. Der Lehrer drängte Ingrid, sich nach einem passenden Freund umzusehen. Er fühlte sich zu alt für sie. Auf einen guten Weg hatte er sie gebracht. Jetzt wollte er gehen, zurück zu seiner Familie. Ingrid war unglücklich und wollte das in die Welt hinaus schreien. Aber niemand wollte es hören. Keiner verstand sie.

Während einer Heimfahrt vom Studienort lernte sie im Zug Joachim kennen. Ein großer, sportlicher Typ. Intelligent, nett, aber jungen Frauen gegenüber total gehemmt. Sie war sein erstes Mädchen. Unvorstellbar in einer Zeit, da der erste Geschlechtsverkehr mit sechzehn stattfand und mit einundzwanzig oft schon geheiratet wurde. Joachim griff weder nach ihrer Hand noch anderswo hin. Nicht, dass er es nicht wollte, er traute sich nur nicht. Ingrid übte sich in Geduld. Dann endlich ein kleines Zeltwochenende. Sie freute sich auf Sex, den sie schon längere Zeit vermisste. Aber es klappte nichts. Joachim wurde Opfer jugendlicher Erwartungsangst. Sein Penis klappte zusammen wie ein gesprengter Turm und richtete sich nicht mehr auf. Ingrid war enttäuscht. Solche Phasen jugendlicher Unbeholfenheit und pennälerhafter Verklemmtheit waren ihr noch nie begegnet. Aber sie konnte den jungen Mann deswegen nicht fallenlassen. Er hätte einen Schock fürs Leben bekommen und sexuell auf ewig gestört sein können. Das wollte sie nicht auf sich nehmen. Weibliche Verantwortung und ihr Unvermögen, jemandem wehzutun, überwältigten sie. Sie gab ihr Wissen und ihre Erfahrung an Joachim weiter, baute ihn auf. Er war ein gelehriger Schüler.

Weil alle sagten, er sei ein guter Mann, sie würden so gut zusammenpassen, verlobte sie sich mit ihm. Mit Feier und Familie. Wieder geriet sie in die Zwänge, das zu tun, was andere von ihr erwarteten. Ihre Eltern. Seine Eltern, mit denen sie sich so gut verstand. Die konnte sie auf keinen Fall enttäuschen. Und Joachim natürlich auch nicht, der sie zur Frau wollte.

Alles wiederholte sich. Wie bei der Berufswahl und dem Studium. Tierpflegerin wollte sie werden. Der Vater zwang sie in einen technischen Beruf, der sie nicht interessierte. So quälte sie sich völlig verzweifelt bis zu einem Abschluss. Nur Stolz und Ehrgeiz trieben sie dazu, der Familie nicht auch noch den Triumph zu gönnen, versagt zu haben.

Für Joachim empfand sie mehr Mitleid als Liebe. Dieser Reinfall im Zelt ging ihr nicht aus dem Kopf. Da hatte es einen Knacks gegeben. Und der ging nicht mehr weg. Ihr erotisches Empfinden für diesen Mann war gestört. Die Spannung war raus. Mit einem Angelernten würde sie nie richtig guten Sex erleben. Da konnte der sich Mühe geben, wie er wollte. Sex war und ist ihr so wichtig, weil er so schön ist. »Alles andere war ja nicht schön«, sagt sie. Sie meint das Studium, den Beruf, die Beziehung zu den Eltern, den Schmerz über die verlorene erste Liebe. Bevor Joachim die Hochzeitsglocken läuten ließ, zog Ingrid die Notbremse. Schuld daran war der Mann, den sie heiraten, mit dem sie Kinder bekommen würde.

Eines Tages stand der als neuer Kollege im Büro ihrer ersten Arbeitsstelle nach dem Studium. Ein toller, lockerer Typ. Kein hübscher Mann, aber er konnte wunderbar erzählen. Sie trafen sich regelmäßig mit der gebotenen Zurückhaltung. Ingrid war schließlich verlobt. Aber Winternächte sind lang und kalt, und Ingrid hatte einen warmen Ofen in der gemieteten Stube. Wieder liebte sie heimlich. Einmal hätte sie Joachim durch einen Blitzbesuch fast erwischt. Er konnte sich nur nicht vorstellen, dass ein kleinerer, etwas unscheinbarer Mann tatsächlich sein Konkurrent sein könnte. Ingrid, feige wie immer, traute sich nicht, die Gelegenheit beim Schopfe zu packen und Schluss zu machen. Sie legte es durch abweisendes Verhalten über einen längeren Zeitraum darauf an, dass Joachim die Konsequenzen zog. Alle mussten weinen, als Ingrid ihm den Verlobungsring zurückgab. Egal. Endlich freie Bahn für Reiner. Sie hatte einen Mann gefunden, mit dem sich ihre sexuellen Wünsche, Träume und Begierden erfüllten. Manchmal kamen sie in der kleinen Wohnung an den Wochenenden gar nicht raus aus dem Bett. War das normal? War sie vielleicht nicht richtig veranlagt? Sie hörte von einer Freundin, dass sie sich für den Mann aufsparte, den sie dann wirklich heiraten würde. Was war sie dagegen für ein Luder. Das schlechte Gewissen pochte im Hintergrund, obwohl Ingrid wusste, dass ihre Generation ganz anders mit Sex und

Lust umging als ihre Eltern. Zumindest bei diesem Thema hatte sie sich schon lange von den Vorhaltungen, Umklammerungen und Wertvorstellungen ihrer Eltern gelöst. Hier hatte sie eigene Entscheidungen getroffen. Wahrscheinlich nahm darum die Nähe zu Reiner jetzt überdimensionale Züge an. Er konnte immer. Er wollte immer. Es gab kaum einen Liebesakt ohne Orgasmus. Darauf wollte sie nicht mehr verzichten.

Reiner nahm Ingrid mit zu seiner Familie. Lauter Intellektuelle – Ärzte und Lehrer. Da hörte sie schon wieder die Mutter sagen: »Da passt du nicht rein!« Nirgendwo passte sie rein, wenn die Leute anders waren als sie selbst. Sie musste an einen Kindergeburtstag denken, zu dem sie eingeladen war. Das Mädchen stammte aus einer Handwerkerfamilie mit einem kleinen Betrieb. Das kam im Osten nicht so oft vor. Private Handwerker waren eine Rarität und darum von den Kunden sehr umworben. Genau das Gegenteil zu heute. Die Leute hatten also Geld, ein schönes Haus mit gefliestem Bad und einen Balkon über der Terrasse. Welch ein Luxus. Klar, sie lebten anders als die Hausbesitzer in ihrer Siedlung.

»Nein«, schrie die Mutter auf. Bei solchen Leuten habe sie nichts zu suchen. Da gehöre sie nicht hin. Und was sollte man einem solchen reichen Mädchen denn schenken?

Ingrid ging ohne Erlaubnis zu der Feier und fand es wunderbar bei den »verbotenen« Leuten. Es gab sogar richtiges Kugel-Eis, mitten im Winter. So etwas hatte sie noch nie gesehen. Eis gab es immer nur im Sommer. Und wie es schmeckte. Sie spürt es noch heute auf ihrer Zunge. Alle Kinder waren fröhlich und nett zu ihr. Überall im Haus und im Garten durften die kleinen Gäste spielen. Sie war völlig gelöst, und ein Funken Glück leuchtete in ihren Augen. Ihre Fröhlichkeit schwand, als sie nach Hause kam. Keiner wollte hören, wie schön das Fest war. Die Mutter ließ sie links liegen. So musste es sich anfühlen, von einer Prinzessin wieder zum Aschenputtel zu werden – Ingrid fiel in sich zusammen. Immer hatte es die Mutter verstanden, Komplexe aufzubauen. Das blieb hängen. Bis jetzt, da Reiner sie in seine Familie einführte. Sie neigte dann schnell dazu, solche Leute, die scheinbar mehr besitzen, mehr wissen, selbstbewusst auftreten, in den Himmel zu heben. Völlig unkritisch, sich selbst gering bewertend. Oft war sie erschrocken, dass sie dann auch so von den Menschen wahrgenommen wurde, wie sie sich ihnen anbot. Eben wie jemand, der wenig von sich hält.

Schwiegermutter und Schwägerin wurden nicht ihre Freundinnen. Das merkte Ingrid auch erst wieder viel, viel später. Die Hochzeit mit Reiner war nicht mehr aufzuhalten. Schließlich heiratete sie ja auch nicht seine Familie, und Reiner stand zu ihr. Das wusste sie ganz genau.

Das Eheglück begann in einer Altbauwohnung. Die Zimmer waren geräumig, zumindest was die Höhe der Decken betraf. Es mussten viele Eimer Kohlen die Treppen hoch geschleppt werden, bis im Winter die Wärme auch den Fußboden erreichte. Nach dem ersten Kind war eine Neubau-Wohnung in Sicht. Junge Familien wurden besonders gefördert. Das hatte der Staat mit einem Programm beschlossen. Sie standen in der ersten Reihe bei der Verteilung der Mangelware Wohnung. Die neue Wohnung in einem riesigen Block war klein, aber hell und freundlich. Die Wärme kam direkt aus der Wand. Ingrid war zufrieden mit sich und der Welt, und sie war wieder schwanger.

Reiner wollte nun unbedingt bauen. Für Ingrid war diese Idee ein Horrorszenario. Ohne Geld, erst recht ohne Westgeld, ohne Beziehungen, ohne Wertgegenstände, die sich eintauschen ließen gegen Steine, Zement, Ziegel. Gerade war sie in ihrem Leben zur Ruhe gekommen und nun ein solcher Kraftakt. Ihre Einwände wurden nicht gehört. Wie immer. Reiner setzte seinen Dickkopf durch und begann mit dem Bau eines Papphauses, wie sie es nannte, am Rande der Stadt. Ingrid fuhr mit Kinderwagen und Baby im Bauch, mit Töpfen und Paketen voller Essen an den Wochenenden zur Baustelle. Handwerkerversorgung.

Manchmal kam sie sich vor wie früher die Bäuerinnen, die bis zur letzten Wehe arbeiten mussten und das Kind dann in die Ackerfurche legten. Sicher übertrieben, aber niemand kümmerte sich um sie, nie konnte sie sich ausruhen. In der

Woche arbeiten, am Wochenende zur Baustelle. Sie fühlte sich gehetzt und hasste das Haus.

Zufriedenheit stellte sich nur ein, wenn sie mit ihren Kindern zusammen war. Die Atmosphäre in dem Neubauviertel gefiel ihr. Viele junge Frauen mit Kindern. Sie traf sie in der Kaufhalle, auf den Spielplätzen, in der Kinderkrippe. Ungezwungen redete man miteinander, grüßte freundlich über die Straße. Es gab die Ängste nicht, die sie heute von ihren großen Kindern kennt. Keine Arbeit. Schulden nach dem Studium.

Auf dem Bau ging es nicht vorwärts. Reiner musste Geld bei den Eltern borgen. Das Haus verschlang alles wie ein gefräßiger Drache, auch ihre Liebe. Geblieben war der gute Sex. Da kribbelte es von den Zehenspitzen bis in die Haarwurzeln. Das kittete noch die Risse in der Seele, aber das Leben braucht mehr. Die Familie zog in das Haus, in dem immer noch und immer wieder gebaut wurde. Ingrid entdeckte die Unfähigkeit und Unlust Reiners, sich an den häuslichen Aufgaben zu beteiligen. Von nichts hatte er Ahnung. Auch nicht von einem Garten und dass man da ab und zu mal den Spaten in die Hand nehmen musste. Die bestellten Helfer bestimmten auf der Baustelle. Einige brachten Frau und Kinder mit. So eine Art Ausflug ins Grüne. Ingrid musste alle bewirten. Der Bauherr war zu keiner Diskussion fähig, konnte nichts zurückweisen, nie »nein« sagen, traf keine Entscheidungen. Die Helfer nutzten dies aus und trieben die Preise für die Feierabendarbeit in die Höhe. Nicht mal handwerklich hatte Reiner etwas drauf.

Egal, was für Charmeure sie sind, was sie im Kopf haben und im Bett leisten. Männer, die keinen Nagel in die Wand bekommen und nie den Degen ziehen können, sinken in der Werteskala vieler Frauen ganz weit nach unten. »Es wäre wohl eine Herde Elefanten nötig gewesen, um Reiner einen Meter nach vorn zu schieben«, sagt Ingrid. Sie hielt ihren Mann für lebensuntüchtig. Der Hausbau hatte sein ganzes Wesen freigelegt. Hätten sie bloß nicht gebaut.

Nach dreizehn Jahren Ehe verabschiedet sich Ingrid mit der Scheidung aus ihrem ersten Leben. Als sie bei der Rechtsanwältin ihre Unterlagen abgibt, setzt sie sich anschließend in ein Café. Sie ist über sich erstaunt, fast erschrocken. Allein in ein Café zu gehen, das hat sie sich bisher nie getraut. Das zweite Leben hat begonnen.

Reiner zieht aus. Sie bleibt mit den Kindern im Haus. Zahlt ihm seinen Anteil aus und knabbert nun an der Abzahlung eines Kredits. Sie schaut sich um, welche Angebote die Männerwelt für ihr neues Leben machen kann. Sie antwortet auf eine Annonce. Ein Handwerksmeister ist zu haben, angeboten von einer Partnervermittlung. Den will Ingrid kennenlernen. Die Vermittlungsgebühr reißt ein tiefes Loch ins Portemonnaie. Den Mann bekommt sie nie zu Gesicht. Wahrscheinlich eine Traumgestalt, die gar nicht existiert. Eine Partneragentur auf Dummenfang. Darauf ist nicht nur Ingrid hereingefallen. Wenn sich Gutgläubigkeit und Naivität mit einem dringenden Partnerwunsch paaren, sind gute Geschäfte zu machen.

Dann versucht sie es noch mal mit einer privaten Zeitungsanzeige. Die Stimme am Telefon klingt nett. Sie verabredet sich mit dem Mann. Wenige Schritte vor dem Treffpunkt will sie umkehren, aber da kommt er schon auf sie zu. Ein Mann mit Werkstatt, Junggeselle, der noch bei Mutti wohnt. Seine Kleidung war nicht mal vor zwanzig Jahren schick. Ingrid ist so entsetzt, dass sie, die immer keinem wehtun will, es sogar schafft, gleich nein zu sagen. Sie hat aus der Erfahrung gelernt, dass man mit Hinhalten und Versteckspielen einen Menschen mehr verletzen kann als durch eine ehrliche Absage.

Bei Micha muss sie über eine Absage nicht nachdenken. Die Schmetterlinge flattern im Bauch umher. Mit ihm kann sie alt werden. Micha, der praktische Typ, will schnell Nägel mit Köpfen machen. Ingrid ist verliebt und heiratet ihn. Micha ist fleißig und verlässlich. Im Papphaus tut sich etwas. Umbau – Ausbau; neue Fenster, neue Heizung, neue Küche, neues Bad. Zufrieden ist Ingrid immer noch nicht. Eigentlich wollte sie ein Haus aus Stein, etwas weniger Arbeit und ein bisschen mehr Geld zum Leben. Will sie vielleicht manchmal zu viel? Oder gerade das, was nicht zu haben ist? Baut sie selbst Konflikte auf, die sie in eine emotionale Sackgasse führen?

Nach der Hochzeit entpuppt sich Micha als Herr im Hause. Hat er die freundliche Zurückhaltung, den guten Kumpel, der für fast alles Verständnis hat, nur gespielt? Jetzt, wo er sich sicher ist, dass dies sein Zuhause und seine Familie ist, nimmt er die Zügel in die Hand. Vor allem den Kindern macht er klar, wer hier den Ton angibt. Er teilt die Hausarbeit zu, kontrolliert, meckert über jede Kleinigkeit, kippt Mülleimer ins Bett, wenn sie nicht rechtzeitig geleert wurden, wird zur Furie, wenn die Kinder die Brotkanten übrig lassen. Wer soll die essen? Er vielleicht? Den heranwachsenden Sohn bekämpft er wie einen Nebenbuhler. Mit seinen unsensiblen, verletzenden, ja vernichtenden Bemerkungen trifft er nicht nur den Jungen. Die Mutter ist erschüttert und sofort wieder in ihre eigene Kinder- und Jugendzeit versetzt. Dieses Herumtrampeln auf einem jungen, noch nicht fertigen Menschen, das wollte sie ihren Kindern auf alle Fälle ersparen. Als sie selbst als Kind so mit Worten am Boden zerstört wurde, hatte sie sich schon vorgenommen, dies niemals ihren eigenen Kindern anzutun. Das hat sie nicht vergessen. Mit Reiner, dem Vater der Kinder, war das völlig problemlos. Er kümmerte sich sowieso nicht um die Erziehung. Die Grenzen, die sie selber setzte, reichten für ein ordentliches und lebensfrohes Verhalten der Geschwister. Niemand hatte sich bisher über sie beklagt.

Michas Maßstäbe sind nicht die ihren. Es scheint so, als wolle er alles nachholen, was er bei den eigenen Kindern als Vater versäumt hat. Er arbeitet sein schlechtes Gewissen ab, seine Kinder sehr schnell sich selbst überlassen zu haben, um sein eigenes Leben zu leben. Ratschläge, sich doch aus der Erziehung völlig herauszuhalten und seine Beschwerden mit der Mutter zu besprechen, nimmt er nicht an. Es macht den Eindruck, dass es ihm unheimliche Freude bereitet, mit der Peitsche zu knallen. Er dirigiert das Familienleben nach dem Motto: »Alles tanzt nach meiner Pfeife.« Ingrid ist verzweifelt über Michas Intoleranz und Boshaftigkeiten. Das Paar streitet sich, Ingrid schreit und bekommt Weinkrämpfe. Sie empfindet sich selbst als riesengroße Pflaume, die sich nicht durchsetzen kann. »Ich weiß, dass ich den Schaden, den Micha anrichtet, richtig bewerte. Ich rede mit Engelszungen. Aber keiner hört auf mich.« Dieser Zustand von Hilflosigkeit bricht ihr das Herz. Ingrid wird krank. Schwere Depressionen. Sie muss ins Krankenhaus. Die seelische Störung schleppt sie schon seit der Kindheit mit. So lange sie denken kann, plagen sie hämmernde Kopfschmerzen. Ständige Selbstzweifel und Enttäuschungen prägten ihr Leben. Die familiäre Situation, die plötzlich völlig aus den Fugen geraten ist, löst die unerträglichen Zustände in ihrem Körper aus. Vor allem im Kopf. Der Kopf. Der Kopf. Alles dreht sich.

Das passiert in den nächsten Jahren öfter. Sie wird von Ohnmacht und Hilflosigkeit überrollt. Die Streitereien mit Micha wegen ihrer Kinder treiben sie an ihre Grenzen. Nichts bewegt sich. Die aktuellen Konflikte werden überlagert von Kindheitserinnerungen. Immer war sie diejenige, die runtergeputzt wurde, die nichts durfte, die nie Recht hatte, der niemand zugehört hat. Sie möchte es hinausschreien, aber ihr fehlt die Kraft. Eine seelische Kapitulation. Sie ist müde und schon bei kleinsten Anstrengungen schlapp wie eine ganz alte Frau. Ihrem aschgrauen Gesicht und den tiefliegenden Augen sieht jeder an, dass sie krank ist. Aber sie kann nicht sagen, was sie hat. Keine Magenkolik, keine Gallenblasenentzündung. Auch keine Migräne, wie meist verharmlost wird. Es gibt nichts Greifbares zum Bedauern oder für Genesungswünsche. Sie soll sich zusammenreißen, sich nicht gehen lassen. Schließlich wird heute niemandem Zucker in den Hintern geblasen. Ihr begegnet mehr Unverständnis als Hilfe. In der Familie meint man, sie sei verrückt. Wie alle, die einen Psychologen oder Psychiater brauchen.

Auch Micha begreift nichts, aber er bemüht sich um Beistand.

Ein drittes Leben will Ingrid nicht beginnen. Die Kinder sind inzwischen aus dem Haus. Aus beiden ist etwas geworden. Sie hatten es dabei nicht leicht. Unterstützen konnte die Mutter nur moralisch, kaum materiell. Letzteres ist heute nicht ganz unwesentlich, wenn ein Studium nicht zur Schuldenfalle werden soll. Beide Kinder sind noch mit Rückzahlungen von Krediten belastet. Der Sohn hat nach dem Studium keine Arbeit gefunden. Das macht Ingrid unglücklich. In den unzähligen Therapien hat sie gelernt, mit solchen Krisen, die viele Menschen betreffen, umzugehen. Und sie kann jetzt sehr kreativ töpfern. Sie hat ihr Leben neu geordnet. Bedingungslose Harmonie kommt darin nicht mehr vor. Trotzdem buhlt sie immer wieder um die Liebe ihrer Eltern, als habe sie etwas gutzumachen. Manchmal sind ihre Erwartungen an sich und andere immer noch zu hoch. Wenn sie sich nicht erfüllen, fällt sie in ein seelisches Loch. Fühlt sich wie ein schwaches Nichts. Das sind ihre schlechten Tage. Ohne Kraft, ohne Lust, ohne Ausstrahlung, ohne Stimme. Dabei weiß sie längst, dass Lebenskrisen nicht schicksalhaft sind.

Ihre Partnerschaft mit Micha hat sie auf Trennendes und Verbindendes untersucht. Von beidem ist reichlich vorhanden. Mit Abstand und Nähe kann sie es in die Waage bringen. Es ist möglich, auch hin und wieder mit sich allein glücklich zu sein. Wie damals in dem Café, als sie die Scheidungspapiere abgegeben hatte, oder als es Kugel-Eis zum Kindergeburtstag gab. Immer dann, wenn sie sich etwas getraut hat, ohne zu fragen. Wenn sie etwas entschieden hat, ohne es zu bereuen. Ohne Micha, der baut und kocht, blöde Witze reißt und eine Rose auf das Bett legt, der treu ist und sie wahrscheinlich mehr liebt als sie ihn, kann sie sich das Leben auch nicht mehr vorstellen.

Nur die Angst vor mehrtägigen Besuchen der Kinder, die auswärts wohnen, hat sie immer noch nicht verloren. »Der Fisch stinkt nach drei Tagen«, sagt Micha. Und er findet das witzig. Er meint, dass er solche Besuche nicht länger aushalten kann. Aber es sind doch ihre Kinder.

MARIA T., 65, KINDERKRANKENSCHWESTER I.R.

Der Herr mit der Brückenfrisur oder Der Abstieg von einem hohen Ross

Der Mann, den sie geheiratet hat, ist nicht nicht die Liebe ihres Lebens. Werner begegnet ihr erst nach dem Tod ihres Ehemannes. Sie hat nicht nach einem Mann gesucht. Er ist ein Kollege. Maria arbeitet im medizinischen Bereich einer Klinik für psychisch kranke Kinder und Jugendliche. Er ist dort als Lehrer und Erzieher tätig. Durch ihn ist sie zur Frau geworden. Die kleine graue Maus, so hat sie sich damals empfunden, beginnt sich zu entdecken, fängt an zu leben.

Ihren Ehemann kannte sie schon als Kind. In der Schule war sie mit Wolfgang befreundet. Sie trafen sich in der katholischen Jugendgruppe regelmäßig. Dann mit achtzehn verlobt, mit neunzehn geheiratet. Mit dreiundzwanzig hatte sie schon vier Kinder. Eine Ehe auf der Basis gewachsenen Vertrauens. Immer mehr Freundschaft als Liebe. Richtig jung war sie nie. Ihre Jugend wurde aufgefressen von Verantwortung, von der Sorge, eine Familie durchzubringen. Für Gefühle blieb wenig Zeit. Das, was sie an Gefühlen in sich trug, musste sie ihren Kindern geben. Alle vier waren gleichzeitig klein, hilflos, pflegebedürftig. Einen Grund dafür, dass sie damals pausenlos schwanger wurde, sieht Maria in ihrer strengen katholischen Erziehung. Über Sexualität, über Verhütung wurde in ihrer Familie nie ein Wort verloren. Ihre Eltern waren für Maria geschlechtslose Wesen. Nackt hat sie sie nie gesehen. Dass sie nach dem Kinderkriegen noch Sex haben könnten, schien ihr als junges Mädchen unvorstellbar. Eigentlich ekelhaft. Als sie darüber mit Wolfgang sprach, fragte er sie mit einem verschmitzten Lächeln in den Augenwinkeln, warum wohl die Schlüssellöcher im Schlafzimmer zugeklebt seien bei ihr zu Hause. »Na, weil es zieht«, meinte Maria. Da wollte sich Wolfgang totlachen. Maria konnte es nicht glauben. Da war sie schon einundzwanzig. Die Geschichte von den verklebten Schlüssellöchern gab Wolfgang bei einer Familienfeier zum Besten. Selbst Marias Mutter, ansonsten eine Heilige, konnte darüber nur lachen. Ja, was für ein naives Dummerchen war sie denn eigentlich? Fürchterlich fand sie es, dass so alte Leute immer noch Sex hatten. Wenn das einer von ihr verlangen würde, wäre das ein Scheidungsgrund. Es blieb ihr nicht viel Zeit, diese Gedanken zu vertiefen. Die Verhütungsmethoden mit dem Kalender und mit dem Messen der Aufwachtemperatur versagten kläglich. Und ihre Kirche predigte ohnehin, den Dingen ihren Lauf zu lassen. Heute noch. So blieb Sex für sie ein Mittel zum Zweck. Kinder zu zeugen und Mutter zu werden. Das würde spätestens mit dreißig zu Ende sein. Dann müsste sie keinen Sex mehr haben.

Ihr gestörtes Verhältnis zur Lust, zum Sex und zu Männern entwickelte sich schon, als sie elf Jahre alt war. Im Haus wohnte ein siebzehnjähriger Bengel, den alle kleinen Mädchen anhimmelten. Er war der Einzige in der Gegend, der ein Fahrrad hatte. Damit ließ er die Mädchen manchmal ein Stück fahren oder setzte sie vorn auf die Stange. Er hatte etwas an sich, das die kleinen Pubertierenden reizte. Sie träumten von ihm. Sie stritten um ihn. Dass die Spiele in den Büschen mitunter schon sexuelle Übergriffe waren, nahmen sie so nicht wahr oder wollten es nicht bemerken. Sie befanden sich gerade auf einer Entdeckungsreise zu ihrem eigenen Ich. Und da alle wenig wussten, waren die Spielereien mit dem großen Jungen besonders aufregend. Sie hatten sich nichts dabei gedacht. Bis der Junge eines Tages Maria einsperrte und ihr drohte, sie zu schlagen. Er wollte mehr als nur versehentlich fummeln. Da bekam sie es mit der Angst zu tun. Sie rannte zu einer Nachbarin und versteckte sich dort. Mit ihren Eltern traute sie sich über so etwas nicht zu sprechen. Die kamen Gott sei Dank erst spät nach Hause. Da schlief Maria schon. Der Vorfall war in dem Mietshaus inzwischen zum Treppengespräch geworden. Sie wurde geweckt und stand nur mit einem Nachthemd bekleidet im Hausflur. Alle Bewohner des Hauses redeten und diskutierten über ihren Kopf hinweg. Nicht mal gefragt wurde sie, was da geschehen war. Sie schämte sich entsetzlich. In dem Nachthemd fühlte sie sich nackt, schutzlos. Es war ihr, als tasteten die Blicke der Leute ihren ganzen Körper ab. In diesem Moment fühlte sie sich tatsächlich vergewaltigt. Alles andere hätte sie vergessen können, aber dass sie dort so jämmerlich im Nachthemd stehen musste und die Sache so öffentlich gemacht wurde, hat sich tief in ihre Seele gegraben. Um Männer machte sie fortan einen Bogen. Mit Wolfgang war das etwas anderes. Den kannte sie ja schon immer. Wie einen Bruder. Zu ihm hatte sie Vertrauen.

Als ihr Mann viel zu früh stirbt, sind alle vier Kinder gerade aus dem Haus. Maria ist plötzlich ganz allein. Damit kommt sie nicht klar. Am liebsten würde sie auch sterben. Manchmal ist sie wie von Sinnen. Sie denkt daran, sich vor einen Lastwagen zu werfen. Da regen sich die christlichen Geister in ihr. Sie könnte damit auch dem Fahrer ein Leid antun. Das lässt ihr Glaube nicht zu. Oder sie könnte nur verletzt sein und als junge Frau im Rollstuhl sitzen. Sich selbst zu töten wäre eine schwere Sünde. Die will sie nicht auf sich laden.

In dieser Verzweiflung fängt Werner sie auf. Er kann zuhören und Tränen trocknen. Und er kann noch mehr. Maria hat nicht nur das wunderbare Gefühl, dass ihr jemand helfen will und sich um sie kümmert. Sie fühlt sich begehrt. Das hat sie durchaus nicht missverstanden. Sie fängt die Blicke des Mannes auf. Seine scheinbar zufälligen Berührungen streicheln ihre Seele. Maria weiß, dass der Mann verheiratet ist. Es ist ihr auch nicht unbekannt, dass Werner schon öfter kleine Techtelmechtel hatte. Er ist ein ansehnlicher Mann, den die Frauen mögen. Er nutzt seine Chancen. Maria nutzt ihre. Sie lässt sich auf einen Flirt ein. Wirft verführerische Blicke, macht neckische Bemerkungen, lockt wie ein junges Mädchen. Ihre Unerfahrenheit macht das Spiel reizvoll. Maria und Werner werden ein heimliches Paar.

Die verbotene Liebe verleiht Maria Flügel. Aber sie leidet schrecklich unter ihrem schlechten Gewissen. Ein solches Verhältnis mit einem verheirateten Mann lässt sich nicht mit ihrem Glauben vereinbaren. Längst hätte sie zur Beichte gehen müssen. Wie damals als Kind. Immer wenn sie etwas Unrechtes getan hatte, musste sie auf dem Beichtstuhl erklären, wie leid ihr alles täte. Das kann sie jetzt nicht. Sie kann nicht auf die Knie fallen und beten und sagen, dass sie sich wegen dieser Liebe schämt, dass sie dem Mann aus dem Weg gehen wird. Das wäre doch Heuchelei. Ihr tut doch gar nichts leid. Sie verabschiedet sich von der Kirche, nicht von dem Mann.

Sie tut alles dafür, um mit Werner die wenigen intimen Glücksmomente genießen zu können. Über Jahre sitzt sie jedes Wochenende, jeden Feiertag allein zu Hause. Alles für ein paar gemeinsame Stunden. An den Feiertagen traut sie sich nicht, zu den Kindern zu fahren. In der Hoffnung, er könnte ein Stündchen bei ihr vorbeikommen. Sie ist voller Sehnsucht, voller Erwartung, die sich meist nicht erfüllt.

Maria macht in der Klinik die Dienstpläne. So kann sie organisieren, dass sie erst später mit dem Dienst anfängt und er Freistunden hat. Das muss reichen für ein Frühstück bei ihr zu Hause und ein inniges Schäferstündchen. Noch nie in ihrem Leben hat sie sich so sehr nach Sex gesehnt, obwohl sie auch mit Werner selten einen Orgasmus erlebt. Aber diese Nähe und die Lust aneinander geben ihr ein völlig neues Selbstwertgefühl. Sie spürt, dass sie ein anderer Mensch wird. Aufgeschlossen, offen. Sie traut sich sogar, allein in die Stadt zu fahren. Dass er ihr diese Stärke gegeben hat, dafür liebt sie ihn über alles. Die gemeinsame Arbeit bei den kranken Kindern erzeugt die Illusion einer großen Familie. Sie sind oft mit einer Gruppe unterwegs, meist verhaltensgestörte Mädchen und Jungen. Wanderungen, Busfahrten. Für die Kinder wird gebacken und gekocht. Alle sitzen zusammen am Tisch. Das ist ein Teil der Therapie. Maria und Werner haben Zeit, miteinander zu reden. Nicht nur wie Kollegen. Die Gefühle werden auf der Arbeit ausgelebt, ohne sie ganz offen zu zeigen, ohne dass jemand etwas merkt. Es muss reichen, dass sie zusammen sein können. Oft den ganzen Tag. Welches Paar kann das schon? Maria genießt die Gemeinsamkeiten. Eine Beziehung mit Gegensätzen kann sie sich überhaupt nicht vorstellen. Vielleicht ist das am Anfang ganz aufregend. Wenn aber die gemeinsame Basis fehlt, wo soll das hinführen?

Maria würde die Gemeinsamkeiten gern ausbauen. Über den Arbeitstag hinaus. Er weiß, dass er jederzeit zu ihr kommen, bei ihr wohnen kann. Sie bringt es nicht fertig, die Beziehung wegen seiner Unentschlossenheit scheitern zu lassen. Immer wieder nimmt sie sich vor, Abstand zu halten, einfach Schluss zu machen. Aber wie soll das gehen, wenn man sich jeden Tag auf der Arbeit sieht? Dazu ist sie immer noch zu sehr verliebt in ihn. Sie erlebt, wie schwach er ist, wenn er Entscheidungen treffen müsste. Mehrfach hat ihn seine Frau rausgeworfen und seine Sachen aus dem Fenster geschmissen. Sobald es ihr leid tat, ist er zu Kreuze gekrochen.

Eine Hassliebe auf beiden Seiten, gegen die sie nicht ankommt. Inzwischen ist aus dem flirtenden Mäuschen eine Frau geworden, die sich mehr zutraut als einen heimlichen Liebhaber. Sie weiß jetzt, wie schön das Leben mit Liebe sein kann. Danach will sie suchen. Und vielleicht gelingt es ihr dann auch, Werner aus ihrem Herzen zu verbannen. Aus ihrem Kopf niemals. Dafür hat er zu viel für sie getan. Unbewusst vielleicht und nicht ohne eigenen Gewinn. Aber trotzdem.

Maria schreibt auf Annoncen in Zeitungen und gibt selbst welche auf. Das macht sie immer, wenn sie bald Urlaub hat. Verreisen kann sie sowieso nicht; dafür reicht ihr Geld nicht. Und allein würde sie sich das auch nicht zutrauen. So weit ist sie noch nicht. Aber sie hätte dann Zeit, sich mit interessierten Männern zu treffen. Dass da gleich etwas für immer und ewig herauskommt, glaubt sie nicht, aber vielleicht bringt es wenigstens ein bisschen Spaß. Ihre Anzeigen verhallen wie ein Ruf von einem einsamen Berg, das Echo ist schwach. Ganz wenige Zuschriften. Von Auswahl kann bei der geringen Zahl der Zuschriften keine Rede sein. Die Dame in der Anzeigenagentur der Zeitung, wo sie ihre Zuschriften abholt, tröstet sie. Das sei bei allen so. »Frauen bekommen so viel«, und sie lässt zwischen Daumen und Zeigefinger kaum einen Zwischenraum. Bei den Männern deutet sie mit beiden Händen übereinander einen ganzen Stapel an. Da braucht sie sich ja nicht zu wundern, dass ihre Zuschriften oft unbeantwortet bleiben. Die Männer haben so viele Bewerberinnen, dass sie gar nicht allen schreiben können. Sie freut sich auch über wenige Briefe. Es kommt nicht auf die Menge an, wenn der Richtige dabei ist. Sie holt sich ihre Zuschriften persönlich in der Anzeigenagentur ab. Das ist ein Tag, an dem sie frei hat und den sie ganz und gar für sich gestalten möchte. Sie fährt in die Stadt und geht in ein Café. Hinten in der Ecke an dem kleinen runden Tisch sitzt sie allein und unbeobachtet. Hier öffnet sie die Briefe und liest. Viel nullachtfünfzehn, was die Männer da schreiben. Aber sie freut sich, dass sich jemand für sie interessiert.

Vor jedem Treffen hat sie höllische Angst, dass ihr etwas passieren könnte. Dieses Stück Vergangenheit überfällt sie in neuen und unbekannten Situationen immer wieder. Einer Freundin sagt sie, wo sie sich mit wem trifft. Falls sie nicht wiederkommen sollte. Wenn das Treffen weiter weg stattfindet, hat sie die Rückfahrkarte schon in der Tasche. Eine Art Selbstschutz. Auf riskante Einladungen will sie sich gar nicht erst einlassen. Abends muss sie zu Hause sein. Als würde immer noch eine Stube voller Kinder auf sie warten. Die Begegnungen plätschern an der Oberfläche. Marias Misstrauen bekämpft jede Sympathie. Einmal gelingt ihr ein zweites Treffen. Der Mann hat ein Auto. Sie macht mit ihm einen Ausflug. Er schaltet seinen CD-Spieler ein. Zwei Stunden Volksmusik. Ein Martyrium für Marias Ohren. So alt kann sie gar nicht werden, dass sie diese Musik schön finden könnte. Sie traut sich nicht, etwas zu sagen. Dann ließe sie der Mann vielleicht irgendwo in der Landschaft stehen. Wieder diese Ängste vor Bestrafung, vor der Hilflosigkeit. Wie damals mit dem Nachthemd im Flur. Sie hält das eintönige »Rumtata tirallala« aus, bis sie wieder zu Hause sind. Treffen wird sie sich mit dem auf gar keinen Fall noch einmal.

Mit einem Ingenieur, der im Ausland arbeitet, dauert es ein bisschen länger. Wahrscheinlich weil sie sich so selten sehen. Immer wenn er wieder mal nach Hause kommt, ist es wie ein neues Kennenlernen. Nach einer Autotour, die in einem Schlammloch endet, geht Maria mit in seine Wohnung, um die beschmutzten Sachen etwas zu reinigen. Da steht er plötzlich im Unterhemd vor ihr und will sie überreden, bei ihm zu übernachten. Sie könne ihre Bluse doch auch ausziehen. Das ist ihr zu plump und zu direkt. Ein bisschen mehr Romantik hätte sie sich für den ersten Sex mit einem Mann schon gewünscht.

In der Weihnachtszeit klingelt ihr Telefon. Eine männliche Stimme ruft »hallo, hallo« in den Hörer. Die Stimme kommt Maria bekannt vor. »Bist du es Hannes?«, fragt sie. Ein Cousin aus dem Fränkischen, von dem sie schon lange nichts mehr gehört hat. Sie glaubt, ihn am Dialekt erkannt zu haben. »Nein«, sagt der Mann, »ich bin nicht Hannes. Ich bin der Rudi aus Frankfurt am Main.« Er hat sich verwählt. Das Gespräch zwischen Rudi und Maria dauert länger als eine Stunde. Er ist ein geschiedener Vater mit fünf Kindern. Sie ist eine verwitwete Frau mit vier Kindern. Das passt. Er wird zu ihrem Geburtstag in zwei Wochen kommen. Na klar. Jeder kann viel reden, wenn der Tag lang ist, denkt Maria.

Gegen Mittag an ihrem Geburtstag hält ein Jeep vor der Tür. Ein Mann mit etwas schütterem Haar und reichlich Bauch steigt aus. Klingelt. Rudi. Beide beäugen sich. Nicht unbedingt ihr Typ, aber nicht unsympathisch. An der Geburtstagsfeier am Nachmittag lässt sie ihn nicht teilnehmen. Wie sollte sie ihren Kindern erklären, wer Rudi ist? Sie weiß es ja selbst nicht so genau.

Rudi lässt aber nicht locker. Er lädt Maria für April nach Thüringen ein. Er ist dort zum Camping unterwegs. Camping im April? Ja, er hat einen großen Wohnwagen und auch zwei getrennte Schlafkojen. Sie muss nichts befürchten. Maria überlegt. Urlaub könnte sie nehmen. Der Mann macht einen soliden Eindruck. Dem Abenteuer kann sie nicht widerstehen. Alle ihre Vorsichten und Ängste sind wie weggeblasen.

Auf nach Thüringen. Der Campingplatz, auf dem Rudi mit seinem Jeep und dem Hänger steht, ist menschenleer. Zu dieser Zeit kommen nur Verrückte hierher. Rudi freut sich. Im Wohnwagen ist es urgemütlich. Sie trinken Rotwein und reden. Der Mann ist locker und fröhlich. Bei Maria lösen sich die Verkrampfungen. Sie braucht die zweite Schlafkoje nicht. Verliebt ist sie trotzdem nicht.

Als Maria einige Wochen später zu einer Hospitation in eine Klinik in Rudis Gegend fährt, trifft sie sich wieder mit ihm. Er will gleich ein Zimmer für sie beide bestellen. Das möchte Maria nicht. Einmal ja gesagt, immer ja gesagt? Es gefällt ihr nicht, dass für ihn schon alles so selbstverständlich ist. Sie findet sein Verhalten unsensibel. Sie will auch im Sommer keine Tour entlang der Mosel mit ihm machen. Bei geplanter und erwarteter Nähe in einem Zimmer, wo sie nicht mehr ausweichen kann, erfasst sie eine Phobie. Schon bei dem Gedanken daran. Prüde ist sie schon lange nicht mehr, wie die abgewiesenen Männer vielleicht denken. Diese Angst vor Sex hat sie bei Werner verloren. Aber sie möchte umworben werden. Und einen, der erkennt, wann sie es will.

Als Rudi dann ein Video über sich und sein Leben in Frankfurt schickt, ist es ganz aus. In dem seidig glänzenden Trainingsanzug wirkt er mit seiner korpulenten Figur wie ein Clown. Die figurbewusste Maria hat ein Problem mit Männern, die den Bauch einfach wachsen lassen. Seine Cordhosen kauft Rudi gleich immer eine Nummer größer, erzählt er treuherzig, damit sie im nächsten Jahr auch noch passen. Na wie praktisch, denkt Maria. Männer, die sich beim Putzen ihres Autos filmen lassen, hält Maria für Gockel. Ein bisschen affig und unmännlich. So formt sich ein Bild durch Kleinigkeiten. Obwohl er ansonsten ein ganz praktischer und handwerklich begabter Mann ist. Bei einem Besuch in ihrem alten Haus hat er sämtliche Elektroleitungen neu verlegt. Einen Handwerker braucht sie aber nur zeitweise. Ihre Mutter hat auch gesagt, dass Rudi ein toller Mann sei und sie an Marias verstorbenen Ehemann, den Wolfgang, erinnere. Da ist Maria stutzig geworden. Wenn ihre Mutter etwas toll findet, ist etwas faul an der Sache. Ihren verstorbenen Ehemann will sie nicht unbedingt ein zweites Mal.

Es gab so wenige gute Jahre mit ihm. Als Maria und Wolfgang heirateten, wollte der Pfarrer eine große Brautmesse für sie halten. Sie waren das erste Pärchen aus der katholischen Jugendgruppe. Leider mussten sie ihren Pfarrer enttäuschen. Maria war schon schwanger. Doch der Mann war seiner Zeit voraus. Er fragte sie, was der Quatsch solle. Natürlich bekämen sie eine Brautmesse. Ein schöner Beginn, obwohl alles aus dem Nichts wachsen musste. Sie hatten keine Waschmaschine und keine Teppiche. In den Stuben nur gebohnerte Dielen. So sahen auch die Kinder aus. Immer ein bisschen bräunlich. Maria nähte und strickte, auch für andere Leute. Wolfgang malerte nebenbei, um zusätzlich etwas Geld zu verdienen. Es ging immer fröhlich und lustig in der Familie zu. Gemeinsam mit dem Vater machten die Kinder Hausmusik. Ein Waschbrett, eine alte Gitarre, ein paar Flöten und eine Mundharmonika. Nur Maria konnte kein Instrument spielen. Zum Gaudi aller blies sie auf dem Kamm. Auch bei der kleinen Disko mit den Freunden der Kinder. Sie waren arm, aber gute Gesellschaft. Konnten gute Laune verbreiten. Etwas Unbezahlbares. Im Haushalt konnte Wolfgang alles. Saubermachen, kochen, backen, waschen, bügeln. Er strickte und nähte Puppensachen für die Kinder.

Als Maria dreißig war, wurde ihr Mann schwer krank. Eine verschleppte Grippe, die das Gehirn erfasste. Es begann ein Leiden, das den ganzen Körper zerstörte. Depressionen, Muskelschwund, Organversagen. Die Krankheit veränderte das Wesen des Mannes. Äußerlich war kaum etwas zu sehen. Bis er für immer einschlief, war er tausend Tode gestorben. Er war nicht mehr arbeitsfähig, lange Jahre ein Invalidenrentner. Manche hielten ihn für arbeitsscheu. Oder sie sagten, er wolle mit dem Invalidenausweis nur in den Westen reisen. Das kränkte ihn maßlos. Seinen unerträglichen Zustand, sein Unglück bekämpfte Wolfgang mit Alkohol und Nikotin. Alles Süchte, die sich die sechsköpfige Familie finanziell gar nicht leisten konnte. Ständige Geldsorgen. Wenn sich Wolfgang mit Freunden traf und trank, dachte Maria, dass ein Bier 49 Pfennige kostet. Ein Pfennig dazu - dafür würde sie zehn Schrippen für alle bekommen. Wolfgangs Tod war Schock und Erlösung. Marias Kräfte waren aufgebraucht.

Von ihrer großen Liebe, dem Werner, ist sie immer noch nicht frei. Die Annoncen-Kur hat nicht geholfen. Als sie mit ihrem letzten Versuch in einem Konzert in einer großen Kirche beseelt der Musik lauscht, weiß sie es ganz genau. Sie wünscht sich, dass Werner jetzt neben ihr sitzt. Sie muss andere Wege beschreiten, um nicht rückfällig zu werden. In einer Partnervermittlung meldet sie sich zum Gespräch an. Was sie für Vorstellungen habe? Also keinen Mann, der ständig Alkohol trinkt. Alkohol ist ihr neuralgischer Punkt. Damit hat sie zu viel durchgemacht in der Vergangenheit. Auch beim eigenen Vater. Dauernd reisen will sie auch nicht. Einmal war sie bisher in der Türkei. Das muss nicht wieder sein. Sie ist nicht gern so lange von zu Hause weg. Sie liest viel, sogar leidenschaftlich gern. Dafür sollte er Verständnis zeigen. Wenn er sich für Konzerte interessierte, wäre das nicht schlecht.

Maria lernt Reinhard kennen. Ein trockener Alkoholiker. Seit achtzehn Jahren. Da ist sie auf der sicheren Seite. Wer so lange nichts getrunken hat, kann keiner Sucht mehr verfallen. Dass der einstige Suff auch andere Spuren hinterlässt, merkt Maria erst im Verlauf der Bekanntschaft. Reinhard ist nicht konfliktfähig. Ein total unsicherer Mensch. Sobald ein kleines Problem, eine Meinungsverschiedenheit auftaucht, verschwindet er. In seine Wohnung. Das bei einer Frau, die den Stier immer bei den Hörnern packt. Wenn Maria gemeinsam mit ihm ihre Kinder besucht, darf dort keiner wissen, dass er trockener Alkoholiker ist. Lieber lässt er sich Wein und Bier anbieten, um es mit allerhand Ausreden abzulehnen. Der Mann steht nicht zu sich. Er könnte doch stolz sein, dass er mit seiner Sucht fertig geworden ist. Sein schwaches Selbstbewusstsein zeigt sich auch im Bett. Minderwertigkeitskomplexe. Der Penis ist zu klein. Darunter leiden viele

Männer, messen der Größe viel zu große Bedeutung bei. Und bei Maria ist da unten vielleicht auch alles ein bisschen weit. Vier Geburten hinterlassen ihre Spuren. An operativer Scheidenverengung, diesen neumodischen Quatsch, denkt Maria nicht. Schade, dass Männer immer vergessen, dass sie für die Liebe auch andere Körperteile benutzen können. Maria ist enttäuscht von dieser Einfallslosigkeit. Auch von seinem Geiz. Sein Auto benutzt er vor allem zum Angucken. Maria schleppt nach wie vor alles mit dem Fahrrad heran. Aber sie gibt nicht gleich auf. Ein Jahr hält sie mit Reinhard durch. Um sich selbst etwas zu beweisen. Um Werner zu vergessen. Das ist nicht genug für eine neue Partnerschaft.

Die Partnervermittlung bietet einen neuen Versuch an. Kurt will sich gleich mit ihr treffen. Maria wiegelt ab, dass sie erst einkaufen müsse. Da könne er sie ja begleiten. Das Fahrrad soll sie stehen lassen. Er kommt mit dem Auto. Immerhin einer, der auch mit dem Auto fährt. Er will sich nur noch etwas schick machen. Maria tritt vor den Spiegel im Flur. Schick machen. Sie in Jeans und altem Pullover? Also Stoffhose an und freundliche Bluse. Als sie aus dem Haus tritt, steht das angekündigte blaue Auto schon da. Heraus blinzelt ein Mann mit schütterem Haar. Eine sogenannte Brückenfrisur. Etwas längere Haare von der Seite werden über die kahlen Stellen gelegt. Wehe, wenn der Wind kommt. Auch wieder einer, der sich nicht bekennen kann. Sie sucht nach dem Schick. Ein grüngestreiftes Hemd mit brauner Weste. Wirklich sehr schick. Ihre Begeisterung hält sich in Grenzen.
Als sie zusammen essen gehen, stellt Maria wieder ihre Kardinalfrage: »Wie sind Sie denn, wenn Sie etwas trinken?« Blöde Frage, denkt Kurt. Wie soll er denn sein? Ganz normal. Wenn Maria nur hören wolle, ob er überhaupt etwas trinke, müsse er zugeben, dass er abends gern mal eine Kleinigkeit zu sich nehme. Ein Säufer sei er nicht. Wenn sie das meine. Sie schluckt, aber treffen würde sie sich schon noch mal mit ihm. Er geht am Wochenende zu der Hochzeit eines Kollegen. Dann meldet er sich. Als Maria nach Hause kommt, blinkt

der Anrufbeantworter. Kurt. »Ich komme gerade von der Feier. Und so höre ich mich an, wenn ich etwas getrunken habe.« Aufgelegt. Maria muss lachen, findet seine Reaktion sehr originell. Sie erkennt auch den kleinen Seitenhieb wegen ihrer vordergründigen Fragerei. Der Mann hat auf alle Fälle Humor. Sie will sich möglichst bald wieder mit ihm treffen. Er weicht ihren Angeboten aus, hat jedes Mal eine neue Ausrede. Sie sagt ihm auf den Kopf zu, dass er sich wohl mit ihr nicht mehr treffen möchte. Da will sie dann nicht weiter insistieren. Das war es dann. Sie meldet der Partnervermittlung das Scheitern des Versuchs. Vorläufig möchte sie ihre Ruhe haben. Auch Kurt hat sich dort gemeldet. So eine eingebildete, bornierte Zicke wäre ihm lange nicht begegnet.

Im Herbst lädt die Partnervermittlung alle Suchenden und auch vermittelte Paare zu einem Fest ein. Maria muss mit Engelszungen überredet werden, dass sie teilnimmt. Sie begrüßt die Runde. Zu Kurt bemerkt sie nur, dass sie beide ja schon mal das Vergnügen gehabt hätten. Sie schauen sich tief in die Augen und müssen lachen. Am nächsten Tag treffen sie sich wieder. Der Sex macht Spaß. Sie können gut miteinander reden. Das ist so wichtig. Unvorsichtigerweise sagt Maria dann mal, dass er doch auch bleiben könne. Sie meint: mal richtig über Nacht. Er hat das anders verstanden und steht mit seinen persönlichen Sachen vor ihrer Tür, zieht ein. Männer hören eben immer das, was sie hören wollen. Und Frauen drücken sich nicht deutlich genug aus. Darum kommt es so oft zu Missverständnissen.

Maria korrigiert nichts, weil es doch ganz schön ist, ihn bei sich zu haben. Seine Wohnung behält er noch. Kann also immer mal gehen, wenn ihm so ist. Das gefällt ihr nicht lange. Er kann gehen – und sie? Sie muss bleiben, auch wenn ihr etwas nicht passt. Wo sollte sie hingehen? Ihr Haus kann sie nicht verlassen. Auch aus finanziellen Gründen wäre es vernünftig, eine gemeinsame Bleibe zu haben. Das Haus und der Garten bieten beiden Rückzugsmöglichkeiten. Es ist wichtig, sich nicht den ganzen Tag auf der Pelle zu sitzen, wenn beide nicht mehr berufstätig sind.

Manchmal beschwert sich Kurt darüber, dass er jetzt bei ihr wohnt, wo ihm nichts gehört. Über ihr Haus lässt Maria nicht verhandeln. Sie ist so stolz darauf, was sie aus der alten Bauernkate, wo sie bereits mit den Kindern zur Miete wohnte, gemacht hat. Nach der Wende konnte sie es kaufen. Alles aus eigener Kraft und ohne sich zu verschulden. Das ist ihre Sicherheit. Wenn mal irgendetwas schiefgeht mit dem Mann – man weiß ja nie –, dann kann sie nicht tief fallen. Sie behält immer ihr Zuhause. Sie versteht auch Kurt. Sollte sie früher sterben als er, dann kann er bleiben, bis er eine Wohnung gefunden hat. Er kann alles mitnehmen, was er braucht. Möbel, Wäsche, Hausrat, alles. Über solche Dinge muss man schon offen reden, wenn man sich erst im Alter begegnet. Er könnte in dem Haus gar nicht allein leben, sagt Maria. Alles sauber machen. Er weiß nicht mal, wo der Besen steht. Das ginge gar nicht. Von dieser Abmachung wissen auch ihre Kinder. Sie mögen Kurt und würden ihn niemals vertreiben.

Wenn Maria gefragt wird, warum sie nun gerade bei Kurt hängen geblieben ist, kann sie das nicht beantworten. Er hat das gewisse Etwas. Das hat sie ja gleich gemerkt, als sie sich das allererste Mal getroffen haben. Aber da wollte er noch nicht. Es ist schön mit ihm und schön, nicht alleine zu sein. Über die Frage, was ihr wichtig ist an einer Beziehung, hat sie oft nachgedacht. Brauchst du jemanden zum Vorzeigen und zum Angeben oder jemanden, der auch da ist, wenn es dir dreckig geht? Einen, der vielleicht mal etwas Wäsche ins Krankenhaus bringt und für dich da ist, wenn du traurig bist? Mit dem du dich zoffen und wieder vertragen kannst? Das macht doch eigentlich das Leben aus. Irgendwann war Maria soweit, sich auf diese inneren Werte zu konzentrieren. Da hatte plötzlich auch ein Mann eine Chance, der nicht wie Adonis aussah. Sie merkte, dass es an ihr lag, nicht am Mann. Sie hat sich verändert, ist von einem hohen Ross abgestiegen. Welch ein Glück für Kurt, dass er zur rechten Zeit am rechten Ort gewesen ist. Was hatte ihre Tochter mal gesagt, als sie dem schönen Werner nachtrauerte: »Aus einer schönen Schüssel wollen viele essen.« Wie recht das Mädel hat.

LENA L., 71, PR-BERATERIN I.R.

Der alte Schwede oder Kniefall in Avignon

Lena sitzt im Flugzeug nach Stockholm. Sie will einen alten Freund besuchen, der sie ganz überraschend eingeladen hat. So von heute auf morgen. Sie ist eine schnelle, unkomplizierte Frau, die für eine Kurzreise nicht eine Woche packen muss. Sie hat sofort zugesagt. Sie freut sich auf die schöne Abwechslung.

Der Flug bekommt eine heitere Note, als ein Mann, zwei Sitze weiter, ein bisschen lautstark auf sich aufmerksam macht. Die Welt ist tatsächlich ein Dorf. Sie kennt den Mann von früheren Pressekonferenzen. Ein französischer Korrespondent, der gern Rotwein trinkt. Das scheint er gerade sehr ausgiebig getan zu haben. Sein Charme wird herausfordernd. Lena ist nicht auf den Mund gefallen. Die Mitreisenden in unmittelbarer Nähe fühlen sich unterhalten. Da steht plötzlich in der Reihe vor ihr ein alter Herr auf. Schraubt sich aus dem engen Sitz. Ein älterer Schwede, grauhaarig, riesig, fast zwei Meter groß, und grinst freundlich in ihre Richtung. Wie Nikolaus mit hellblauen, schräg gestellten, schalkhaften Augen. Er dreht sich ganz um. Blickt etwas bedrohlich auf den plaudernden französischen Zwerg und geht zur Toilette. Zu einem völlig falschen Zeitpunkt. Der Getränkewagen ist gerade im Gang unterwegs. Mit seinem dicken, furchtbar schäbigen braunen Lodenmantel drängelt er sich mühsam durch. Es dauert lange, bis er zurückkommt. Das Flugzeug ist schon im Sinkflug. Anstatt sich hinzusetzen und sich anzuschnallen, spricht er Lena in gutem Deutsch an. Ob sie das erste Mal in Stockholm sei? Und wie sie denn in die Stadt komme? Ja, sie ist das erste Mal in Stockholm, und in die Stadt kommt sie wie überall von einem Flughafen mit dem Bus. Sie wisse schon, wie man das macht. Er lässt sie nicht weiterreden. Fordert sie freundlich, aber bestimmt auf, ihm ihre Sachen zu geben. Die würde er mit durch den Zoll nehmen. Und dann könnte sie mit ihm zusammen in ein Taxi steigen. Das kostet immer zweihundert Kronen. Egal, wohin man fährt und wie viele Personen es sind. Er übernimmt sofort die Führung, besorgt den Transportwagen. Lena fühlt sich beschützt. Das ist ein Gefühl, das sie schon lange nicht mehr kennt.

Seit ihrer Scheidung sind einige Jahre vergangen. Sie ist allein, sehr allein sogar, und einsam.

Aber die Scheidung wollte sie damals unbedingt. Sie schätzte an dem Mann und Vater von drei gemeinsamen Kindern seine Bildung, sein künstlerisches Interesse. Aber das reicht nicht ein Leben lang. Lena und er haben verschieden gedacht, sind aber trotzdem zum gleichen Ergebnis gekommen. Lena immer auf der Überholspur. Er meistens mit angezogener Handbremse. Sie hatten die gleichen Ziele, aber unterschiedliche Methoden, diese zu erreichen. Das war auf Dauer nicht auszuhalten – für niemanden. Das beengte Wohnen sorgte zusätzlich für Spannungen. Während Lena in der kleinen Küche fast mit dem Kopf im Kühlschrank hantiert, trohnt er im Arbeitszimmer mit weit geöffnetem Fenster, damit er nicht einschläft. Im Winter setzte er eine russische Pelzmütze auf. Diese Selbstsucht ging ihr auf die Nerven. Das Schlimmste aber war seine Feigheit. Immer wenn Entscheidungen anstanden, war er nicht vorhanden. Aber wenn etwas der Karriere im Weg stand, setzte er alle Energien frei. Als die Tochter einen Freund aus dem Westen kennenlernte. Als eine nahe Verwandte aus Frankreich zu Besuch kommen wollte aber bitte nicht in seiner Wohnung. Keine Westkontakte. Immer vorauseilender Gehorsam.

Sie treffen sich, wenn die Kinder sie einladen, bis heute. Sie mag ihn und das Stück Leben mit ihm. Mehr nicht. Die Scheidung war Lenas Chance, unabhängig zu sein. Aber in der Wendezeit, als sie ihre Arbeit verlor, fühlte sie sich wie im Niemandsland.

Da ist die Einladung nach Stockholm wie ein warmer Sommerregen nach langer Trockenheit. Sie hat eine etwas unförmige Tasche bei sich. Vollgestopft mit Wurst und Alkohol – alles teure Waren in Schweden. Sie will sich ein bisschen erkenntlich bei den Freunden zeigen. Wie eine türkische Großmutter kommt sie sich vor – mit lauter Verbotenem im Gepäck. Da erscheint dieser starke Mann, der sie vor unangenehmen Kontrollen bewahrt, wie vom Himmel geschickt. Wirklich ein Beschützer. Wenn sie so nachdenkt, ist sie eigentlich nie richtig beschützt worden. Auch der Ex-Mann war eher einer, der beschützt werden musste. Und ältere Männer konnte sie schon immer gut leiden. Die haben mehr Gesicht. Junge Männer, meint sie, müssen sich immer beweisen, sind so unbedarft. Das ist vielleicht etwas fürs Wochenende, aber nicht zum Heiraten.

Als das Taxi hält und Lena ihre Hamstertasche herausgezerrt hat, gibt der Mann Lena seine Karte. Sie ruft ihn am nächsten Tag an. Sie möchte sich bei der Rückfahrt revanchieren und ihn mit dem Taxi abholen. Auch er hat ein Wochenendticket für den Flug gebucht und muss wieder nach Berlin zurück. Die Freunde schauen auf die Visitenkarte. Ob sie denn wisse, wen sie da kennengelernt hat? Das wäre so, als hätte sie den Enkel von Bismarck getroffen. Eine Familie mit hohem Ansehen hier in Schweden. Alter Adel. Die Geschichte der Vorfahren geht bis ins 12. Jahrhundert zurück. Das sah man dem Mann nicht an. Er wirkte bescheiden, verlor kein Wort über seine Herkunft. Nur sein Benehmen war edel. Das spürte Lena sofort.

Auf dem Rückflug sitzt er neben ihr im Flugzeug, macht sich etwas unverschämt breit in seinem Sitz und schaut ihr ins Gesicht. »Sie haben schönes Gebein am Kopf«, äußert er unvermittelt. Was soll denn das bedeuten, grübelt Lena. Zumindest eine Sympathiebekundung. Er meint, dass sie gut proportioniert sei und eine schöne Knochenstruktur habe. Möglicherweise edler als die der Vorfahren des Herrn Grafen. Als ob das wichtig wäre.

Die Flugreise ist zu Ende. Die Treffen gehen weiter. Er will ihr zeigen, was er im vereinten Deutschland so treibt. Gerade ist er mit der Planung eines Golfplatzes beschäftigt. Dafür gibt es genügend Raum rund um die Hauptstadt. Viel Platz für blühende Landschaften. Golfplätze wurden im Osten nach dem Krieg in Ackerflächen und Kleingartenkolonien verwandelt. Golfspielen, als elitär verschrien, gehörte nicht zu den geförderten Sportarten. Aber die neue Klientel für eine anspruchsvolle Golfregion steht bereits in den Startlöchern. Göran, einer der ersten Abenteurer, die den Osten wie Neuland, wie ein Kolumbus nach langer Seereise betreten, kommt gerade richtig. Die Abenteuerlust steckt in ihm, aber gleichzeitig ist er sehr solide. Eine merkwürdige Mischung.

Lena erobert mit ihm ihre Stadt neu. Kreuz und quer, zu Ecken, die sie selbst nicht richtig kennt. Ihr fällt auf, dass Göran immer rechts herum fährt, wenn sie links sagt. Das ist in der großen Stadt nicht so schnell zu korrigieren. Oft fahren sie große Umwege und können sich darüber ausschütten vor Lachen. An den Gurten im Auto kleben dicke Erdkrumen, weil er ständig durch Wald und Feld fährt, um geeignetes Gelände zu vermessen. Seine Begeisterung und sein Eifer stecken an. Lena erkennt, dass Göran ein begnadeter Landschaftsarchitekt ist. Er hat einen guten Blick für Schönheit in der Natur, den ausladenden Schritt des Landmannes, schöne Hände, und er hat die Überheblichkeit, die mit dem Geburtstand kommt, in ironischen Witz verwandelt. So hat sie ihn verinnerlicht. Sie mag kreative Männer. Das vermittelt Sicherheit, obwohl er so sicher gar nicht ist. Zumindest nicht in materieller Hinsicht. Ein ausgesprochen schlechter Geschäftsmann ist er. Etwas aushandeln, wenn es um Geld geht, das kann er nicht. Es interessiert ihn bisweilen nicht einmal. Er konnte ganz arm und ganz reich leben, beides hat ihm nicht imponiert. Dieser lockere Umgang mit dem täglichen Leben befreit Lena von ihren kleinen Ängsten. Sie hat selbst wenig, weiß nicht, wie alles weitergehen soll, wie sie ihr Leben gestalten will. Genau in diese Lücke trifft nun Göran. Auch er sucht gerade nach einem erfüllten Leben für das Alter. Zu Hause in Schweden ist alles wohlgeordnet. Er will nicht dasitzen und Silber putzen und sich langweilen, wie er scherzhaft sagt. Deshalb ist er nach Deutschland gekommen, weil es hier etwas zu tun, etwas zu gestalten gibt. Nicht weil er den großen Reibach machen will. Er ist tatsächlich eine Ausnahmeerscheinung in dieser Zeit der Goldsucher, der Händler und Käufer, der Schnäppchenjäger. Vielleicht ein Träumer. Die haben es jetzt schwer, sind eigentlich nicht gefragt im Haifischbecken. Dass er mitunter gar nichts verdient, das Materielle überhaupt nicht schätzt, hat auch etwas mit Überheblichkeit zu tun. Diese Größe kann man bewundern, aber Lena hat von dem Wenigen, das sie später in einer kleinen Agentur verdient, beide ernährt und gekleidet. Dafür hat er sie seelisch aufgefangen und sicher gemacht. Das ist unbezahlbar. Eigentlich hat sie ein so starkes Gefühl, so eine Ruhe in sich zum ersten Mal in ihrem Leben. Sie war stets ein unruhiger Mensch. Schon als Kind. Stark auf den Papa orientiert. Sie glaubt, dass sie darum ältere Männer, die Sicherheit und Schutz bieten, so mag. Auf diesem Boden wächst ihre Liebe zu Göran, der dreizehn Jahre älter ist. Das ist nicht viel, aber wenn man auf die Sechzig zugeht, zählen die Jahre schneller. Wie viel gemeinsame Zeit werden wir noch für uns haben? Lena fühlt sich jetzt geborgen und glücklich. Nur das zählt. Da bleibt die Zeit stehen. Es berührt sie zutiefst, dass ein Kerl wie ein Baum in der Badewanne sitzt und glücklich darüber ist, wenn sie ihm den Rücken schrubbt und die Haare wäscht. So wie sie den Papa sucht, braucht er das Mütterliche. Seine Kindheit verlief mutterlos. Nicht, dass es keine Mutter gegeben hätte. Aber die, das weiß sie aus seinen Erzählungen, war kalt. Er war ein lebendiges, begabtes Kind, dem der Mund zugebunden wurde, damit es nicht so viel spricht. Eine strenge und lieblose Kindheit.

Lena und Göran haben sich nicht alle Einzelheiten ihres Lebens erzählt. Was war, das war. Sie leben jetzt und wollen alles an Wärme und Zärtlichkeit in sich aufsaugen. Mit Göran erlebt Lena den besten Sex ihres Lebens.

Lena hat als Frau zwei Seiten, mit denen sie jeden Mann auffangen kann. Sie ist halb Weib, halb Kumpel. Denen, die sich nur mal ausquatschen wollen, kann sie zuhören und sehr direkt ihre Meinung sagen. Ihre Ratschläge können betroffen machen. So genau wollten es manche dann doch nicht wissen. Aber sie kommen trotzdem immer wieder zu ihr, weil sie unbestechlich ehrlich ist. Und dann gibt es die anderen, die sich über die Seelenbeichte in ihr Herz schleichen. Göran erzählt von seiner Fremdgeherei in der Ehe. Unschuldig meint er, dass er nichts für diese Zwischenfälle gekonnt habe. Die Frauen hätten ihn immer bedrängt, den Armen. Da konnte er doch nicht unhöflich sein. Eine Hure sei er gewesen, bringt es Lena mit heiterer Schärfe auf den Punkt. Sie, die neben Göran im Bett liegt, lächelt gutmütig. Fremdgehen kann er auch bei ihr so viel er will. Sie würden Freunde bleiben. Nur anfassen dürfte er sie dann nie wieder. Göran begreift sofort, dass sie in dieser Frage nicht mit sich handeln lässt. Diese Eindeutigkeit tut ihm gut. Er ist an eine Grenze gestoßen, ist etwas Stabilem begegnet.

Als die Beziehung immer enger wird, den Charakter einer Freundschaft verlassen will, fährt Göran nach Schweden und lässt sich von Kopf bis Fuß untersuchen. Er will wissen, ob er gesund ist, ob er Lena ein aktiver Ehemann sein kann. Er denkt an Heiraten. Nach dem Tod seiner Frau vor einem Jahr will er sie nicht als Geliebte oder Haushälterin in seine Familie einführen. Lena legt auf ein solches Bekenntnis keinen Wert. Das wäre in diesem Alter nicht mehr nötig gewesen. Aber ihm ist es eine Ehre. Das hat sie akzeptiert.

Darum will er nun auch testen, ob es nach langer Abstinenz mit einer Frau noch geht. Die wilden Jahre sind lange her. Bei einer Hure holt er sich Bestätigung. Die geht ganz liebevoll mit ihm um. Pflegt und streichelt ihn unter der Dusche. Er findet sie so nett, dass er beinahe mit ihr verreist. Eine rothaarige junge Frau, Kranfahrerin aus dem Osten. Das alles erzählt Göran seiner liebsten Lena vor dem ersten Mal.

Beide sind sich so nah wie nie zuvor mit einem anderen Menschen. Das glauben und spüren sie in diesem Moment. Er hat ihr beigebracht, wie schön die Liebe ist, wie wunderbar Sex sein kann. Lena hat Orgasmen immer und immer wieder.

Das kannte sie bisher gar nicht. Sie hatte einen zärtlichen Ehemann, der aber schnell überfordert und mehr mit sich selbst beschäftigt war. Danach hatte Lena meist keine Lust mehr. Zehn Jahre blieb die Ehe ohne Sex, weil alles so unbefriedigend war. Ihn aufbauen und trösten konnte sie nicht mehr. Sie war doch nicht seine Krankenschwester.

Mit Göran wird sie jeden Morgen wach, und sie sagen einander, wie sehr sie sich lieben, ohne zu wissen, warum. Das ist aufregend und wahnsinnig schön. Vielleicht ist genau das die große Liebe, wenn man keinen Grund nennen kann. Die Chemie stimmt. Lena verliert alles Herbe. Sie, die immer etwas zickig, spitz und bärbeißig sein konnte, wird plötzlich ganz sanftmütig. Die schnelle Zunge, die auch verletzen konnte, versagt ihren Dienst. Die Realistin schiebt es auf die Sternbilder. Das machen viele Menschen gern, wenn sie ihren Charakter nicht genau erklären können. Sie ist Schütze. Also immer mit Pfeil und Bogen unterwegs. Aber er ist Krebs. Sanftmütig nach innen. Es dauert lange, bis er mal brüllt. Steckt viel ein und wehrt sich nicht, wenn er falsch beschuldigt wird. Er ist zu hochmütig, sich zu zanken. Scheinbare Schwäche wandelt sich in Stärke, vor der man nur Respekt haben kann. Lena merkt, dass ihre kleinen zickigen Ausrutscher auf Watte fallen. Sie hat keinen Gegner. Das nimmt sie mit Genugtuung wahr.

Grundsätzlich hat sich ihr Leben nicht geändert. Sie muss nach wie vor all das machen, was sie immer gemacht hat. Einkaufen, waschen, für Kleidung sorgen, saubermachen, Entscheidungen treffen. Aber er sagt ihr jeden Morgen: »Ich liebe dich. Ich bin so froh, dass ich bei dir sein kann.« Er ist dankbar für Zärtlichkeit. Ganz tief in seinem Herzen.

Göran redet nicht über die Abschnitte seines Lebens, die ihm wichtig waren. Er zeigt sie Lena. Das Paar reist nach Avignon und weiter nach Nizza, Monaco. Mit einem alten Auto, das unterwegs dauernd den Geist aufgeben will. Sie flüchten schnell wieder nach Avignon, weil da nicht überall diese Snobs herumlaufen. Auf dem Weg nach Avignon besuchen sie einen alten Freund von Göran, der mit seiner Familie in einem Schloss lebt. Alles schön und bescheiden, ohne Prunk. Lena fühlt sich wohl. Überall begegnet ihr Herzlichkeit. Die Männer verbindet eine Jungenfreundschaft. Während der Nazizeit war Alexander, der eine jüdische Mutter hatte, nach Schweden gebracht worden, damit er überlebte. Solche Beziehungen überdauern alle Zeiten. Diesem Mann stellt Göran Lena als seine zukünftige Frau vor. Sie horcht auf, sagt dazu aber nichts.

Von ihrem Hotelfenster in Avignon schauen sie auf den Markt. Unmittelbar davor dreht sich ein Karussell. Dahinter erheben sich die Oper und der riesige Papstpalast. Hierher war der Heilige Stuhl im 14. Jahrhundert geflüchtet. Es gab Unruhen in Italien. Siebenundsechzig Jahre lang befand sich Rom dann sozusagen in Avignon. Diese gotische Festung und ihre Geschichte – alles ganz nah. Es ist September, und das Weinfest findet statt. Nachts spielt plötzlich Musik, und der Platz ist voller Menschen. Auf den Mauern des Palastes erscheinen Bilder über die Geschichte Frankreichs. Nur die Musik spielt. Der Platz mit den vielen Menschen erstarrt in Schweigen. Lena bekommt noch heute eine Gänsehaut, wenn sie sich daran erinnert.

Am nächsten Tag sitzen sie mit einem Kaffee auf dem Marktplatz. Die warme Herbstsonne lässt ein Gefühl von Frühling keimen. Lena kommt jetzt auf das Heiraten zurück. Wenn sie dem Freund schon als zukünftige Frau vorgestellt wird, möchte sie vielleicht doch vorher mal gefragt werden. Göran ist etwas verwirrt. Ihr Einverständnis schien ihm selbstverständlich. Er geht ohne Zögern auf die Knie, schaut Lena mit treuen Hundeaugen an und fragt: »Willst du mir haben?« Wer kann da schon nein sagen?

Alles hat Stil. Die Eltern der Braut werden nach Schweden eingeladen. Göran zeigt Lena und ihrer Familie die Stätten seiner Jugendzeit, die Schule, das Internat, erzählt über seine Familie, erklärt Lenas architekturinteressiertem Vater schwedische Schlösser.

Die Eltern von Göran empfangen die neue Frau sehr warmherzig. Der Vater als vollendeter Gentleman. Er hält ihre Hand in seinen beiden Händen und deutet einen Handkuss an. Das findet Lena angenehm. Sie merkt, dass man sie schätzt. Sie hat den Eindruck, dass sich die hochbetagten Eltern freuen, dass Göran, der immer ein bisschen Außenseiter war, so etwas solides Deutsches gefunden hat. Sie denken wohl, Lena sei tüchtig. Göran hatte zeitlebens immer solche Künstlerinnen, mit denen alles schiefging. Die Eltern hoffen, er bekommt nun etwas mehr Halt und Fürsorge. Sie bemerken schon, dass Göran jetzt sehr gepflegt aussieht und besser gekleidet ist. Und er hat saubere Fingernägel. Als sich Lena mit ihrem zukünftigen Mann über ihre Empfindungen nach dem Besuch austauscht, erklärt er ihr, dass schwarze Fingernägel für Landmenschen durchaus ehrenvoll seien. Er zeigt ihr in einem Gutshaus des Anwesens das riesige Porträt eines Vorfahren, das von der Decke bis zur Erde reicht. Der hat eine fantastische weiße Halskrause, sieht stattlich aus, steht da in edler Geste und hat tatsächlich rabenschwarze Fingernägel. Darauf hat sich Göran berufen, weil er immer so gern in der Erde wühlte. Auf den Golfplätzen, die er auch in Schweden gebaut hat, war das unerlässlich. Er war an den Menschen dran, die dort mit Schippe und Spaten schuften mussten. Dass er sich mit den Arbeitern immer so gemein gemacht hatte, gefiel dem alten Grafenpaar nicht so sehr. Aber ihm. Und er wusste, dass es viele Menschen gab, die ihn liebten.

Lena muss nach diesem Antrittsbesuch doch etwas in sich hinein schmunzeln. Wenn Oma und Opa heiraten wollen – ist das wirklich noch ein Thema für Eltern? Meist leben sie ja gar nicht mehr. Ihr Zukünftiger ist gerade siebzig geworden. Ihr hat der Aufenthalt in Schweden Freude gemacht. Sie liebt zuvorkommendes Benehmen und gute Umgangsformen.

Die Begegnungen mit Görans Töchtern sind von Misstrauen begleitet. Als Lena in Stockholm in seine winzige Einraumwohnung kommt, ist sie entsetzt. Die Tochter wohnt einige Stockwerke höher in fünf Zimmern. Weil der Vater angeblich so schnarcht, wurde er in die Einraumwohnung verbannt. Miriam empfängt den Vater und seine zukünftige Frau in einem Salon. Sie gibt sich freundlich. Bietet an, dass sie ja oben bei ihr fernsehen und baden könnten. Aber der Papa möge nicht vergessen, den Badewannenrand sauberzumachen. Lena glaubt, nicht richtig gehört zu haben. Sie ist wahrlich nicht empfindlich, aber feinfühlig. Wie geht diese Frau denn mit ihrem Vater um? Sie hat keine Lust zu bleiben. Hier will sie weder baden noch fernsehen. Sie bittet Göran, mit ihr wieder in die kleine Bude zu gehen. Lena hat eine erste Marke gesetzt.

Miriam ist eine tüchtige junge Frau. Aber ihr Maßstab für Erfolg, ob ein Mensch etwas taugt oder nicht, ist einzig und allein Geld. Das vermisst sie bei ihrem Vater. Für sie ist er ein Weltenbummler mit allerhand Ideen. Mal Golfplatzbauer, mal Vertreter in Frankreich, mal hatte er eine Bar, eben mal dies und mal das. Das geht nicht, versucht Lena der jungen Frau zu erklären, einen Menschen so zu bewerten. Dann müssten wir viele Menschen verachten, die nichts weiter hinterlassen haben als ihre Gedanken, ihre Bücher, ihre Kunst. Zu Geld und Reichtum waren sie meist nicht gekommen. Und sie holt noch mal aus. »Der Vater hat zwar nicht die wertvolle gräfliche Bibliothek der Eltern, aber trotzdem wahnsinnig viele Bücher. Einfach gebunden. Über Physik, Mathematik, Naturwissenschaften, Literatur.« Und nach einer kleinen Pause fragt sie sehr direkt: »Was hast du davon gelesen? Was weißt du mehr als dein Vater? Nichts.« Mit welchem Recht greift sie ihn und seine Lebensart eigentlich an? Es ist doch seine Sache, wie er leben will. Und die Familie hat er mit seinen Tätigkeiten, das weiß sie, finanziell immer über Wasser gehalten. Die beiden von ihm gestalteten Golfplätze nördlich von Stockholm sind die schönsten und meist bespielten in Schweden. Heute noch. Sicher war er nie irgendwo Direktor, hatte keine angesehene Stellung. War immer Einzelkämpfer. Hat sich nie in den Mittelpunkt gestellt und allen mitgeteilt, wie toll er ist. Leitet sich daraus das Recht ab, sich die Füße an ihm abzutreten? Und übrigens spricht er nur nett von den Töchtern. Lena kennt keine bösen Worte über seine Familie. Er redet nicht schlecht über andere Menschen – nie.

Die jüngere Tochter Antje ist das Kind, das in fast jeder

Familie zu finden ist. Es ist das benachteiligte, nicht geliebte, nicht beachtete fünfte Rad am Wagen. Keiner hatte das bisher bemerkt. Aber plötzlich ist er da, der Vorwurf der Vernachlässigung, des Schattendaseins. Alle bekommen ein schlechtes Gewissen, die Geschwister, die Eltern. Sie denken darüber nach, was sie so grundsätzlich falsch gemacht haben. Aber ihnen fällt nichts ein. Sie wollen sich rechtfertigen. Aber reden will das ungeliebte Kind darüber nicht mit ihnen. Genau an dieser Stelle hat Lenas Plädoyer für den Vater Antje getroffen. Sie muss hören, was eine Außenstehende über ihren Vater denkt und sagt. Das schmerzt. Nachdem sie sich so gütig und so leidend dargestellt hat, zeigt ihr die neue Frau eine ganz andere Perspektive auf ihr Leben. Sie hatte sich in ihrem Schmerz eingerichtet. Davon lebte sie geradezu. Das wird ihr nun plötzlich weggenommen. Von einer Frau, die ihren Vater bei weitem nicht so lange kennt wie sie.

Als Lena viele Jahre später einen Familienbesuch in Schweden macht, kommt dieses Mädchen, inzwischen auch in die Jahre gekommen, extra mit Bus und Bahn angereist. Sie nimmt Lena in den Arm und sagt ihr, wie dankbar sie ist, dass ihr Vater eine so wundervolle Frau lieben durfte.

Sie hatte also alles richtig gemacht.

Lena und Göran heiraten in einer urigen Berliner Kneipe. Die Gäste sitzen auf langen Bänken an Holztischen. Der Raum, wie ein großes Kellergewölbe, ist gut gefüllt. Es ist unmöglich, dass hier jeder jeden begrüßt. Alle Freunde, Geschwister, Kinder, Enkel sind gekommen. Auch die Töchter aus Schweden. Eine Jazz-Band spielt. Das Brautpaar tanzt bis in den Morgen.

Göran bricht seine Zelte in Schweden ab und wohnt nun bei Lena. Der Mann ist immer für eine Überraschung gut. Geht morgens Schrippen holen und kommt mit einer Reise nach Istanbul nach Hause. Schon am nächsten Wochenende geht es los. Das Herumschlendern in der Stadt endet wie bei allen Besuchern im Basar. Während Göran eine kleine Pause einlegt, fegt Lena durch Läden und Stände. Als sie wieder zum verabredeten Treffpunkt kommt, sitzt Göran mit einem Apfeltee in einem Teppichladen. Zwei Verkäufer umschwirren ihn. Sie schmeißen einen Teppich nach dem anderen hin. Der letzte Besucher, machen sie ihm klar, müsse kaufen. Sonst laufe das Geschäft am nächsten Tag nicht. Natürlich machen sie einen sehr guten Preis. Mit drei Seidenteppichen verlassen Lena und Göran den Laden. Das Geld ist alle. Da kann man wenigstens keins mehr ausgeben. Eine Lebensweise, die sie verbindet und sie beide fröhlich und beschwingt macht. Lena genießt diese Unbeschwertheit. Manchmal fühlt sie sich wie ein glückliches Kind. Ein Stück weiter treffen sie wieder auf Teppichläden. Diesmal nicht Seide, sondern Kelim. Lenas Augen bleiben an einem Stück in blau, weiß und rot hängen. Aber sie haben ja kein Geld mehr. Göran redet ihr zu, endlich etwas Farbe in der Wohnung zuzulassen. Das strikte Künstler-Weiß sei langweilig. Der Verkäufer erkennt seine Chance. Er habe Verwandte in Berlin. Die würden das Geld dann holen, wenn das Konto wieder gedeckt sei. Sie sollten sich keine Gedanken machen. Und schon ist der Kelim in einer bunten Tasche verpackt. Die aus Seide finden im Koffer Platz. Je dünner der Teppich, umso reicher die Leute. Na ja, stimmt nicht immer. Lena und Göran buckeln ihre Teppiche zum Flughafen und amüsieren sich darüber, dass sie auf einer kleinen Wochenendreise so üppig eingekauft haben. Lena hat mit dem Kelim ihren Mut zur Farbe gefunden. Also hat sich der Kauf doch gelohnt. In Berlin fällt bei der Kontrolle die dicke Tasche mit dem Kelim auf. Zoll ist fällig. Lena lässt Göran bezahlen und verschwindet mit dem Koffer durch den Ausgang. Die Seidenteppiche bleiben zollfrei, und die Verwandten des türkischen Basarhändlers kommen auch nicht kassieren.

Die beiden haben sechs schöne, aktive Jahre. Liebe will niemals an ein Ende denken.

Göran spürt Zeichen eines Schlaganfalls, den Ärzte zunächst nicht bestätigen. Sein Zustand wird trotz Behandlung schlechter. Er kann nicht mehr laufen und braucht einen Rollstuhl. Lena zieht mit ihm in eine barrierefreie Wohnung. Ihre Freude, gemeinsam zu verreisen, bleibt ungebrochen. Sie findet es gerade jetzt wichtig, mit ihm herauszukommen aus der Wohnung, Leben zu spüren. Sie fliegen nach Tunesien. Im Hotel versucht er, einige Schritte zu gehen, und stolpert über eine kleine Teppichkante. »Salam alaikum«, sagt er, sich etwas aufrichtend, nach der Landung. »Friede mit euch«, wie die Araber sagen. So ist er. Alles lacht mit ihm, mag ihn, hilft ihm. Lena hat Tunesien ausgesucht, weil Göran das Meer so liebt. Stundenlang kann er auf dem Balkon sitzen und auf das Wasser schauen. Sie schleppt ihn, sie pflegt ihn. Bei der Abreise spricht sie ein Mann im Foyer des Hotels an. Er stellt sich als Chefarzt eines großen Klinikums vor. Er bekundet Lena seine Hochachtung für das, was sie mit ihrem Mann tut und wie sie es tut. Ihr rollen die Tränen. Sie ist stolz auf sich.

Die nächste Reise geht nach Dänemark, auf Fanö – die nördlichste der dänischen Wattenmeerinseln. Sie liegt fünfzig Kilometer von Sylt entfernt. Dorthin wollen sie beide nicht. Zu viele Snobs. Wie damals in Nizza und Monaco. Lena nimmt das Auto. Göran kann inzwischen nicht mehr das Wasser halten, ist inkontinent. Während der Pausen auf dem Parkplatz wickelt sie ihn. Dabei hat sie bereits Routine, unauffällig und schnell zu sein. Auf Fanö, einst aus einer Sandbank entstanden, befindet sich der älteste Golfplatz Dänemarks. Ein sehr naturbelassenes Gelände. Göran liebt es, wenn die natürlichen Vorgaben genutzt werden und in die Gestaltung des Platzes harmonisch einfließen. Das war auch immer sein Konzept. Natur erhalten und noch schöner zur Geltung bringen. Er legt sich genussvoll ins Gras, zieht den Geruch des frisch geschnittenen Grüns ein wie den Duft einer Zigarette, die er schon lange nicht mehr rauchen kann. Lena fährt jeden Tag mit ihm dicht ans Meer, das er so sehr liebt. Nirgendwo anders hat sie eine derart harte und befahrbare Strandfläche entdeckt. Fest wie eine gepflasterte Straße. Lena fährt mit dem Auto bis in die auslaufenden Wellen. Göran kann aussteigen und die Füße ins Wasser halten, das Meer spüren und riechen. Es ist ein sehr schöner Urlaub. Das Glück blitzt beiden aus den Augen. Nur die Betten sind zu kurz. Etwas für kleine Dänen, aber nicht für große Schweden. Sie können sich immer noch sagen, was sie denken und was sie fühlen. Die Krankheit, seine Hilflosigkeit und der ständige Bedarf an Pflege tragen dennoch dazu bei, dass Göran mehr ihr Kind als ihr Mann ist. Er wird bettlägerig. Reisen ist nicht mehr möglich. Sie sagt den Kindern in Schweden, dass sie kommen sollen, um sich zu verabschieden.

Lena lässt überall in der Wohnung Griffe anbringen, damit er sich allein wenigstens etwas fortbewegen kann. Sie kann wegen ihres Jobs, den sie nicht aufs Spiel setzen darf, nicht immer bei ihm sein. Wer nimmt schon noch jemanden über sechzig. Noch dazu eine Frau. Berufserfahrung scheint nichts mehr wert zu sein, ist mehr ein Hinweis auf hohes Alter als auf Fähigkeiten. Aber Göran fühlt sich einsam ohne sie. Sein Augenlicht lässt immer mehr nach. Da entdeckt sie in der Zeitung einen Hundenotruf. Sie schildert die Situation des Kranken, der körperliche Nähe und Wärme braucht. Ein Nachbar ist bereit, am Tage mit dem Hund spazieren zu gehen. Tiere können wunderbare Gefährten und Therapeuten sein. Die Frau am Notruftelefon versteht das Anliegen und macht ihr Hoffnung. Wenn ein geeignetes Tier da sei, melde sie sich wieder. Es dauert 14 Tage, dann bekommt sie Kessy, einen älteren amerikanischen Cocker mit langen Ohren und treuen Augen. Probehalber nimmt sie die Hündin mit nach Hause. Als würde die Hundedame sofort ihre Aufgabe erkennen, legt sie ihre dicke, wuschelige Pfote auf Görans Knie. Er spürt die Wärme und tastet nach ihr. Obwohl er Kessy mit seinen erblindenden Augen kaum sehen kann, ist es Liebe auf den ersten Blick. Diese Nähe hilft ihm in den nächsten Monaten sehr. Er ist nicht allein, wenn Lena nicht bei ihm sein kann. Die Ärztin ist begeistert von dieser liebevollen Idee. Manchmal können sie noch gemeinsam zu dritt am Rollstuhl frühstücken. Die Hündin strahlt Leben und Fröhlichkeit aus. Ihr ist es egal, ob jemand alt, krank oder blind ist. Sie braucht nur Liebe. Die nimmt sie auch ohne Worte entgegen. Kessy hilft Lena dabei, den Sterbenden nicht auf einen trostlosen, sterilen und einsamen Weg zu schicken.

Dann geht gar nichts mehr ohne Bett. Göran kann nichts mehr sehen und nicht richtig schlucken. Pflegekräfte müssen morgens und abends kommen. Lena weiß längst, dass sein Zustand hoffnungslos ist. Sie zehrt von einer inneren Zufriedenheit, ihm seinen Wunsch zu erfüllen, nicht in ein Krankenhaus zu müssen. Sie ist am Ende ihrer Kräfte. Aber sie merkt auch, dass man im Leben alles schaffen kann. Stark wie ein Tiger kann man sein, wenn es um das liebste Kind, den liebsten Mann geht.

Der Tod schleicht näher und kommt am Ende dann doch plötzlich. Vielleicht ist es immer so, wenn man ihn erwartet, aber trotzdem gegen ihn ankämpft. In der nächsten Woche will die Ärztin mit künstlicher Ernährung beginnen. Lena zieht zum Wochenende gemeinsam mit der Pflegerin ihrem Göran ein neues Hemd an. Er ist frisch gewaschen und gekämmt. Sie bemerkt sein Missfallen über dieses Hantieren an seinem Körper. Er wollte gehen. Sie hätten ihn in Ruhe lassen sollen. Am Abend ist er tot.

Lena will Görans Wunsch erfüllen, in Schweden beigesetzt zu werden. Nicht in der Familiengruft. Lieber auf dem kleinen Friedhof, der auf einem Hügel liegt. Von hier kann der Blick über die schwedische Natur gleiten. Da wollte er gern hin. So weit geht die Toleranz der gräflichen Familie nicht. Er gehört zu den Seinen.

Ihr Ansinnen, die Urne persönlich mit nach Schweden zu nehmen, stößt auf Hindernisse und Verbote. Alles muss offizielle Wege gehen. Nein, das wird sie nicht zulassen, jetzt nicht mehr bei ihm zu sein. Sie hat es versprochen. Und was Lena einmal versprochen hat, das hält sie. Komme, was da wolle. Es gelingt ihr, das Beerdigungsinstitut davon zu überzeugen, ihr die Urne persönlich auszuhändigen. In Schweden wäre das gang und gäbe. Ja, ja, die verrückten Schweden! Die Bescheinigung des schwedischen Friedhofs, dass er dort beigesetzt werden soll, will gar keiner mehr sehen. Auf dieser letzten Reise möchte sie ganz allein mit ihm sein. Und er soll sich sicher bei ihr fühlen.

Sie wählt den Weg mit dem Auto. Oft haben sie gemeinsam diese Fahrt zur Fähre gemacht, wenn es mit dem Auto nach Schweden ging. Lena legt auch heute überall dort eine Pause ein, wo sie früher zusammen Rast hielten. Sie spricht mit Göran, dessen Urne, in einem Karton verpackt, neben ihr auf dem Beifahrersitz steht. Sie erklärt ihm, wo sie gerade sind und dass sie schon das Schiff sieht. Da verlangsamt das Auto plötzlich die Fahrt. Es macht piff und paff. Rauch steigt auf. Lena greift sich vor Schreck die Urne und ihre Tasche und springt aus dem Auto. Per Anhalter erreicht sie eine nahe gelegene Tankstelle. Dass sie in Schweden zu einer Beerdigung muss, erhöht die Servicebereitschaft. Man kümmert sich um das Auto und besorgt über eine Autovermietung sofort einen neuen Wagen. Mit der nächsten Fähre erreicht sie Schweden. Vielleicht wollte er da gar nicht hin? Vielleicht wollte er bei ihr bleiben? Lena ist sich sicher, dass er ein Zeichen gegeben hat. Sie hätte kein Problem damit gehabt, einen Ehrenplatz für ihn in ihrer Wohnung zu finden. Warum dieser komische Zwischenfall auf seiner letzten Fahrt?

Bei der Familie angekommen, behält sie die Urne in ihrem Zimmer. Es geht auf Mittsommer zu. Alles blüht gleichzeitig. Die Wiesen sind voller Gräser und Blumen. Lena schneidet sie mit den Töchtern. Es werden Kränze geflochten und in die kleine Kapelle getragen. Es riecht in der ehrwürdigen, handbemalten, jahrhundertealten Kirche nach Sonne, nach Licht. Der Priester spricht englisch, damit Lena seine Worte versteht. Er weiß, dass Göran nicht gläubig war. Er macht auch jetzt keinen Heiligen aus ihm, akzeptiert, dass er an ein Prinzip glaubte, das die Welt regiert. Was immer das auch sein mag. Er bedankt sich bei Lena. »Sie hat ihn so geliebt, wie ein Weib einen Mann nur lieben kann«, sagt er zum Schluss. Sie ist stolz und glücklich über diese Anerkennung. Zum Abschied wird Jazz gespielt. Von den Kindern bestellt. Zum ersten Mal und völlig untypisch für die kleine Feldkirche. Lena weiß jetzt, dass der Vater mit seiner Lebensweise, mit seinen Leidenschaften doch noch verstanden wurde. Daran hatte sie beharrlich gearbeitet.

Lena hat ihre Aufgabe vollendet. Sie kann ihn guten Gewissens dort lassen. Sie fährt heiter nach Hause und auch ein bisschen erlöst. Die Gespräche mit Göran auf der letzten Reise haben sie von der Trauer befreit. Sie denkt voller Freude an die wundervollen Jahre mit ihm.

VERA Ö., 54, LEHRERIN

Ein promovierter Turniertänzer oder Gutsituierte Witwe sucht ebensolchen Mann

Mit Schwung öffnet sie die Tür zum Klassenzimmer. Es wird leiser, aber nicht still. Einige Kinder kramen noch in ihren Schultaschen, schurren mit den Stühlen. Erst das unüberhörbare »Guten Morgen« verschafft der Lehrerin Aufmerksamkeit. Die Kinder erwidern im Sitzen den Gruß. Sie beäugen die Neue. Als Vera selbst eine Schülerin war, sind alle beim Eintreten der Lehrer aufgestanden. Das fällt heute unter militärische Disziplin, Strammstehen auf dem Kasernenhof. Aber eine gewisse Straffung der Glieder hatte damals Signalwirkung. Jetzt ist die Pause zu Ende und der Unterricht beginnt, hämmerte es in den kleinen Schülerhirnen. Heute hämmert gar nichts mehr. Nicht mal ein Klingelzeichen. Auch abgeschafft. Nur niemanden erschrecken oder aufwecken. Der Unterricht beginnt, wenn der Lehrer da ist.

Vera ist jetzt da und mit den fest nach hinten geknoteten Haaren sieht sie nicht so aus, als könnten bei ihr die Mäuse auf dem Tisch tanzen. Ihre Stimme lässt Konsequenz vermuten. Mit flinken Augen taxiert sie die kleine Meute. Ein erstes Abtasten auf beiden Seiten. Sie schaut den gespannten Neunjährigen ins Gesicht. 23 Köpfe, die meisten lockig schwarz und mit Brombeer-Augen. Wenn die wüssten, dass das heute ihr erster Auftritt als Klassenlehrerin ist. Darauf kommt keiner. Schließlich sieht sie ja nun nicht mehr so aus, als sei sie gerade aus dem Hörsaal einer Uni gefallen. Tatsächlich hat Vera erst vor einigen Wochen ihre letzten Examen abgelegt und tritt gerade ihren ersten Schuldienst an. Sie ist aufgeregt wie vor einem ersten Rendezvous. Werden die mich mögen? Bekomme ich einen solchen Haufen in den Griff? Werde ich in der Lage sein, den Mädchen und Jungen etwas beizubringen, das sie wirklich im Leben brauchen?

Ihre Aufregung wird überwuchert von der Freude, den Berufsabschluss doch noch geschafft zu haben. Der Weg bis hierher war ein Kampf mit dem eigenen Durchhaltevermögen und gegen Mobbing. Zum ersten Mal im Leben konnte sie spüren, wie es ist, wenn einem dauernd Knüppel zwischen die Beine geworfen werden und alle darauf warten, dass man der Länge nach hinschlägt. Das Ost-Diplom als Pädagogin musste durch ein zweijähriges Studium auf Westniveau gebracht werden. Und das mit über fünfzig. Überall bekam sie zu hören, dass sie viel zu alt für den Job sei.

Viel zu alt hat sie sich bisher noch nie und für nichts im Leben gefühlt. Aber da guckt sie dann doch plötzlich öfter in den Spiegel und lächelt sich ermutigend zu. Ein Glück, dass die, die sie jetzt so unverschämt auf ihr Alter hinweisen, auch älter werden – jeden Tag, jede Stunde, jede Sekunde. Daran kommt Gott sei Dank niemand vorbei. Das Geburtsdatum lässt sich nicht wegspritzen wie lästige Falten. Besonders eingebrannt hat sich in ihren Erinnerungen das Benehmen der Kollegen im Schulpraktikum. Kinder wurden befragt, wie denn die Stunde bei Frau Ö. gewesen sei und was ihnen nicht gefallen habe. Na, da fällt den kleinen Kröten doch immer etwas ein. Man redete hinter ihrem Rücken laut, so dass es gut zu hören war. Im Lehrerzimmer waren alle so beschäftigt, dass sie nicht mal grüßen konnten. Die Direktorin kam ständig in ihre Unterrichtsstunden und lauerte auf Fehler der »Alten«. Vera hat sich ein ganz dickes Fell zugelegt, obwohl sie auch von guten Freunden für verrückt erklärt wurde. Bei diesen Gören ohne jeden Respekt müssten Lehrer doch heutzutage eine Gefahrenzulage bekommen. Ihr gesunder Optimismus und auch ein gehöriger Schuss Naivität halfen ihr dabei, sich nicht als bedrohter Löwenbändiger zu fühlen. Das Leben hat sie gelehrt, Distanz zu finden, die Dinge nicht ganz so nah heranzulassen, wenn es eng wird. Das war als Überlebensstrategie oft hilfreich. Sie wird als Lehrerin gut arbeiten, sich aber nicht davon beherrschen lassen. Man kann Kinder mögen, sie müssen einem jedoch nicht gleich ans Herz wachsen. Wahrscheinlich genau richtig für eine Rasselbande voller Temperament und Aggressionen. Das Temperament kann die passionierte Turniertänzerin, die neben Englisch und Mathe auch Sport unterrichtet, mit den Mädchen und Jungen teilen. Die Aggressionen wird sie mit Geduld und Ausdauer, aber nicht mit fanatischem Ehrgeiz, in erträgliche Bahnen lenken müssen. Sie weiß, das ist nicht einfach, weil die Kinder das Schlagen, Knuffen, Buffen von zu Hause mitbringen. Es ist in vielen Familien ihrer Schüler an der Tagesordnung, dass ausgeteilt wird, um recht zu bekommen, um Schwächere ganz unten zu halten, um den eigenen Frust loszuwerden. »Das geben die Kinder in der Schule dann weiter«, bedauert Vera. Sie wird daran nichts grundsätzlich ändern können.

Das Lehrerstudium war, als sie sich nach dem Abitur entscheiden musste, nicht ihre erste Wahl. Aber es war die schnellste Möglichkeit, ohne große Umwege über Volontariate und Einsätze in der Produktion zu einem Studienplatz zu kommen. Lehrer wurden gebraucht. Da machte man nicht so viel Federlesen. Die junge Vera bevorzugte schon damals die gut überschaubaren Ziele. Wie das Leben wohl verlaufen wäre, hätte sie sich anders entschieden? »Hätte liegt im Bette«, beendet sie sinnlose Spinnereien. Schließlich erweist es sich Jahrzehnte später als Segen, dass sie ein Staatsexamen für Sport und Geschichte in der Tasche hat. Daraus lässt sich dann letztlich doch noch etwas Handfestes machen.

Als die Tore zur Welt aufgingen, stürzte sich Vera in das üppige, abenteuerliche Leben.

Sie wollte jetzt, wo man alles machen konnte, was und wie man wollte, noch mal richtig durchstarten. Aber nicht unbedingt als Lehrerin. Selbständig sein, das Leben in die Hand nehmen. Eine Partneragentur, bei der sie sich bewarb, erkannte sofort ihr offenes Wesen und ihren Geschäftssinn.

Sie stieg in der Firma schnell auf und verdiente gut. Jetzt war sie auch für eine Abnabelung vom Eheleben bereit. Es fand eine Art Entrümpelung der Gefühle statt. So wie andere ihre alte Schrankwand vor die Tür stellen, um sich für die neue Zeit neu einzurichten, entsorgte sie den Ehemann. Trennung von einem, der ihr immer mehr Freund als Liebster war. Nicht, dass es da nicht auch vorher schon genügend Anlässe für einen Schlussstrich gegeben hätte. Gekriselt hatte es schon öfter. Und trennen wollte sich Vera unterschwellig immer, aber es bot sich keine schöne Alternative.

Trennungen in langjährigen Beziehungen ohne akuten Anlass passieren selten von heute auf morgen. Das ist wie ein Schwelbrand, der nicht erlischt, aber auch nicht mehr Feuer fängt. Bei vielen Paaren raucht es dann ein Leben lang ohne Flamme. Manche ersticken daran.

Vera will noch mal das offene Feuer. Sie tauscht Verlässlichkeit, Sicherheit und Freundschaft gegen Schönheit, Größe und Charme ein. Der neue Mann sieht verdammt gut aus. Sie weiß, dass dieser Sonnyboy wegen einer psychischen Erkrankung in Behandlung und EU-Rentner – also erwerbsunfähig – ist. Aber er hat das selbstbewusste Auftreten, die Leichtigkeit, die Liebenswürdigkeit. Und er sagt, dass er 300 000 DM geerbt habe. Das lässt bei ihr das Blut in den Adern summen. Sie mag keine armen Schlucker. Und jetzt, wo sich so sichtbar alles um Geld und Besitz dreht, schon gar nicht. Vera ist fest davon überzeugt, mit seiner Krankheit leben zu können. Und wer weiß schon, was sich da jemand für die Berentung hat einfallen lassen. Bisher hat sie von psychischen Problemen noch nichts gemerkt. Der Mann ist kerngesund, auch im Bett. Liebe ist schließlich alles. Ihre sonst so rationalen Entscheidungen und ihr Sinn für Realität – auch in Sachen Liebe – scheinen sie zu hintergehen.

Ein Mann, nicht verarmt und schön, ein wunderbarer Tänzer, das ist es. Er baut gemeinsam mit seinem Bruder in einer eigenen Firma Häuser mit Wohnungen, die verkauft werden. Also von wegen erwerbsunfähig! Alle halten ihn für den Architekten des Unternehmens. Vera schwärmt für Männer in Position, die etwas darstellen, etwas zu sagen haben. Natürlich sollte in einer der neu gebauten Stadtvillen auch eine Etagenwohnung für sie und den neuen Partner abfallen. Vera ist begeistert. Sie schaut vom terrassengroßen Balkon über die Dächer einer nahegelegenen Gartensiedlung. Alles grün und trotzdem mitten in der Stadt. Der Duft von Jasmin schwebt in die noch leeren Räume. Es beunruhigt sie nicht nachhaltig, als der schöne Peter noch vor dem Einzug ins Liebesnest mit einem Kreditvertrag wedelt. Die Ratenzahlungen können sofort abgelöst werden, erklärt er. Aus dem Gewinn, den das gesamte Bauvorhaben abwerfen wird. Das scheint Vera logisch. Warum baut man denn sonst Häuser, in denen andere Leute wohnen? Bis die Gewinne fließen, entschädigt der Mann sie mit lustigen und heiteren Jahren.

Noch nie in ihrem Leben hat sie so viel gelacht. Während Vera sich amüsiert, wird für den Bruder des schönen Peter ein »Palazzo protzo« errichtet. Drei Etagen, Tiefgarage und Schwimmbad im Haus. Dann geht die Firma den Bach runter. Beschwerden der Käufer wegen Überteuerung. Die Qualität der Wohnungen entspricht nicht den hohen Kaufpreisen. Der schöne Mann baut zusehends ab. Zu viel Aufregung, zu viel Stress wegen der Klagen. Seine Krankheit bricht durch.

Eines Abends stürzt er in die gemeinsame Wohnung, beschimpft Vera, schreit, schlägt um sich und geht auf sie los. Sie erkennt Peter nicht mehr wieder. Sein Gesicht hat sich total verändert, nimmt maskenhafte Züge an. Alles Schöne ist verschwunden. So hat sie ihn noch nie gesehen. Seine krankhafte Eifersucht, die Vera lange Zeit als durchaus schmeichelhaft empfand, verwandelt sich in pure Aggression. Vera ist starr vor Angst und verschanzt sich in einem Zimmer. Am nächsten Tag lässt sie alle Schlösser auswechseln. Durch eine einstweilige Verfügung verschafft er sich wieder Zutritt zur Wohnung. Vera flüchtet mit ein paar Habseligkeiten und ihrem Sohn zu einer Freundin. Als sie nach ein paar Tagen in Begleitung von Freunden die Wohnung aufsucht, um die Situation zu klären, ist der »Verrückte« weg. Auf und davon mit Sack und Pack.

Vera kann immer noch nicht fassen, dass sich hinter dem vor Ideen strotzenden Kerl, hinter seinem rastlosen Wesen, dieser Energie, mehrere Dinge gleichzeitig zu tun, die manische Depression bereits zeigte. Dabei hat er sie weder getäuscht noch belogen, ihr sogar medizinische Gutachten gezeigt. Warum wollte sie das alles nicht wahrhaben, hat nichts hinterfragt? Sie weiß jetzt, dass sie bei Peter gerade eine gesunde Phase erwischt hatte. Erst wenn der Betroffene an eigener Überforderung und Selbstüberschätzung zusammenbricht, kommt es zu anfallartigen Erscheinungen. Die manischen und depressiven Abschnitte können Wochen, Monate bis hin zu Jahren dauern. Vera erlebte gerade, wie bei ihm Stimmung, Gefühlsleben und Verhalten außer Kontrolle gerieten. Sie weiß sehr schnell, dass sie mit krankheitsbedingter Unberechenbarkeit nicht umgehen kann. Sie ist keine Frau für den Pflegefall. Bei aller Liebe. Die Angst und der Schreck sind Grund genug, erst einmal wieder nur an sich selbst zu denken. Ihr rationaler Kern ist aktiviert. Sie entschließt sich, die Wohnung zu behalten. Für den Kredit hätte sie sowieso aufkommen müssen. Er, das weiß sie bald, hatte überhaupt kein Geld und hing am Tropf des Bruders. So bleibt ihr nach der ganzen Affäre wenigstens ein schönes Zuhause. Und mit den Raten, das wird sie schon irgendwie schaffen.

So hat sie sich die große Liebe, die sie sucht, nicht vorgestellt. Vielleicht etwas Wehmut, den bodenständigen Ehemann aufgegeben zu haben? Zwar war der schöne Peter nur der Anlass, nicht der Grund, sich nach längerer Trennung scheiden zu lassen. Dennoch schwappen in solchen Momenten Erinnerungen wie Wellen ans Ufer: Der Ex, der immer für sie da war. Wie er damals auf der Uni um sie geworben hatte und sich nicht abschütteln ließ. Er musste warten, bis Vera eine riesige Enttäuschung durchmachte. Da blieb sie nach einem heißen Studentenfasching einfach bei ihm. In diesem Moment brauchte sie einen, der sie unbedingt wollte. Sie fühlte sich wohl in seiner Nähe, weil er etwas ausstrahlte, das sie in ihrem lieblosen Elternhaus immer vermisst hatte. Wärme und Verständnis. Außerdem witterte sie die Chance, mit ihm, dem jungen Ingenieur, gemeinsam nach dem Studium einen Arbeitsplatz in der Großstadt zu bekommen. Eine Stelle irgendwo auf dem Lande – das war nicht ihre Welt. Um als Absolvent die unattraktiven »Empfehlungen« der Einsatzkommissionen zu umgehen, war es allerorts üblich, schnell zu heiraten. Dann hatte ein Paar Anspruch auf Zusammenleben. Sozusagen Arbeitsvermittlung und Eheanbahnung in einem. Die vor dem Studium abgegebene Verpflichtung, dort zu arbeiten, wo man dringend gebraucht wurde, trat zugunsten der Liebe in den Hintergrund. Heute, denkt Vera, wären viele Absolventen froh, wenn es noch Einsatzkommissionen gäbe, die einen sicheren Arbeitsplatz im studierten Fach irgendwo vermitteln würden. Ein Grund, panikartig zu heiraten, um dem zu entkommen, wäre es gewiss nicht.

Natürlich fasst sich Vera nach dem missglückten Anlauf bei der Suche nach einem Partner manchmal an den Kopf, wie es passieren konnte, auf Peter so abzufahren. Schließlich wusste sie doch bereits, wie sich ein solider und weltmännischer Geschäftsmann im Leben bewegt. Mit dem Ehemann arbeitete sie mehrere Jahre im Ausland. Es gefiel ihr schon damals, die Frau eines geachteten Chefs zu sein. Und ein Mann, das ist ihr wichtig, sollte klüger sein als sie. Ein Rollenmuster, das so gar nicht in die Zeit der emanzipierten Frauen passt, aber wohl doch einen erotischen Reiz haben kann. Mehr ist bei ihr, die sehr resolut das Leben in die Hand nimmt, nicht vorstellbar. Warum hat sie da nicht gemerkt, dass Peter immer alles wusste, aber nichts richtig? Wieso konnte sie ein blendendes Auftreten ohne jede Tiefgründigkeit nicht durchschauen? Vera schiebt es auf ihre Gutgläubigkeit und Naivität. »Verträumt und bekloppt«, wertet sie rückblickend. Sie kann nachfühlen, warum kluge Frauen auf Heiratsschwindler hereinfallen und nicht nur ihre Seele, sondern ein ganzes Vermögen verlieren. So weit ist es bei ihr nicht gekommen. Sie verlässt Wolke sieben nur mit ein paar Kratzern.

Sie gehört nicht zu den Frauen, die nach negativen Erlebnissen am Boden zerstört sind und gleich die gesamte Männerwelt verfluchen. Vera ist um eine Erfahrung reicher geworden. Sie hatte mehrere Jahre viel Spaß. Also keine verlorene Zeit. Es muss doch nicht immer gleich alles für immer und ewig sein. Ein gesundes Selbstbewusstsein schützt sie davor, in Selbstzweifel zu verfallen.

Dem Zufall will Vera weiterhin nichts überlassen. Sie glaubt nicht an ihn. Eine durchaus richtige Einstellung für die Suche nach dem Mann fürs Leben oder zumindest einen Teil davon. Wer denkt, ihn irgendwo auf der Straße, in einem Café, im Schwimmbad, an der Kasse im Supermarkt zu entdecken, wird wohl lange alleine umhersegeln. Die Zeit der romantischen Begegnungen, des ergebnisoffenen Baggerns, des Scharrens mit den Hufen findet nur noch im Film statt. Eroberungen sind jetzt nur noch mit Vorkasse zu haben. Frauen und Männer wollen vor dem ersten Augenaufschlag wissen, woran sie sind. Wer bist du? Interessierst du dich für alles Schöne? Bist du ein reicher Sack oder ein armes Schwein? Sprichst du fremde Sprachen oder wenigstens die eigene? Fährst du Auto, und wenn ja, welches? Bist du neuwertig oder gebraucht? Wie alt, wie groß, wie schwer? Ist dein Sternbild der Fisch oder die Jungfrau? Hast du Arbeit oder lebst du etwa von unseren Steuern? Unser Bild vom Partner formt sich über Medien. Erste Treffen finden im Netz, per Funk, per SMS, per Mail statt. Manche schreiben auch noch einen Brief an Unbekannt über Chiffre. Nur keine »Feind«-Berührung! Erst wenn scheinbar ungeeignete Bewerber ausreichend weggeklickt, gelöscht oder in den Papierkorb geworfen wurden, bekommt der erlesene Rest eine Chance. Da ist dann neben dem Aufspüren von Sympathie detektivisches Geschick gefragt. Was von den wunderbaren Selbstdarstellungen ist reine Fantasie, Wunschdenken oder bewusste Irreführung? Auf den ersten Blick sichtbar ist es bei der Größe. Da mogeln auch ältere Männer verständlicherweise gern, weil sie wissen, dass selbst bei in die Jahre gekommenen Frauen der wahre Mann erst bei 1,80 Meter anfängt. Und dann das Alter – bewusst nach unten abgerundet. Es ist bei Männern auch nicht das gefühlte Alter, das sie wie ein eitler Fratz demonstrieren. Sie wollen sich nur vor dem Oma-Typ schützen. Und was ist der Oma-

Typ? Den erkennt man nicht an der Jahreszahl, er ist bereits ab vierzig möglich. Darum Vorsicht beim Aussortieren und Wegwerfen. Es könnte sein, dass auf weniger aussagekräftige Angebote zurückgegriffen werden muss, weil sich unter den vermeintlichen Treffern zu viele Aufschneider und Selbstbetrüger finden. Die Stunde der Wahrheit schlägt ohnehin erst bei einer persönlichen Begegnung. Das ist am Ende noch als eine Art Einstellungsgespräch geblieben. Wer dann noch die Probezeit übersteht, kann zumindest mit befristeter Teilzeit- oder Festanstellung rechnen.

Vera beschäftigt sich intensiv mit Inseraten, liest, wie sich Männer anpreisen. Sie weiß, dass die vielen »Selbständigen« über fünfzig meist keine Arbeit haben. Darum tut sie lieber selbst kund, was sie sucht. Auf diesem Wege begegnet sie Uwe. Ein geschiedener Mann mit ausgebautem Gartenhaus. Uwe versteht es, Veras Gefühle zum Kochen zu bringen. Er gestaltet die Beziehung spannend, indem er sich rar macht. Nach der Scheidung braucht er Zeit, um wieder zu sich selbst zu finden. Er muss sich mit seinen Söhnen treffen, die an dem Vater hängen. Vera bemüht sich um Verständnis. Sie weiß, dass Männer, die verlassen wurden, sehr lange Zeit brauchen, um zu begreifen, dass gerade ihnen so etwas passiert ist. Ihr männliches Ego ist gestört. Sie haben nicht erkannt, dass sich in der Ehe ein Konflikt zuspitzt, und werden von der Entscheidung der Ehefrau überrascht. Es knabbert lange am Selbstwertgefühl, den Überblick verloren zu haben. Wenn sie selbst den Absprung machen, geht die Umstellung zum Single schneller.

Vera übt sich in Geduld. Sie will die Selbstfindung des Mannes nicht stören. Es ist für sie ein großes Glück, wenn sie sich dann doch mal mit Uwe treffen kann. Vielleicht ist es sogar Ernsthaftigkeit, dass er sich nicht gleich mit Feuereifer in eine neue Beziehung stürzt? Ihr gefällt sein Äußeres. Sie hat ein gutes Gefühl in seiner Nähe. Sein Interesse am Tanzen macht die Sache vollkommen. So viel Übereinstimmung.

Schade, dass er die Beziehung so auf Sparflamme hält und alle Begegnungen akribisch plant. Am liebsten kommt er zu ihr. Überraschungsbesuchen im Gartenhäuschen beugt er vor – wegen der Söhne. Die müssen ja noch nicht wissen, dass es eine neue Frau gibt. Irgendwann geht Veras Spontaneität mit ihr durch. Sie hält sich nicht an die Besuchsregeln und taucht unangemeldet zum Frühstück an einem warmen Sonntagmorgen am Gartenhäuschen auf. Da ist die romantische Terrasse mit den grünen Korbmöbeln bereits besetzt. Eine kleine, figurlose Frau mit etwas zerzausten Haaren sitzt fröhlich plaudernd an dem viel zu niedrigen Tisch. Wenn sie sich nach vorne beugt, um nach der Tasse zu greifen, zeichnen sich die Fettpolster unter ihrem T-Shirt ab. Ihr Doppelkinn bebt beim Lachen. Die Exfrau. Es sieht nicht so aus, als sei sie gerade erst gekommen. Eher, als sei sie gerade aufgestanden. Was für ein Zufall an diesem frühen Sommermorgen! Oder eher zwei Dumme, ein Gedanke?

Vera sagt Uwe auf den Kopf zu, was sie sieht und denkt. Auch eine Möglichkeit der Selbstfindung, die Exfrau mit ihr und sie mit der Exfrau zu betrügen. Eine Art Rachefeldzug, eine Rehabilitation seiner beschädigten Gefühle. In dem unentdeckten Doppelspiel lag für ihn der Kick. Die Sache hatte System. Vera gebührt die Rolle der Spielverderberin. Nun machen ihm die Gartenhaus-Nächte mit der Ex-Frau keinen Spaß mehr. Und Vera verspürt keine Lust auf Tango mit Uwe. Sie ist enttäuscht, ja geradezu beleidigt, dass die andere viel älter, viel dicker ist und nahezu hässliche, gewöhnliche Züge ihr Gesicht prägen. Da werden es Männer wohl keiner Frau recht machen können. Egal, ob die Konkurrentin schön oder hässlich, alt oder jung ist. Immer entsteht die Frage: Was hat die, was ich nicht habe? Wieder mal hat sie offensichtlich zu früh zu viel Gefühl investiert. Sie fühlt sich darin bestätigt, dass man es Männern nicht zu schnell zeigen darf, wenn man sie mag. Hätte sie Uwe mehr zappeln lassen, die Coole gespielt und selbst die Termine gemacht, wäre er sicher spitz wie ein Bleistift gewesen. Lässt sich mit einem taktischen Geplänkel, mit einer künstlichen Verknappung von Zuneigung der Marktwert der Liebe tatsächlich erhöhen? Vielleicht, aber nur für kurze Zeit.

Vera inseriert wieder. Sie sucht einen Mann, der tanzen kann. Der Mann, der sich meldet, schickt ein Bild mit. In ihr steigt totale Ablehnung auf. Nicht ihr Typ, keinerlei Ausstrahlung. Dann liest sie in dem Brief, dass er Turniertänzer ist. Oh ja! Sie trifft ihn. Er ist in der Tat kein schöner Mann, aber interessant, geistvoll, promoviert. Wie Fotos doch das wahre Bild eines Menschen entstellen können und Vorurteile vor dem ersten Kontakt aufbauen! Aber sie können auch Erwartungen steigern, die sich dann in keiner Weise erfüllen.

Endlich hat sie einen gefunden, mit dem sie richtig Tanzsport betreiben kann. Es könnte alles so schön sein, wenn es nicht dauernd Streit um nichts geben würde. Vera hat das Gefühl, absichtlich provoziert zu werden. Sie ist kein streitsüchtiger Mensch. Warum kommt es dauernd zu solchen Misstönen? Was will er von ihr? Sie fühlt, dass der Mann ständig unzufrieden ist. In den Nächten mit ihm ahnt sie, dass er andere sexuelle Wünsche hat. Blümchensex, so gesteht er ihr, ist ihm zu langweilig. Er kommt sehr zögerlich mit der ganzen Sache heraus, als sei es ihm selber peinlich. Wahrscheinlich sind auch schon Frauen davongerannt, wenn sie hörten, dass er ein Soft-Sadomaso-Fan ist. Vera ist so schnell nicht zu erschüttern, will wissen, welche Fantasien ihn beschäftigen. Da zeigt er ihr die Stöckchen, mit denen er ihr gern auf den Po hauen will. Aber nicht nur ein bisschen. Es sollte dann schon zwicken und richtig wehtun. Vera versucht ihm entgegenzukommen, bietet Kompromisse an. Sie gestattet kleine Schläge, nur schmerzen sollen sie nicht. Aber das macht ihn nicht glücklich. Sie findet sein Begehren eher sadistisch als soft.

Besondere Freude hat er an Hand- und Fußfesseln. Vera schwankt zwischen Neugierde und mulmigen Gefühlen. Sie lässt sich für eine Nacht fesseln. Sie will wissen, wie das ist. Es macht ihn zufrieden, sie machtlos neben sich liegen zu sehen, über die Hilflose verfügen zu können wie über eine Sklavin. Mehr passiert nicht. Noch nicht. Vera kann diesem Spiel keine Lust abgewinnen. Sie kommt sich ein wenig lächerlich vor mit den in Schellen gelegten Händen und den gefesselten Füßen. Während er noch schläft, rutscht sie wie ein geschnürtes Paket Stufe für Stufe die Holztreppe in seinem Haus hinunter. Sie erreicht die Wohnetage und watschelt wie ein Pinguin zum Fernseher. Obwohl sie morgendliches Fernsehen fast asozial findet, ist es jetzt die einzige Möglichkeit, die Zeit zu überbrücken. Für die Zubereitung eines schönen Frühstücks fehlen ihr Hände und Füße. Sie hat das Spiel kaputt gemacht. Der Reiz ist verflogen. Vera hätte leiden, stundenlang bewegungslos am Boden liegen müssen. Es ist ihr nie gelungen, das ganze Programm durchzuhalten, um seine Begierde auf den Höhepunkt zu bringen. Irgendwann hat sie seine Spielereien immer wieder abgebrochen. Dann gibt es zwar halbherzigen Blümchensex, aber er kann seine schlechte Stimmung nicht verbergen. Stundenlang spricht er kein Wort. Eine Art von Bestrafung wie für ein ungezogenes Kind. Wenigstens unter seiner Stummheit und Ignoranz soll sie leiden. Es geht dem promovierten Turniertänzer um Dominanz und Unterwürfigkeit. Er will alles kontrollieren, sie soll gehorchen und sich völlig ergeben zeigen. Aber sie müsste es aus Liebe tun und nicht eine Zirkusnummer abziehen.

Es fällt zunächst nicht auf, dass er sein Dominanzgehabe auch in den nichtsexuellen Alltag mitnimmt. Vera fühlt sich durchaus als gleichberechtigte Partnerin. Möglicherweise aber auch nur, weil das zu ihrem normalen Selbstverständnis gehört. Mit dem Wissen um seine sexuellen Wünsche entdeckt sie mehr und mehr Momente seines erzieherischen und herrschsüchtigen Verhaltens.

Einmal fragt sie ihn, ob schwarzer Tee im Haus sei. Er verneint das, da er kein Teetrinker wäre. Dann findet sie in einem Schrank doch welchen. Das bringt den Mann total auf die Palme. Sie schnüffle in seinen Sachen herum. Er gerät immer mehr in Rage. Er nutzt jede Gelegenheit, die Machtverhältnisse aus der Balance zu bringen und zu seinen Gunsten zu verschieben. Das anzunehmen und sich devot zu zeigen, gelingt Vera nicht. Und sie kann auch nicht seinen Traum von einer Kleidergröße 36 erfüllen. Eine innerlich und äußerlich zerbrechliche Frau ist sie nicht. Später erfährt sie, dass der Mann als Kind von der Mutter so verprügelt wurde, dass andere Angst hatten, sie könnte ihn totschlagen. Ob in diesen frühkindlichen Erlebnissen Ursachen für die sexuellen Wünsche des ewigen Junggesellen liegen? Sie weiß es nicht. Und will es auch gar nicht mehr wissen.

Vera entdeckt einen Schuldirektor im Internet. Erst will sie sich nicht mit ihm treffen. Er sieht so krank aus. Vielleicht kein Wunder bei einem Schuldirektor, denkt sie. Eine kleine Kostprobe, was in einer Schule losgehen kann, bekommt sie gerade im Referendariat ihrer Ausbildung. Sie treffen sich doch. Da sieht der Mann ganz gesund aus. Groß, eine durchtrainierte Figur, eine gute Haltung. Dass er nach der Scheidung wie ein Student lebt, spartanisch eingerichtet, gefällt ihr nicht. Männer, die sich gehen lassen, können nicht mit ihrem Bedauern rechnen. Sie sucht keinen Mann zum Bemuttern. Sie hilft dem Schuldirektor dabei, seine Wohnung auf einen besseren technischen Stand zu bringen. Sie möchte, dass sie sich beide bei ihm und bei ihr immer wohlfühlen können. Zusammenziehen kommt für sie vorläufig sowieso nicht infrage. Den Zahn kann er sich ziehen. Für das Tanzen ist er auch nicht zu haben. Er findet es albern. Dafür bietet er Harmonie, die Vera sich immer gewünscht hat. Der Mann ist bindungswillig, spricht von heiraten. Das nimmt sie nicht wörtlich. Aber es freut sie, zeugt es doch zumindest von festen Absichten. Das Glück ist von kurzer Dauer. Der Schuldirektor und Rotweintrinker, was ja für Lebensart spricht, lässt Alkoholprobleme erkennen. Das sieht er selbst natürlich nicht so. Ein bis drei Flaschen pro Tag haben nichts mehr mit Genuss zu tun. Vera wird Zielscheibe seiner Alkoholdepressionen. Er macht Vorwürfe, stichelt, piesackt sie, verfällt in Selbstmitleid. Nur alle drei Wochen Sex mit Hilfe von Potenzpillen, das hätte ihr nichts ausgemacht. Ob ein Mann dauernd kann, steht bei ihr nicht im Vordergrund. Wichtig ist, dass er Gefühl zeigen kann und zärtlich ist. Aber bitte ohne Alkohol.

Neue Recherchen im Internet führen zu einem fröhlichen Musikanten, der immer verschwunden ist, wenn sie beim gemeinsamen Einkauf an der Kasse stehen. Grundsätzlich hat er seine Geldbörse vergessen. Bei einer gemeinsamen Fahrt ins Wochenende bleibt Vera auf den Hotelkosten für beide sitzen. Schließlich sei er gefahren. Mit Veras Auto wohlgemerkt. Er hält sich konsequent daran, mindestens zwei bis drei Tage während der Woche in seiner Wohnung zu leben. So bleibt er immer ein netter Besuch. Umsonst essen und trinken, umsonst duschen, warme Stube. Und dann mal wieder kurz nach Hause. Stutzig wird Vera, als er wiederholt von Vorgängerinnen erzählt, die alle nicht mit Geld umgehen konnten. Er habe gespart, und die hätten ständig gekauft und ausgegeben. Na, kein Wunder, die haben auch alle für sein Wohl gesorgt. So hat der Mann etwa alle halbe Jahre die Beziehung gewechselt, um bei neuen Frauen zu gastieren.

Vera kann sich heute ausschütten vor Lachen darüber. Auch über ihren Langmut, wieder erst nach Monaten zu einer Konsequenz zu finden. »Liebe macht blöd«, gesteht sie. Es gab immer deutliche Warnsignale, aber das Negative wird in einem bestimmten Gefühlszustand ausgeblendet. Wirklich skeptisch wird sie, als ihr eine nicht ganz unbedeutende Erbschaft angetragen wird. Da will der Musiker die bereits abgelaufene Aufenthaltsgenehmigung gern verlängern. Ein schwer kranker Onkel ohne Erben schlägt Vera vor, seine Frau zu werden. Sie soll ohne Verluste sein Vermögen übernehmen. Es gibt keinerlei Bedingungen. Der Onkel weiß, dass ihm nicht mehr viel Zeit bleibt. Die Idee fasziniert den Musiker. Besorgt erkundigt er sich auffällig oft nach dem Gesundheitszustand des reichen Onkels. Vera beendet das Verhältnis, noch bevor sie wenige Monate nach der Eheschließung Witwe wird.

Jetzt beginnt eine neue Qualität der Partnersuche.

Vera ist nun eine attraktive Witwe und gutsituiert dazu. Sie erwartet einen ebenbürtigen Bewerber. Schluss mit Rotwein-Trinkern, Sado-Maso-Fans, Geldbörsen-Vergessern, falschen Architekten und Ex-Frauen-Beglückern.

Sie will einen, der nur sie meint. Wenn sie sich als gutsituiert schildert, schreiben nicht so viele. Die Spreu trennt sich vom Weizen. Eine deutliche Zielansprache ist richtig. Wenn Leistungsfähigkeit und Vermögen eines Partners eine wichtige

Stelle im eigenen Wertesystem einnehmen, dann ist es ratsam, das bei der Partnerwahl zu betonen. Es werden sich Männer interessieren, denen es nicht egal ist, wie tüchtig und materiell orientiert eine Frau ist. Das ist weder kleinbürgerlich noch liebesfeindlich, wenn es nicht das einzige Kriterium ist, nach dem gesucht wird. Eine ähnliche Beziehung zum Geld gestattet es, auf gleicher Augenhöhe auch andere Bedürfnisse miteinander zu klären. Gutsituierte Frauen laufen natürlich immer Gefahr, an raffinierte Heiratsschwindler zu geraten, weil sie genau das vorgaukeln, was solchen Frauen fehlt. Zärtlichkeit, Vertrauen, Nähe. Auf diesen Tauschhandel – Geld gegen Liebe – wird Vera nicht mehr hereinfallen. Sie will weiter suchen, gucken, probieren. Eine harmonische Beziehung, mit der man auch alt werden kann, wäre schön, aber nicht auf Teufel komm raus. Ab und zu mal etwas Neues ist ja auch ganz spannend. Sie kann bereits sehr gut mit sich allein leben. Das ist auch eine Gefahr. Frauen modellieren dann zunehmend Idealpartner, die kaum zu finden sind. Wunsch und Wirklichkeit gehen getrennte Wege. Natürlich sind Menschen mit zunehmendem Alter nicht mehr umzukrempeln wie ein alter Hut. Da müssen sich Alltagsverhalten und Lebensansichten zumindest an großen Kreuzungen treffen. Aber anpassungs- und kompromissfähig zu sein, ist keine Altersfrage. Starke Persönlichkeiten können nachgeben, ohne Verluste zu erleiden.

Dass Vera sich noch einmal aufgerafft hat, in dem einst studierten Beruf dreißig Jahre später wirklich zu arbeiten, gibt ihr die Sicherheit, dass sie alles schaffen kann, wenn sie es will. Sie ist ausgeglichen und kann sich über Kleinigkeiten freuen. Zum Beispiel, dass der Weg zur Schule zu Fuß zu bewältigen ist. Dafür braucht sie jetzt das Auto zum Einkaufen, um ein paar Ecken weiter unerkannt den Kaffee und das Früchtemüsli in den Korb zu legen. In dem nahe gelegenen Supermarkt ist sie schon bekannt wie ein bunter Hund. »Hallo Frau Öööööö«, grölt es fröhlich hinter den Regalen und an der Kasse. Irgendein Kind ihrer Klasse ist immer vor Ort. Nicht nur heißbegehrte Superstars müssen um ihre Intimsphäre fürchten.

Gerade bahnt sich etwas mit einem Rechtsanwalt an, der kurz vor der Scheidung steht. Dass nun ein gutverdienender Mann auch wieder in Panik handelt, ist nicht auszuschließen. Vera weiß das, und doch verdrängt sie die Gefahr, eine Seelentrösterin auf Zeit zu werden. Er hat ihr einen so netten und persönlichen Brief geschrieben. Dass er das Gefühl habe, sie könne gut passen, dass er keine Zeit habe, seiner Frau nachzutrauern, die schon vor einem Jahr eine neue Beziehung einging, dass er Sport treibe, kein Langweiler sei und leidenschaftlich gern tanze. Nach ein paar Begegnungen lädt er sie in sein Haus ein. Sie schläft mit ihm. Da er es ohne Kondom macht, glaubt sie, dass er nicht noch andere Bekanntschaften testet. Dass er dann ein Zeitproblem hat und vor Arbeit nicht mehr aus den Augen gucken kann, lässt berechtigte Zweifel an einem ernsthaften Interesse zu.

Vera ist verstimmt, aber sie bleibt eine unverbesserliche Optimistin. An Möglichkeiten, sich zu verlieben, fehlt es ihr nicht. In einem dicken roten Aktenhefter sammelt sie alle Zuschriften von Männern. Wie zum Beispiel diese: »Ich liebe es, gut in Gourmetrestaurants essen zu gehen, in sehr guten Fünf-Sterne-Hotels zu wohnen, reise gern auf die Kanarischen Inseln. Ich wohne in einem Einfamilienhaus, fahre Mercedes S-Klasse schon seit dreißig Jahren.« Na, bitte. Was will man mehr?

Mein Haus, mein Auto, mein Boot. So sachbezogen meinte sie es nicht mit dem »gut situiert« oder »nicht unvermögend«. Etwas Mensch, etwas Mann ist schon gefragt. Die Hälfte der Bewerber auf Annonce schreibt immer wieder, obwohl sie sich bereits mit ihr getroffen haben. Die haben einfach den Überblick verloren und keinen Aktenhefter angelegt. Die meisten sind noch genauso alt wie vor fünf Jahren. Wie sie natürlich auch. Bevor Vera sich jetzt verabredet, schaut sie nach, ob es einer von den »Sitzenbleibern« ist. Sie kann darüber herzhaft lachen. Das Gleiche können die ja von ihr auch sagen …

ANNEGRET S., 58, MEDIZINJOURNALISTIN

Der Mann mit dem Koffer oder Hochzeit in Apfelgrün

Annegret wird mit einem Interview beauftragt. Es geht um ein Netzwerk von niedergelassenen Ärzten aller Fachrichtungen. Ein Modellprojekt ohne große Zukunft, wie Annegret als gut informierte Medizinjournalistin inzwischen weiß. Sie soll mit dem Leiter des Projekts sprechen. Sie findet den Auftrag sinnlos, wenn so etwas gar keine Chance hat. Der Verlag besteht darauf. Etwas missmutig macht sie sich auf den Weg in den entlegensten Winkel im Westen der Stadt. Das ist auch viele Jahre nach der Wiedervereinigung immer noch nicht rein geografisch zu verstehen. Ihr Gesprächspartner erwartet sie nach seiner Sprechstunde in der Praxis.

Sie nimmt ihr kleines Aufnahmegerät und legt es auf den Tisch. Der Doktor redet mit Begeisterung über das Projekt. Annegret fummelt dauernd an ihrem Gerät herum. Leuchtet es rot oder grün? Ist die Batterie noch stark genug? Immer hat sie Angst, dass das Ding nichts aufnimmt. Heute ganz besonders. Der Doktor lässt sich davon nicht beirren. Er redet immer weiter. Irgendwie hat Annegret das Gefühl, den Faden zu verlieren. Sie hört gar nicht richtig zu und stellt auch keine Fragen. Ihr fallen einfach keine ein. Und aufgeschrieben hat sie sich auch nichts. Panik steigt in ihr auf. Sie muss das hier beenden. Schnell weg. Etwas abrupt bricht sie den Monolog des Doktors nach einer Stunde ab. Betont sachlich und kühl verabschiedet sie sich. Sie stürzt die Treppe runter in ihr Auto. Mensch, was war denn das? Hoffentlich ist etwas auf ihrem Gerät. Hoffentlich hat er etwas zu den praktischen Inhalten des ganzen Projekts gesagt. Zu Hause hört sie die Aufzeichnungen sofort ab. Ein Interview ist es nicht, aber man kann eines daraus machen. Der Verlag ist zufrieden. Der Doktor auch, als er Annegrets Text per Mail bestätigen soll. Ob sie denn auch ein Foto von dem Gesprächspartner habe, fragt der Verlag. Natürlich nicht. Dann soll der Doktor eins schicken. Oder sie muss noch mal hin und selbst fotografieren. Das kann sie auch. Das hat sie gelernt. Er hat kein digitales Foto. So neumodisch fotografiert er nicht. Sie müsse sich schon noch mal auf den Weg machen. Also wieder hin. Wieder abends nach der Sprechstunde. Diesmal ist sie locker und entspannt. Ihr geht durch den Kopf, dass man vielleicht nach dem Fotografieren zusammen einen Kaffee trinken könnte. Sie hat Zeit. Auf sie wartet niemand. Der Arzt ist freundlich. Sie fotografiert. Dann muss er ganz schnell weg. Was hat sie sich da nur eingebildet? Sie schickt ihm am nächsten Tage die Fotos zur Auswahl. Wieder per Mail. Er sucht sich eins für die Veröffentlichung aus. Auftrag erledigt.

Zwei Tage später schreibt ihr der Doktor, dass sie nun ein Foto von ihm habe, aber er keins von ihr. Völlig unvermittelt kommt das. Dem könne man abhelfen, schreibt sie zurück und hängt ein digitales Foto von sich an. Die Mails gehen hin und her. Unbefangen. Locker. Man muss sich nicht in die Augen gucken. Er greift ihre unausgesprochen gebliebene Idee von einem gemeinsamen Kaffee auf. Ihre Arbeit als Medizinjournalistin würde ihn interessieren.

Sie treffen sich an einem Morgen in der Stadt. Die Verkäuferinnen ziehen gerade die Rollos der großen Geschäfte hoch. Der Morgen atmet Frische. Die Caféhausstühle sind noch spärlich besetzt. Die Verabredung braucht keinen Trubel. Cappuccino und Kaffee schwarz. Das gegenseitige Interesse an der Arbeit geht bald über diese hinaus. Da ist Freude über das Wiedersehen auf beiden Seiten. Zehn Tage später steht der Doktor mit einem Koffer in der Hand vor Annegrets Wohnungstür und zieht bei ihr ein. Irgendwie muss sie bei den wenigen Kontakten, die sie bisher hatten, signalisiert haben, dass sie noch zu haben ist. Er weiß, dass Annegret seit acht Jahren in zweiter Ehe geschieden und die Tochter gerade zum Studium ausgezogen ist. Das Nest ist also leer. Annegret hat sich in ihrer Singlephase von allen Abhängigkeiten befreit. Sie kann von ihrem eigenen Geld leben. Sie fühlt sich souverän – zum ersten Mal in ihrem Leben. Diese Freiheit hat sie ausgestrahlt, aber durchaus auch eine Bereitschaft, noch mal etwas zu versuchen.

Gesagt hat sie ihm schon, dass er ihr gefällt, wie er mit seiner Naivität daherkommt, gar nicht so ausgebufft, wie Männer oft sind. Und sie hat vermutet, dass er bereit ist, Verantwortung zu übernehmen. Wenn er es dort, wo er jetzt lebt, nicht mehr aushält, dann räumt sie gern ein Zimmer frei. Man kann es probieren. Wenn es nicht geht, dann muss er wieder ausziehen. So einfach ist das.

Es prallen zwei völlig verschiedene Welten aufeinander. Was die beiden eint? Sie sind neugierig, offen und sozial denkend. Er mit dem Gedankengut der Achtundsechziger; Wohngemeinschaften gewöhnt. Von sexueller Freiheit hat er gehört, sie aber nicht wirklich erlebt. Prüde, denkt Annegret, ist er heute noch. Annegret ist überhaupt eine ganz andere Frau, als er bisher je eine gekannt hat. Eine, die sich nicht von ihm durchs Leben leiten lassen will. Sie hat sich freigestrampelt von allen Zwängen. Aber warum sollte man das nicht auch gemeinsam tun? Auf keinen Fall soll er glauben, dass er für sie der große Erlöser, die Erleuchtung ist und sie vielleicht jemanden braucht, der sie finanziell unterstützt. Das Soziale ist schließlich der Schlüssel für Annegret und den Doktor, der eine Tür aufschließt, durch die sie beide gehen können. So ein Typ, der nur daran denkt, wie er als Arzt Kohle machen kann und zu möglichst vielen Privatpatienten kommt – das hätte mit ihr nicht funktioniert. In ihrem Berufsleben hat sie genügend dieser Sorte kennengelernt. Ihre Meinung von Ärzten ist nicht die beste. Ihr Doktor hat schon immer an sozialen Ideen mitgewirkt, arbeitet in einem Ärzteverbund, der den Charakter einer Poliklinik trägt. Viele Fachbereiche, gemeinsames Labor und technische Ausrüstungen, kurze Wege für die Patienten, keine Doppeluntersuchungen. Diese Art zu arbeiten ist im Westen als etwas sozialistisch verschrien und hat es schwer, sich durchzusetzen. Aber er ist der Idee treu geblieben und immer noch als Hausarzt im gleichen Haus mit den gleichen Kollegen tätig wie vor dreißig Jahren. Langsam kommen alle in die Rente. Daran könnte die Idee sterben. Für Annegret ist dieses Ethos in seinem Beruf die Kontaktstelle, der Wert, der sie verbindet.

Das Leben mit einem Arzt ist für Annegret nichts Neues. Ihr zweiter Ehemann, von dem sie seit acht Jahren geschieden ist, war auch einer. Sie lernte ihn als alleinstehende Mutter mit einem zweijährigen Mädchen im Freundeskreis kennen. Ingo war gerade geschieden. Die junge Frau mit dem kleinen Kind tat ihm leid, sagte er später. Annegret hatte seine Zuwendung und Aufmerksamkeit für Liebe gehalten. Das hatte sie doch schon mal gedacht, als sie mit vierundzwanzig, jung und unerfahren, auf Michael abfuhr. Sie überwand ihre Bindungsangst und Enttäuschung, verabschiedete sich von den gelegentlichen Liebschaften und heiratete Ingo. So ganz allein wollte sie nicht leben. Nach Familie hatte sie sich immer gesehnt. Vielleicht, weil sie sich bisher darum betrogen fühlte. Die Mutter verstarb nach kurzer Krankheit, als Annegret dreizehn war. Mit der neuen Frau ihres Vaters konnte sie nicht warm werden. Wie ein fünftes Rad am Wagen, so fühlte sie sich. Jetzt wollte sie eintauchen, dazugehören, nicht für alles allein geradestehen müssen.

Ingo adoptierte ihre Tochter. Viele Jahre lebten sie in einer heilen Welt. Aber im Innersten von Annegret brodelte es wie vor einem Vulkanausbruch. Daran war weniger die Ehe als ihr Leben in der DDR schuld. Wie unter einer Käseglocke dümpelte sie dahin. So empfand sie das. In ihrer Redaktion war sie in der Kulturabteilung tätig. Kontakte zu Schauspielern, Sängern, Rockgruppen. Ein sensibles Gebiet. Ständig beäugt, bewacht, beobachtet. Zu den Künstlern hatte die Politik nicht so das rechte Vertrauen. Das beruhte wahrscheinlich auf Gegenseitigkeit. Immer wenn einer von einer Westreise nicht zurückkehrte, tauchten die Herren von der

»Katholischen Feuerwehr« auf, wie sie die Stasi-Mitarbeiter scherzhaft nannte. Ob es nicht Hinweise auf die Flucht schon vorher gegeben hätte. Ob denn da keiner von den Redakteuren etwas gemerkt habe? Ob es persönliche Beziehungen zu den Flüchtlingen gebe? Verdächtigungen, Schuldzuweisungen. Annegret ging das so auf die Nerven, dass sie sich selbst beobachtet glaubte, sich unfrei vorkam und auch weg wollte. Noch etwas von der Welt sehen, nicht festgehalten werden, das wäre schon schön.

Als in den achtziger Jahren Besuche von DDR-Bürgern zu familiären Anlässen bei Westverwandten möglich wurden, überredete sie ihren Mann, zum achtzigsten Geburtstag einer Tante zu fahren. Und dann sollte er drüben bleiben. Sie würde sofort den Antrag auf Familienzusammenführung stellen. So lief das damals, wenn ein Paar nicht Kopf und Kragen riskieren und über Zäune springen wollte. Legal auf dem Behördenweg. Dafür war langer Atem nötig. Viele Fragen, viele Verhöre, viele Formulare, viele Erklärungen.

Ingo hatte auf der anderen Seite der Grenze schnell eine Anstellung als Arzt bekommen. Angekommen war er im Westen nicht. Mental war er auf den Seitenwechsel nicht vorbereitet. Niemand wartete hier auf ihn, den Herrn Doktor aus dem Osten. Er musste sich wieder hinten anstellen. Wie das im hierarchischen System der Krankenhäuser, Kliniken, ärztlichen Praxen üblich ist. Und zu Recht, wenn man erst einmal lernen muss, welche Medikamente für welche Krankheit verordnet werden. Andere Hersteller, andere Namen, eine andere Welt. Ingos Ego vertrug es nicht, wenn ein Assistenzarzt ihm gute Ratschläge gab. Er war unzufrieden, hielt sich für unter Wert verkauft. Er vermisste Anerkennung und Bewunderung.

Annegret hatte die Sache mit dem Westen viel realistischer gesehen. Natürlich wäre es ein Neuanfang. Darauf hatte sie sich sogar gefreut. Sicher auch nicht gleich als große Journalistin. Nein, sie wäre auch bereit gewesen, Regale einzuräumen. Fleißig, geschickt und mit Organisationstalent. Spätestens drei Wochen später hätte sie einer entdeckt und zum Oberregaleinräumer gemacht. Sie hatte ein gesundes Selbstvertrauen. Das konnte sie leider nicht unter Beweis stellen, denn sie wartete ja immer noch auf die Bestätigung ihrer Ausreise.

Am 7. November 1989 bekam Annegret den Bescheid, dass sie die DDR legal verlassen dürfe. Zwei Tage später konnte das jeder. Sie rief ihren Mann an. Er sagte sofort, dass sie bleiben solle. Er käme zurück. Sofort. Wie stellte er sich das vor? Es war nicht mal mehr ein Sofa in der Wohnung, auf das man sich hätte setzen können. Alle Möbel hatte sie verkauft. Er ließ nicht mit sich reden. Wollte unbedingt zurück, dachte, dass dann alles wieder so werden würde, wie es war. Aber auch die DDR veränderte sich mit rasanten Schritten. Statt im Westen ein neues Leben zu beginnen, wurden sie von den Ereignissen überrollt. Der Westen kam zu ihnen. Dieses Durcheinander, diese Verwirrungen, dieser Orientierungsverlust machte alles kaputt, auch die Ehe. Als sich nichts mehr hinter Mauern verstecken ließ, stellte Annegret auch noch fest, dass Ingo während seiner Abwesenheit ein Verhältnis mit ihrer besten Freundin hatte. Die war bereits vor einigen Jahren abgehauen und hatte Ingo geholfen, sich im Westen zurechtzufinden. Wie das eben beste Freundinnen so machen. Alles hat seinen Preis.

Die Ehe dauerte trotzdem noch drei Jahre. Man raufte sich zusammen. Die noch vorhandene Wohnung bekam neue Möbel. Alles kein Problem mehr, sie wurden einem plötzlich hinterhergeworfen. Ingo verzog sich beruflich an den Stadtrand. Annegret spezialisierte sich als Journalistin im Gesundheitswesen. Beide hatten Arbeit und verdienten Geld, was zunehmend nicht mehr der Normalfall war. Mit einem alten Kleinbus, das Einzige, was Ingo von seinem Ausflug in den Westen mitgebracht hatte, schauten sie zu dritt, was es hinter Ländergrenzen im Westen noch so alles zu sehen gab. Schöne Tage, schöne Wochen. Aber keine schöne Zeit mehr. Alles war nur noch dem Augenblick verhaftet. Die Beziehung litt unter Annegrets Enttäuschung und seinem schlechten Gewissen. Sie konnte seine Schwäche, die sich bei seinem Aufenthalt im Westen von so vielen Seiten offenbart hatte, nicht verzeihen. Die Affäre mit der Freundin. Und seine Unfähigkeit, mit neuen Bedingungen in seinem Beruf zurechtzukommen. Das ist wohl so, wenn sich einer immer für den Größten hält. Reden konnte sie darüber nicht. Wenn Annegret Fragen hatte oder etwas klarstellen wollte, stand er auf und rannte weg. Alles betrachtete er als Kritik an seiner Person. Flucht und Rückkehr wurden nicht thematisiert. Hatten sie vielleicht beide vorübergehend falsche Vorstellungen vom Leben? Wie sollte es jetzt weitergehen? Welche Ziele gab es beruflich, politisch, für die Familie? Wie dachte der andere? Woran wollten sie sich orientieren? Gespräche darüber waren trotz vieler Anläufe nicht möglich. Annegrets Aufarbeitung der jüngsten Vergangenheit war ihm lästig. Er musste arbeiten. Leben retten. Hatte ständig Nachtdienst. Und neue Verhältnisse mit Krankenschwestern.

Annegret sagte es ihm auf den Kopf zu. Auch, dass sie bei aller Toleranz diese dauernde Fremdgeherei nicht mehr mitmachen wolle. Sie rang um Ehrlichkeit. Da rannte er wieder raus. Dieses gewachsene Misstrauen, das keine Nähe mehr zuließ, wollte sie nicht länger ertragen. Ein Mann, der sich konfliktscheu dauernd versteckte, war nicht der Partner, den sie für ihr Leben brauchte. An ihn konnte sie sich auch nicht mit ihren Eindrücken und Erlebnissen wenden, die jetzt beruflich auf sie einstürmten. Davon wollte er nichts hören. Vom Westen hatte er ohnehin genug. Das Fluchtsyndrom ließ ihn nicht mehr los. Der Knacks war nicht zu heilen. Annegret forderte ihn auf, auszuziehen. Ihre Konsequenz duldete keinen Widerspruch. Er war froh, diesen ständigen Herausforderungen, Meinungsforschungen und Befragungen seiner Ehefrau zu entkommen. Die Scheidung verlief ohne das Waschen schmutziger Wäsche in der Öffentlichkeit. Einvernehmlich. Annegret stellte keine Ansprüche an ihn. Kein Unterhalt, kein Versorgungsausgleich. Nichts. Zur Adoption der Tochter stand er. Zahlte aber unregelmäßig. Auch gut. Annegret war froh, dass er sie so schnell in Ruhe ließ. Trotzdem war sie enttäuscht und schwer getroffen. Warum passierte ihr das schon wieder?

Mit vierundzwanzig hatte sie etwas überstürzt Michael, einen Fotografen, geheiratet. Er war ein paar Jahre älter. Wie eigentlich alle ihrer Männer. Sie schätzte Reife und Lebenserfahrung. Dass das allein an Lebensjahren nicht zu messen ist, wusste das schöne Mädchen mit den kräftigen, rotbraunen langen Haaren und den vollen Lippen damals noch nicht. Naiv verliebte sie sich in Michael, weil er ihr Komplimente machte und sie fotografierte. Da war einer auf sie aufmerksam geworden. Das tat ihr, die so wenig Elternliebe bekommen hatte, gut. Sie dachte: Der liebt mich, der will mich. Eine in Aussicht gestellte Wohnung war ein zusätzlicher beschleunigender Faktor für eine Eheschließung. Ein Jahr später wurde Annegret schwanger. Da sagte Michael zu ihr, dass sie sehen solle, was sie damit mache. Ihn interessiere das nicht. Ein Kind hatte er ja schon aus einer anderen Ehe. Nun nicht unbedingt noch eins. Also am besten nicht. Annegret glaubte, dass Himmel und Erde zusammenstürzen würden. So erschüttert war sie. Ihre Seele war verletzt. Wieder fühlte sie sich total verlassen.

Sie hatte in der lieblosen Jugendzeit jedoch gelernt, solche Leiden nicht vor sich her zu tragen. Kopf einsetzen. Handeln. Konsequenzen für das Weiterleben finden. Sie entschloss sich zu einem Abbruch der Schwangerschaft. Das war in der DDR jeder Frau ohne Rücksprache, ohne Einwilligung des Partners, ohne peinliche Befragungen durch Kommissionen möglich. Allein ihre Entscheidung zählte. So wie es Michael ja auch wollte. Im Krankenhaus besuchte er sie nicht ein einziges Mal. Es war bisher in der Ehe nichts vorgefallen. Sie konnte nicht begreifen, was in dem Mann, ihrem Ehemann, vorging. Eines wusste sie aber sehr genau: Das ist er nicht. Sie reichte sofort die Scheidung ein. Die Ehe erlebte nicht einmal den zweiten Hochzeitstag.

Annegret war tief gekränkt, aber sie lebte nicht wie ein Kind von Traurigkeit. Ihre Beziehungen waren alle von kurzer Dauer. Die schlechten Erfahrungen, die sie gleich beim Start in das Liebesleben gemacht hatte, manifestierten sich in Bindungsangst. Vielleicht wollte sie den Männern auch zeigen, wie bitter Verlieben und Verlassen-Werden sein kann. In einer dieser flüchtigen Beziehungen wurde sie wieder schwanger. Jetzt verlangte keiner mehr von ihr, sich zu entscheiden. Sie entschied sich selbst. Ihre Tochter wurde geboren. Sie lebte mit dem Kind zwei Jahre allein.

Nach dem Schiffbruch mit Ingo beschließt sie endgültig: Mit mir nicht mehr! Schluss mit Gutgläubigkeit. Acht Jahre lang hat sie Freunde. Auf keinen lässt sie sich emotional ein.
Bis Holger vor ihrer Tür steht. Völlig ungeplant. So von heute auf morgen.

Holger ist noch verheiratet. Seit zehn Jahren denkt er über einen Absprung nach. Schon lange weiß er, dass diese Ehe, seine zweite, ein Fehler war. Als geschiedener Vater, sorgeberechtigt für zwei Kinder, ist er da reingerutscht, aufgefangen worden. Auch die Frau hatte ein Kind mitgebracht, schwer behindert. Holger sah sich in der Verantwortung. Die hat er immer vor seine ganz persönlichen Wünsche gestellt. Inzwischen sind die Kinder erwachsen. Es gibt keinen Grund mehr zu bleiben.

Er schafft es trotzdem nicht zu gehen, weil er keine Alternative sieht. Allein leben, das kann er nicht. Er braucht die Einbettung in die Familie. Neben der Ehefrau lebt auch der Sohn mit Schwiegertochter und Enkel in seinem Haus. Wie soll er erklären, dass ihm dieses Leben zum Hals heraushängt? Auseinandersetzungen mag er sowieso nicht. Er geht ihnen aus dem Weg. Ist etwas konfliktscheu und aggressionsgehemmt. Da bleibt ihm nur, einfach wortlos die Tür hinter sich zuzuschlagen.

Ein paar Monate sind Annegret und Holger ein Liebespaar ohne Zeit und Raum. Annegret bezieht den Neuen, wie sie ihn überall vorstellt, in ihren Freundeskreis mit ein. Kurzzeit-Freunde hat nie einer zu Gesicht bekommen. Da ist was, denken die, die sie kennen. Das denkt sie auch. Da aber verlässt Holger sie so schnell, wie er gekommen ist. Er zieht in ein Hotel, dann zurück in sein Haus. Die Ehefrau will es noch einmal mit ihm versuchen. Er auch mit ihr? Er weiß es nicht.

Ist völlig durcheinander und überfordert. Er braucht etwas Zeit, sich zu besinnen, alles zu sortieren, die Ereignisse rational zu erfassen. Wieder kann er über seine Konflikte nicht reden. Auch nicht mit Annegret. Sie ist schockiert. Viel zu sehr haben sie da schon die Gefühle überwältigt. Sie ist verliebt und er geht. Das kann sie in diesem Moment nicht verstehen. Es geht ihr schlecht. Sie bricht innerlich völlig zusammen. Aber sie hält ihn nicht fest, stellt keine Ultimaten. Später weiß sie: Alles, so wie es passiert ist, war genau richtig.

Für den Sohn von Holger ist das gemeinsame Wohnen mit dem Vater und seiner Frau in einem Haus eine bequeme und harmonische Lösung. Plötzlich bricht das alles auseinander. Weil der Vater wie von einer Tarantel gestochen abhaut. Er kann überhaupt nicht begreifen, warum das passiert ist. Was ist da los in der Ehe seines Vaters? Dass es nicht die große Liebe ist, hat er schon gemerkt. Aber das ist doch kein Grund, im Alter noch mal völlig neu anzufangen.

Er hat für sich beschlossen, auch wenn es mal schwierig werden sollte, sich niemals scheiden zu lassen. Der Sohn ist geprägt von seinen Kindheitserlebnissen. Als er vierzehn und seine Schwester zehn Jahre alt war, hatten sich seine Eltern getrennt. Holgers erste Frau war Alkoholikerin. Der Sohn hat furchtbare Szenen miterlebt. Mit der neuen Frau des Vaters kam er damals nicht zurecht. Er war aber bereits alt genug, sich den gemeinsamen Veranstaltungen in der neuen Familie zu entziehen. Leben im Internat, dann Studium weit weg. Er wurde schnell erwachsen. Zusammenhalt in seiner Familie ist ihm heute heilig. Vier Kinder verpflichten zu Verantwortung und schützen vor Trennung, auch dann, wenn die Liebe nicht mehr ganz so heiß ist. Schließlich hat der Mensch auch noch einen Kopf. Völliges Unverständnis, warum sein Vater jetzt so viel Unordnung schafft. Und dann noch wegen einer aus dem Osten.

Holger spürt schon nach einem Tag Aufenthalt in seinem Haus mit der Ehefrau, dass sich dort nichts, aber auch gar nichts verändert hat. Es ist wie immer. Bis zu dem Tag, als er nur mit einem Koffer in der Hand geht. Hier kann er nicht weiter leben. Hier möchte er nicht alt werden. Das weiß er jetzt ganz genau. Endlich findet er die Worte, die Trennung auszusprechen, und nimmt sich eine eigene kleine Wohnung. Hier verbringt er mit Annegret die Wochentage. Das Wochenende über sind sie bei ihr. Er will erst einmal alles regeln, sich scheiden lassen. Gleich auf Knall und Fall zusammenziehen, das kann nicht gutgehen. Es beginnt eine wunderschöne Zeit. Wie die erste Liebe. Zwanglos, verrückt, verspielt. Endlos. Er hat sich eindeutig für Annegret entschieden. Beide haben nun mit seiner Scheidung zu tun. Annegret ist ihm eine moralische Stütze. Als nicht direkt Beteiligte stellt sie die Dinge wieder vom Kopf auf die Füße. Das schmiedet zusammen. Es kommt alles auf den Tisch, was bei einer Scheidung aufzutafeln ist. Geld, schlechtes Gewissen, Unterhalt, Verkauf des Hauses, Anwälte. Wie es schwer gekränkte Ehefrauen oft tun; sie wollen den Mann, der sie verlässt, fertigmachen. Ihm das letzte Hemd ausziehen. Wie ein Kampf ums Überleben in einem Boot, das nur noch für einen Platz hat. Wenigstens diese Genugtuung, dieser Sieg soll von der Ehe mit einem Arzt übrig bleiben. Das kostet Zeit. Und Geld. Die Hälfte des Vermögens, das zu verteilen gewesen wäre, wird verstritten. Bei Paaren, die sich über nichts einigen können, gewinnen nur die Anwälte. Aber Geld ist nicht alles, sagen sich Annegret und Holger. Beide haben gerade erlebt, wie es entmenschlicht, wenn man nicht genug davon kriegen kann.

Endlich frei von Gerichtsterminen, Unterhaltszahlungen und Anwaltskosten entscheiden sich beide für das Zusammenleben in der Wohnung, vor deren Tür er vor Jahren mit dem Koffer stand. Jetzt haben sie Zeit für sich und die Feinheiten des anderen. Grenzen werden ausgelotet, nicht ohne gelegentlichen Streit. Früher konnte das Holger gar nicht, weil er Angst hatte, zu verletzen oder verletzt zu werden. Streit war für ihn eine Vorstufe von Trennung und Verlassen. Mit Annegret kann er sich streiten, weil sie ihm Sicherheit gibt. Auch wenn sie mal in schlechter Stimmung ist, ergeben sich aus ihren verbalen Auseinandersetzungen niemals Trennungskonsequenzen. Keiner hat nur im Geringsten die Absicht, den anderen zu verlassen. Das kommt für beide nicht mehr infrage. Das Leben ist nicht unendlich lang. Beide wissen, was sie aneinander haben. Das müssen sie behüten. Alles, was vorher war, bei ihr und bei ihm, war wesentlich schlechter. Falsche Partner, Egoismus, Missverständnisse, unterdrückte Offenheit. Alles kann nur besser werden, und so schön wie jetzt war es noch nie.

Wenn sie sich streiten, dann geht es meist um Einrichtungsfragen, um Formen und Farben. Er ist mehr der Bauhaus-Vertreter, nüchtern, modern, westlich, schick. Annegret kann schon mal ein paar Schnörkel vertragen, auch Antiquitäten. Sie finden Kompromisse. Dennoch hat er bei Gestaltungsfragen die Nase vorn und hält seine Ideen stets für die besseren. Da kann Annegret einlenken, sich unterordnen. Die Klügere gibt nach. Sie nimmt es einfach nicht so wichtig, die kleine Diplomatin. Das imponiert ihm. Bis er dann sogar zugeben muss, dass das mit der Lampe oder der Tapete eigentlich auch gar nicht so ernst gemeint war.

Ja, es geht immer nur scheinbar um Formen und Farben. Bei solchen Diskussionen spiegeln sich Machtverhältnisse. Holger war es bisher gewöhnt, dass ihm Frauen im Dienst und auch privat immer unterstellt waren. Intellektuell konnten sie ihm nicht das Wasser reichen. Dass Annegret mit ihm auf gleicher Augenhöhe diskutiert, das musste er erst verkraften. Bei den großen Themen ist das kein Problem. Aber wenn es um den Alltag geht, ist er wie viele Männer. Er will Recht behalten, will sich durchsetzen, wirkt autoritär. Annegret zeigt in solchen Situationen Geduld, zieht sich zurück. Bleibt trotzdem am Thema dran. Das gelingt nicht immer. Manchmal fliegen auch die Fetzen. An einem Abend streiten sie sich, am nächsten können sie mit etwas Abstand gut miteinander reden. Das wissen sie beide. Gesprächskultur hat der Westmann natürlich gelernt. Letztlich achtet sie sehr an ihm, dass er sich über Nacht besinnt, sich entschuldigt für die Beharrlichkeit seines Auftretens und dann aber wirklich konstruktive Vorschläge macht. Er kann sogar davon ablassen, alles durchsetzen zu müssen. Das hat Annegret noch nie bei einem Mann erlebt. Diesen Umgang mit Streitpunkten haben sie sich gemeinsam erarbeitet.

Annegret lernt mit dem Sohn und der Tochter von Holger Westbürger kennen, wie sie scheinbar nur in den vorgefassten Meinungen frustrierter Ostbürger existieren. Nach über zehn Jahren Mauerfall haben sie noch keinen Schritt in den Osten getan. Und das in Berlin. Das will schon etwas heißen. Vorurteile über Vorurteile. Der junge Mann ist gut erzogen, lässt sich das, was hinter seiner Stirn vorgeht, nicht anmerken. Beide Kinder haben – das erkennt Annegret schnell – nicht die Wertvorstellungen des Vaters übernommen. Keine sozialen Maßstäbe, sehr materiell veranlagt. Sie mussten nie um etwas kämpfen oder sich durchbeißen. Beide total luxusverwöhnt, weil immer Geld da war. Die kleinen Söhne der Tochter gehen zum Friseur in ein Kaufhaus für gehobene Ansprüche, ein insgesamt teures Haus. Dort werden die Haare geschnitten, obwohl sich die Mutter das gar nicht leisten kann. Ein eigenes kleines Unternehmen hat sie gerade in die Insolvenz getrieben. Eine schnippische Businessdame mit feinen Kostümchen. Eine kaufsüchtige Geschäftsfrau, das konnte nicht gut gehen. Immer noch können die Etiketten an den Markenklamotten nicht groß genug sein. Der Vater versucht, materiell zu helfen. Getrieben von Mitleid und einem schlechten Gewissen, wie es geschiedene und alleinerziehende Väter oft ein Leben lang haben, stopft er ein Fass ohne Boden. Annegret berät ihn, seine Hilfe für die Tochter sinnvoll einzusetzen, um sie wirklich aus dem wirtschaftlichen Schlamassel, den sie da angerichtet hat, herauszuholen.

Zu einem Geburtstag von Holger lädt Annegret die Kinder in die nun gemeinsame Wohnung ein. Eine schwierige Begegnung. Sie will den Kindern mitteilen, dass ihr Vater jetzt hier lebt und dass man auch sie zumindest mal zur Kenntnis nehmen muss. Sie sind gekommen, sitzen an dem großen langen Tisch mit Freunden von Annegret. Alles wird gemustert. Einer der Freunde, ein wirklich netter Kerl, berlinert ungezwungen.

Was ist das für einer? In Westberlin berlinern die feinen Leute doch nicht. Alles ein bisschen zu viel Neues, zu viel Umbruch. Das mag man nicht wirklich. Dass Annegret eine Intellektuelle ist, versetzt den Sohn in Erstaunen. Es macht ihn fast etwas unsicher. Frauen in seiner Umgebung, auch die eigene, schauen immer ein bisschen zu den Männern auf. Solche, die ein paar Bücher gelesen und studiert haben, alleine leben können und ihre Meinung vertreten, sind ihm unheimlich.

Der Umgang miteinander nach diesem Treffen ist achtungsvoll. Keine Seite drängelt, sich öfter als nötig zu begegnen.

Das ist auch nicht erforderlich. Annegret und Holger haben immer noch genug mit sich selbst zu tun. Über die Jahre ist ihnen nie der Gesprächsstoff ausgegangen. Jeden Abend sitzen sie an dem Tisch im Wohnzimmer und erzählen einander aus ihrem Leben. Von damals und von heute. Holger ist sehr offen und neugierig. Er will wissen, wie Annegret im Osten gelebt hat. Da gibt es nie Häme oder Ironie. Das Modell Sozialismus fand er immer spannend. Manche seiner Vorstellungen waren von Naivität und Unwissenheit geprägt.

Als er einmal mit einer Gewerkschaftsgruppe die Betriebspoliklinik eines großen Stahlwerkes in der DDR besuchte, war er sehr beeindruckt. Am Abend trafen sich die Ärzte aus Ost und West beim Essen und beim Alkohol zum Gedankenaustausch. Als ihm der Poliklinikchef dann ins Ohr lallte, dass er auch ganz gern rüber in den Westen käme, war Holger sehr enttäuscht. Sein DDR-Bild geriet ins Wanken. Bei ihren Gesprächen am Abendbrottisch, wo der Fernseher schwarz bleibt, über Politik, Kultur, über ihre Arbeitswelten, entdecken sie viele Gemeinsamkeiten. Sie haben die gleichen Bücher gelesen. Das schafft Nähe bis hinein in die Vergangenheit. Er hat inzwischen ihre Freunde kennengelernt. Ohne jedes Vorurteil. Eher hat Annegret welche bei seinen Freunden. Mit vielen möchte sie nicht unbedingt etwas zu tun haben. So banal, so gespreizt. Sie müssen immer alle wichtig und bedeutungsvoll sein. Das mag sie mit ihrer vornehmen Bescheidenheit nicht. Darum schaut sie jetzt immer, ob jemand offen ist, ob er wirklich etwas wissen will oder nur eine Bühne für die

Selbstdarstellung sucht. Da bleiben nicht sehr viele Freunde aus dem Westen übrig. Schließlich sind es die Charaktereigenschaften und Wertvorstellungen, die ein Mensch in seinem Leben erworben hat, die stimmen müssen. Dann kann man sich auch über Farben und Formen streiten, den Freundeskreis etwas sortieren und in unterschiedlichen politischen Systemen gelebt haben. Es bleibt draußen. Ist nur peripher. Es tangiert nicht die Mitte, das Herz einer Beziehung.

Darum heiraten sie nach fünf Jahren, ohne ein großes Risiko einzugehen. Sie kennen ihre Gemeinsamkeiten, ihre Kompromisse, ihre Grenzen. Dass sie sich gefunden haben, ohne danach gesucht zu haben, ist das Beste, was ihnen jemals passieren konnte. Die Ehe ist für sie ein öffentliches Bekenntnis zu diesem Glück. Davon sollen alle erfahren. Holger will eine große Hochzeit; alle werden eingeladen. Geschwister, Cousins und Cousinen mit den Ehepartnern, deren Kinder, die eigenen Kinder und Enkel. Bei ihm sind es mehr Verwandte, bei ihr vor allem Freunde.

Früher bedeuteten große Hochzeitsgesellschaften Ansehen und Reichtum der Brautleute und ihrer Familien. Das Ereignis sollte verbreitet werden. Annegret denkt, dass die Hochzeit auch ein sehr demonstratives Anliegen von Holger ist. Natürlich nicht wegen Ansehen und Reichtum. Er will seinen Entschluss, seine Entscheidung nach außen tragen. Oder seinen späten Mut belohnen. Vielleicht will er auch nur allen seine schöne Frau zeigen, die ihre mädchenhaften Züge nie verloren hat. Ihr hätte es ein paar Nummern kleiner auch genügt. Aber warum soll es beim dritten Mal nicht etwas üppiger sein?

Als sie das erste Mal geheiratet hat, ist sie mit dem Bräutigam zum Rathaus gefahren, ganz allein, ohne jeden Glanz. Als würde man einen neuen Personalausweis im Amt beantragen oder seinen Wohnsitz ummelden. Sie haben sich zusammenschreiben lassen, so ist ihr diese Eheschließung in Erinnerung geblieben. Das stellt man sich als junge Frau schon ein bisschen romantischer vor. Nun aber ist alles, wie es beim ersten Mal hätte sein sollen. Ende gut, alles gut. Das Brautpaar sucht akribisch nach dem geeigneten Ort. Gefunden wird eine Villa am See mit großer Wiese. Kein Schloss. Nichts ist überkandidelt, nur schön. Mindestens achtzig Personen sind erschienen. Von überall her sind sie angereist. Deutschlandweit. Von nah und fern. Aus Ost und West. Niemand sieht das politisch. Wie angenehm. Annegret lernt eine außerordentlich freundliche Familienatmosphäre kennen. Sie fühlt sich gut aufgenommen.

Es ist herrliches Sommerwetter. Das apfelgrüne Brautkleid leuchtet in der Sonne.

RENATE E., 62, ALTENPFLEGERIN

Ein Poet wie Goethe oder Es fehlte ein Stück Liebe

Renate freut sich auf Besuch. Selbst ihre kleine, rustikale Dachwohnung im Vorort der Großstadt verrät etwas von der Erwartung ihrer Bewohnerin. Alles steht am rechten Fleck. Die Blumen, die Gläser. Der Tisch ist gedeckt. Die vielen hübschen Details auf den Fensterbänken verwischen den Eindruck steriler Ordnung. Es ist gemütlich. Ein Gast kann sich sofort wohlfühlen. Durch die blanken Scheiben blinzelt die Abendsonne.

Renate wartet auf Holger, eine ganz frische Bekanntschaft aus dem Internet. Der Mann ist ein ruhiger Typ, sehr solide. Verrückt ist sie selbst genug. Sie mag ihn. Verliebt ist sie noch nicht. Das weiß sie. Und er auch. Solange es sie noch wie ein Blitz durchzuckt, wenn sie ein schwarzes Auto in der Stadt sieht, ist Ulrich noch keine längst zurückliegende Erinnerung. Aber sie kann nicht warten, bis der Schmerz vergeht. Das konnte sie noch nie. Nach einer verlorenen Liebe musste immer schnell eine neue gefunden werden. Früher konnte sie dafür ihre eigene Partnervermittlung ausbeuten. Das Internet hat die individuelle Vermittlung in die Ecke gedrängt. Renate hat sich lange gegen die Konkurrenz gewehrt. Mit einem Single-Club wollte sie mehr als kuppeln. Die Club-Mitglieder trafen sich regelmäßig zu Wanderungen, Tanzabenden, zum Bowling oder zu thematischen Diskussionen mit profilierten Gesprächspartnern. Die Arbeit hat Spaß gemacht, aber Renate konnte nicht mehr davon leben. Da hat sie sich auf ihre medizinische Ausbildung und den Betreuungsbedarf der Alten in diesem Lande besonnen. Sie ist ein Steh-auf-Frauchen. In der Liebe, im Beruf – überall.

Ulrich, den sie immer noch als ihre große Liebe bezeichnet, war nach vielen erfolglosen Behandlungsversuchen Balsam auf den Wunden der gescheiterten dritten Ehe von Renate. Nach der Wende hatte sie angefangen, für eine Partnervermittlung zu arbeiten. Wegen der Kinder. Sie wollte Geld von zu Hause aus verdienen. Die Geschäfte liefen gut und überdauerten die dritte Ehe. Nach Männern musste sie nach der Scheidung gar nicht suchen. Die kamen ja zu ihr, um eine Frau zu finden. Sie saß an der Quelle. Wenn ihr einer gefiel, ließ sie wie nebenbei fallen, dass sie auch alleine lebte.

Während eines Beratungsgesprächs läutet das Telefon. Renate meldet sich mit Dienststimme. Das ist ein gepflegtes Sächsisch. Sie spricht nicht ganz so schell wie sonst und es fehlt das glockenhelle Lachen zwischen den Sätzen. »Ich suche eine Frau«, sagt der Mann am anderen Ende. »Da sind Sie richtig bei mir«, erwidert Renate. Und ob er denn gleich mal vorbeikommen könne, fragt er. Eigentlich hat sie noch einen Termin außer Haus. Aber wenn er sich beeilt, würde die Zeit vielleicht noch reichen. Zehn Minuten später klingelt es an der Tür. Vor ihr steht ein Mann mit Blumen in der Hand. Nanu, stutzt Renate. Das passiert eigentlich nur, wenn es zu einer erfolgreichen Vermittlung gekommen ist und sich jemand bedanken will. Vorschusslorbeeren hat sie noch nie bekommen. Das mit den Blumen klärt sich schnell auf. Der Mann ist zu einem Rendezvous unterwegs gewesen. Die Dame ist nicht gekommen. Da hat er voller Frust eine in der Nähe liegende Partnervermittlung angerufen. Vielleicht sind Frauen, die von dort kommen, zuverlässiger als solche Zufälligkeiten auf Annonce. Ulrich nimmt auf dem gemütlichen Ledersofa in Renates Arbeitszimmer Platz. Sie kann den Blick nicht von ihm lassen. Sie denkt, sie schaue in die etwas slawischen Augen ihres Vaters.

Als sie achtzehn Jahre alt war, ist er gestorben. Immer, ihr ganzes Leben lang, hat sie ihn vermisst. Ihre ganze Kindheit und Jugend öffnet sich, als sie in die Augen des Mannes schaut, der von ihr eine passende Partnerin erwartet. Während des Krieges hatte der Vater bei einem Bombenangriff auf die Stadt seine Frau und zwei Kinder verloren. Ausgebombt, ohne alles war er auf einem Bauernhof gelandet. Da lebte schon eine evakuierte Rheinländerin, die auch vor den Bombennächten aufs Land geflüchtet war, mit ihrem Sohn. Die Not schmiedete zusammen. Die Rheinländerin und der Kriegswitwer heirateten. Ein Kind war unterwegs. Die Geburt wurde kompliziert. Die Hebamme kam über die schlechten und verschneiten Straßen in einem Nachkriegswinter nicht schnell genug zu der Gebärenden. Das kleine Mädchen starb. Ein Jahr später wurde Renate geboren. Sie war nach den vielen furchtbaren Verlusten wie ein Geschenk für den Vater. Sein Ein und Alles. So unwahrscheinlich es klingt, aber es wuchs eine ständige Rivalität zwischen Renate und ihrer Mutter um den Vater. Sie war eifersüchtig auf die Nähe, die zwischen Tochter und Vater bestand, denkt Renate. Ein einziges Mal hatte sie von ihm als Zehnjährige eine Ohrfeige bekommen. Sie übte unwillig auf der Gitarre, ohne Lust. Da ermahnte er sie zu mehr Konzentration, und sie wurde zu dem geliebten Papa frech. Über seine Reaktion war sie so erschrocken, dass sie in den Wald rannte und sich am liebsten das Leben nehmen wollte.

Mit sechzehn lief Renate dann tatsächlich von zu Hause fort. Sie hielt den Erwartungsdruck der Eltern nicht mehr aus. Bis zur achten Klasse gehörte sie zu den Besten. Lernen musste sie nicht; es fiel ihr zu. Sie sollte weiter zur Schule gehen, das Abitur machen. Als Einzige aus ihrer Klasse. Alle dachten, es ginge weiter so mit den guten Zensuren ohne jede Mühe. Vor allem Renate dachte das. Sie kam im Unterricht nicht mehr mit, traute sich nicht, darüber zu Hause zu sprechen und geriet in Panik, weil sie die Erwartungen der Eltern nicht erfüllen konnte. Sie wollte vor allem ihren Vater nicht enttäuschen. Sie packte ein paar Sachen zusammen und trampte in Richtung Ostsee. Irgendwo dort oben machte ihr Bruder mit einer Freundin Urlaub auf einem Zeltplatz. Renate wurde bereits polizeilich gesucht und in einem grenznahen Gebiet aufgegriffen. Verdacht auf Republikflucht. Die Sechzehnjährige wurde verhört. Immer und immer wieder. Man konnte ihr nichts nachweisen. Trotzdem wurde sie wie eine jugendliche Kriminelle in einen Jugendwerkhof eingewiesen. Es war die Hölle. Auf einem Hinterhof des Geländes, daran erinnert sich Renate noch heute, standen große Holzbottiche. Da mussten die Mädchen nackt hineinsteigen und wurden mit Wurzelbürsten geschruppt. Bis aufs Blut. Man wollte sie sauber bürsten. Wegen guter Führung durfte Renate nach ein paar Wochen auf einem Spreedampfer Teller waschen. Wenigstens ein paar Stunden raus aus dem Gefängnis. Natürlich hätten ihre Eltern dem Spuk ein Ende bereiten können. Schließlich hatte sie ein Zuhause und war auch nicht schwer erziehbar. Ihre Mutter war aber der Meinung, dass sie mal sehen sollte, wie das ist. Das verwöhnte Papa-Kind. Der Vater litt, hatte aber nichts zu melden. Erst als Renate schwer krank wurde, durfte sie wieder nach Hause. Ihre Mutter sprach ein Jahr danach mit ihr immer noch nur das Nötigste. Renate machte eine Ausbildung als Sprechstundenschwester. Zur Zeit ihrer Abschlussprüfungen starb der Vater, ihre wichtigste und einzige Bezugsperson.

Wie ein Aufnahmegerät hat sie die Daten ihres neuen Klienten aufgenommen. In ihrem Kopf schwirrt es. Sie beobachtet ihn schon nicht mehr mit dem nötigen Abstand einer Vermittlerin. Am liebsten würde sie sich selbst mit ihm verabreden. Ulrich will gleich einen Vertrag machen. Renate macht ihm Hoffnung, dass er durch ihre Vermittlungstätigkeit eine passende Partnerin finden wird. Dabei denkt sie im Moment ausschließlich an sich. Der Mann deutet ihre Blicke als ein Höchstmaß von Verständnis für seine Situation. Geschieden ist er noch nicht, aber getrennt lebend. Seine Frau hat einen anderen. Nur zusammen arbeiten müsse er noch mit ihr wegen der Gaststätte. Renate sieht darin keinen Hinderungsgrund für eine neue Beziehung. Man wird sehen. Zaubern könne sie natürlich nicht. Ein bisschen Geduld und Mut zum Probieren seien schon erforderlich. »Nicht jedes Treffen ist gleich ein

Treffer«, sagt sie und lacht herzerfrischend. Er fühlt sich in guten Händen. Renate macht nicht den Eindruck, als wolle sie jemanden übers Ohr hauen.

Renate füllt das Vertragsformular aus. Ihr Blick fällt auf sein Geburtsdatum. Er ist neun Jahre jünger als sie. Beim Gespräch ist ihr das nicht aufgefallen. Oder wollte sie es einfach nicht wahrnehmen? Das gefällt den Männern meistens nicht. In der Regel wollen sie Jüngere. Jedenfalls hat noch nie einer eine ältere Frau bei ihr gesucht oder gesagt, dass ihm das egal sei. Einmal hatte sie einen Mann, Ende sechzig, der sich darüber aufregte, dass sie ihm verschwiegen habe, dass die Frau ein halbes Jahr älter sei als er. Er könne nicht mit älteren Frauen. Da rege sich nichts mehr bei ihm. Dabei hatte ihm die Frau auf den ersten Blick sehr gut gefallen und er traf sie mehrmals. Erst als er von ihrem Geburtsdatum erfuhr, war es vorbei mit der Sympathie. Könnte ihr das jetzt auch passieren? Immerhin neun Jahre!

Renate schiebt ihre Bedenken beiseite. Er liest den Vertrag. Sie macht mit ihm einen Termin in zwei Wochen aus, an dem er das Honorar einzahlen soll. Während er unterschreibt, sitzt sie an ihrem Schreibtisch wie eine Spinne im Hinterhalt. Die Beute hat schon am Faden gewackelt. Dich kriege ich. Dich will ich haben, denkt die Spinne. Nur Geduld und erst im richtigen Moment zuschnappen.

Ulrich kommt zum verabredeten Zeitpunkt in ihre Agentur. Sie schlägt ihm einen Hausbesuch vor. Sie müsse sich an Ort und Stelle umsehen, wie das mit der Gaststätte und der dort arbeitenden Noch-Ehefrau funktioniert. Einer eventuellen Kandidatin müsse sie schon etwas genauer und glaubwürdig erklären können, dass er nicht nur einen Seitensprung suche, um seiner fremdgehenden Frau zu imponieren. Das versteht Ulrich. Renate meldet ihren Besuch an und will auch in der Pension übernachten. Die Saison ist vorüber.

Es sind nur wenige Gäste im Gastraum, als Renate in dem schön gelegenen Ausflugslokal an einem kühlen Herbstabend eintrifft. Ihr gefallen der Ort und die Gegend. Sie hat ein Gefühl von Heimat und Zu-Hause-sein. Die Arbeit in einer

Gaststätte könnte sie sich auch vorstellen. Sie sitzt mit Ulrich am Tisch. Er bietet seiner Partnervermittlerin einen Schoppen Rotwein an. Die Noch-Ehefrau hat dienstfrei. Sie sprechen über alles Mögliche, nur nicht über seine Partnersuche. Es ist ein Abtasten auf beiden Seiten, das sich noch schützend auf der Grenze der Harmlosigkeit bewegt. Bei einem Missverständnis hätten beide sofort auf Spaß ausweichen können. Ein nicht so ernst gemeinter Flirt. Renate will es genauer wissen. Sie bietet Ulrich in der etwas aufgekratzten Situation an, Brüderschaft zu trinken. Als hätte er nur darauf gewartet, rutscht er an ihre Seite. Sie küssen sich lange, pausenlos, endlos. Die Beute klebt im Netz. Renate provoziert weiter. Ob es in der Pension auch Frühstück ans Bett gebe? »Selbstverständlich«, beeilt er sich zu sagen. »Pünktlich um halb sechs.«

Im Morgengrauen steht Ulrich im Bademantel mit einem Gedeck für zwei vor ihrer Tür. Für ihn beginnt ein Abenteuer. Für Renate eine tiefe Liebe. Sie treffen sich, so oft es geht. Ein paar Stunden. Immer kurze Nächte. Kaum ein Wochenende. Mal ein paar Tage Urlaub im Winter. Die Gaststätte lässt kein regelmäßiges Liebesleben zu. Renate will in seine Nähe ziehen, damit die Wege kürzer werden und sie vielleicht auch zusammenleben können. Gemeinsam schauen sie sich eine Wohnung an. Dann kneift er. So viel Nähe will er doch nicht. Kann er immer noch nicht ganz loslassen von seiner Frau, obwohl da gar nichts mehr ist und sie seit Jahren einen anderen Mann hat? Seine Ehe hat sich zerrieben durch das dauernde Zusammensein. Während der Arbeit und privat. Da fehlte der Abstand, den jede Liebe braucht, um Sehnsucht und Verlangen aufzubauen. Nein, zurück zieht ihn nichts mehr. Mit Renate hat er inzwischen erfahren, wie schön und belebend Partnerschaft sein kann.

Mit seiner Frau ist nach über dreißig Jahren kein Neuanfang mehr möglich. Das glaubt er zu wissen, seitdem er Renate kennt. Aber liebt er Renate so sehr, dass er sich die nächsten dreißig Jahre – bis beide Runzeln im Gesicht haben – mit ihr vorstellen kann? Da scheint das letzte Stück Liebe zu fehlen. Die neun Jahre Altersunterschied machen ihm zu schaffen.

Die Macht des Schicksals greift ein. Ulrichs jüngste Tochter Tanja, sein Herzenskind, dieser heitere Schmetterling, wird schwer krank. Mit harmlosen Bauschmerzen fängt es an. Genaue Untersuchungen diagnostizieren eine nicht operable Krebserkrankung. Renate steht dem Mädchen wie eine Freundin zur Seite. Mit ihr kann die Tochter besser reden als mit der Mutter. Sie verreist mit Tanja, die um ihr Leben kämpft. Alle in Ulrichs Familie, besonders seine Geschwister, schätzen Renate sehr. Seine Eltern behandeln sie wie eine Tochter. Tanja verliert den Kampf gegen den Krebs. Sie stirbt, als ein Sommer zu Ende geht. Renate ist auf ihrer Beerdigung plötzlich eine Fremde. Sie darf ihren Strauß ablegen und sich vor dem Bild der Toten verneigen. Dann kann sie unbeachtet gehen. Ulrich und seine Frau versuchen, wieder miteinander zu leben. Haben sie den Tod der Tochter als Strafe für ihr zerrissenes Familienleben empfunden? Glauben sie, jetzt etwas wiedergutmachen zu müssen? Oder ist es nur die gemeinsame Trauer von Mutter und Vater, die sie einander in die Arme treibt?

Renate ist bereit, die Macht eines solchen Schicksalsschlages zu akzeptieren. Ein Kind zu verlieren, ist das Schlimmste, was passieren kann. Schlimmer als der Tod eines Partners. Sie zieht sich ohne Wehklagen zurück. In ihr ist unendlicher Schmerz, weil sie ihn mehr liebt als er sie. Die Trauer bei Ulrich und seiner Frau lässt nach. Die Liebe hat sich nicht zurückgemeldet. Die Leere klafft wieder wie ein Loch. So, wie Renate ihn kennengelernt hat. Ulrich sucht Trost bei ihr. Sie weiß nun, dass es nie so werden wird, wie sie es sich vorgestellt hat. Sie spürt, dass sie sich nicht mehr mit ihm einlassen darf. Und tut es trotzdem. Die Gefühle siegen über den Verstand. In seiner Nähe überwältigt sie der Eindruck einer tiefen Seelenverwandtschaft, so als wären sie sich schon einmal in einem anderen Leben begegnet. Der Blick in sein Gesicht und ihre Erinnerungen an den Vater spülen alle mahnenden Gedanken weg. Irgendwie ist er doch so ein unentschlossener Junge geblieben, der, wenn das Knie blutet, zur Mama läuft. Seine Entscheidungen sind halbherzig und nur situationsbedingt. Trennungen und Versöhnungen rütteln an den Nerven. Renate fühlt sich wie eine Ertrinkende, die mit neuen Bekanntschaften wieder Land zu gewinnen versucht. Kaum steht Ulrich vor ihrer Tür, wirft sie die Rettungsringe unerreichbar weit weg. Nach einem gemeinsamen Urlaub gesteht er ihr, dass er sie liebt, aber nicht mit ihr leben kann. Auch die neun Jahre, die zwischen ihnen liegen, spielen eine Rolle. Er spricht das aus, was sie immer befürchtet hat. Nun will sie nach fünf Jahren Bangen und Hoffen keine Frist mehr verlängern. Sie heult sich die Seele aus dem Leib. Eine Herausforderung an den weiblichen Stolz. Ständige Angst vor dem Älterwerden. Das will und muss sie sich nicht antun. Es gibt keine Treffen, keine Anrufe, keine Mails, keine Briefe mehr. Funkstille. Die Gefühle fallen in ein Koma, aus dem sie nie mehr erwachen sollen.

So vielen Leuten hat sie als Partnervermittlerin zu ihrem Glück verholfen. Sogar für ihren geschiedenen dritten Ehemann hat sie die richtige Frau gefunden. Nur bei sich selbst ist sie gescheitert. Wenn sie es recht bedenkt, ist an ihrer Arbeit als Vermittlerin sogar ihre zurückliegende Ehe zerbrochen. Auch diesen Ehemann hatte sie sich gezielt ausgeguckt und beworben. Das lag ihr schon immer. Auch als sie es noch nicht erwerbsmäßig betrieb.

Als geschiedene Frau mit zwei Söhnen begegnete ihr ein Kollege, der aussah wie Goethe. Für diese Ikone deutscher Dichtkunst hatte sie schon immer geschwärmt. Nicht nur für die Werke, die er hinterließ. Sie fand diesen Typ Mann sehr erotisch. Vielleicht hatte sie auch etwas in ihn hineingedeutet wegen seiner vielen Frauengeschichten. Sie kannte sie alle. Die kurze Verliebtheit mit Kätchen, die Freundschaft zu der Stiftsdame Susanna Catharina von Klettenberg, die unerfüllte Leidenschaft für Lotte, die leidenschaftliche Neigung zur verheirateten Freifrau von Stein, die wilde Ehe mit Christiane Vulpius. Selbst als vierundsiebzigjähriger begehrte er die siebzehnjährige Ulrike von Levetzow. Alle Frauen hinterließen Spuren in den Werken des Meisters. Einen solchen Mann mit so viel Hingabe und Leidenschaft, das war ihr Traum. Der würde ihre eigenen spontanen Emotionen treffen. Zumindest begann die Beziehung zu ihrem »Goethe« ganz romantisch. Und er war ein außerordentlich kluger Mann. Die beiden schrieben sich Gedichte, teilten sich auf diese Weise ihre Gefühle mit. Keine abgeschriebenen vom richtigen Goethe. Nein, selbstgedichtet.

Auch das erste sexuelle Erlebnis mit »Goethe« hatte einen romantischen Rahmen. Sie trafen sich heimlich in der Heide. Der Mann war noch verheiratet. Sie wollten keinen Tratsch. Die Juliwärme ließ die Waldluft flimmern. Es war ein wunderbarer Sommertag. Renate trug einen leichten, weiten Mantel mit einer feinen Lackbeschichtung. Wie gemacht als Unterlage gegen Tannennadeln und Ameisen. »Goethe« lief etwas durchgeistigt neben ihr her. Bis Renate fragte, warum sie jetzt beide eigentlich hier wären. Da endlich ging auch ihm ein Licht auf, was die Frau wohl nach den vielen glühenden Bekenntnissen in seinen Versen erwartet hatte. Sie schlichen sich ins Gebüsch. Sie legten sich auf den ausgebreiteten Mantel. Renate nahm einen für sie unangenehmen Körpergeruch des Mannes wahr. Fast ein bisschen eklig. Doch sie wollte in ihren Empfindungen nicht gestört werden. Der Traum sollte gut enden. Sie drückte das Signal weg. Die ungewöhnliche Situation – der Sex mitten im Wald – überspielte alles. Die erfahrene Frau hätte wissen können, dass der Geruch, den man bei der Liebe wahrnimmt, unbewusst vermittelt, was gut oder schlecht ist. Wenn man den anderen tatsächlich nicht riechen kann, sollte man diesen »Schutzengel« des Instinkts ernst nehmen. Renate ignorierte die bedrohliche Wahrnehmung und arbeitete daran, »Goethe« ganz für sich zu gewinnen.

Leider wechselte ihr »Goethe« die Frauen nicht ganz so schnell wie der Dichtermann. Es dauerte eine Weile, bis er sich doch entschloss, sich von seiner Frau zu trennen. Eine harte Geduldsprobe für Renate, bei der immer alles sofort und schnell gehen muss.

Eine Nacht vor seinem Scheidungstermin wurde Renate wieder schwanger. Fast ein Wunder. Die Ärzte hatten ihr nach der unbemerkten Eileiterschwangerschaft in der zweiten Ehe gar keine Hoffnungen mehr gemacht. Aber ihr Wunsch, mit »Goethe« noch ein Kind zu bekommen, war so groß, dass sie die Befruchtung tatsächlich zu spüren meinte. Nach den zwei Söhnen wollte sie unbedingt eine Tochter haben. Ein Mädchen mit braunen Augen und blonden, lockigen Haaren. Der Wunsch ging in Erfüllung. Goethe brachte noch einen achtjährigen Sohn aus seiner Ehe mit. Die Patchworkfamilie war komplett. Meine Kinder, deine Kinder, unsere Kinder. Ohne lange Übergänge, ohne Probezeiten mussten alle miteinander klarkommen. Das Baby, die kleine Prinzessin unter den drei Prinzen, wurde zum Bindeglied. Alle liebten die kleine Schwester, mit der sie durch die Mama oder den Papa ja irgendwie verwandt waren. Das Leben in der Großfamilie war schön, fast zu schön.

Goethe entpuppte sich im wahren Leben mehr als gefühlsgehemmter Wissenschaftler denn als leidenschaftlicher Liebhaber. Die schönen romantischen Verse waren reine Theorie. Renate vermisste die Leidenschaft, die spontanen Umarmungen. Der Sex blieb mehr als mäßig. Der Mann war einfallslos und hatte wenig Erfahrung. Trotzdem fühlte sich Renate wohl. Er managte alles, behielt den Überblick. Sie machten wunderbare Reisen. Gingen in Konzerte. Er führte Renate an Beethoven heran. Der geistige Profit glich das emotionale Defizit aus. Trotzdem fehlte etwas.

Bewusst wurde Renate das, als sie Herrn F. kennenlernte. Das war ein Mann aus dem Westen, der mit seinem Knowhow Partnervermittlungen im Osten aufbaute. Er führte interessierte Bewerber in das Geschäft ein, an dem auch er verdiente.

Renate gefiel dieser gutaussehende und redegewandte Mann auf den ersten Blick. Auch die anderen Damen, die von ihm geschult wurden, schienen nicht uninteressiert. Er lud seine künftigen Geschäftspartnerinnen nach dem Lehrgang abends in eine Bar ein. Renate bemerkte, dass eine Frau in dieser Runde dem Herrn F. schöne Augen machte. Das aktivierte ihre Kämpfernatur. Wenn hier jemand den Herrn F. bekommen sollte, dann war sie das. Renate brachte sich ins Spiel und gewann. Herr F. lud sie zu sich ins Schwabenland ein. Natürlich rein dienstlich. Renate flog heimlich davon. Morgens hin, abends zurück. Es entwickelte sich eine heiße Affäre mit regelmäßigem Flugverkehr. Zwischendurch kam Herr F. auch in ihre Stadt. So einen tollen Sex hatte sie noch nie erlebt. Eigentlich auch danach nie wieder. Da stimmte einfach alles. Vielleicht hatte das Heimliche, Verbotene, die Treffen im bestellten Hotelzimmer – jede Begegnung – mit dem Schauder des Verruchten geschmückt. Einzigartig, dieser Rausch. Renate plagte kein schlechtes Gewissen. Sie hatte nicht das Gefühl, ihren Mann zu betrügen. Sie hatte sich nur das geholt, was sie zu Hause nicht bekam. Zwei Jahre lang.

Dann kam »Goethe« den ständigen Terminen im Schwabenland auf die Schliche. Er wusste nichts Genaues. Aber er spürte es. Renate veränderte sich immer mehr. Die Lust auf Nähe und Sex schien ihr abhanden gekommen zu sein. Das ließ ihn stutzig werden. Als sie eines Abends vom Flugplatz kam, fragte er sie mit scharfer Stimme: »Wo kommst du jetzt her?« Renate suchte nicht nach Ausreden. Es war an der Zeit, es ihm zu sagen. Sie war nur auf eine so direkte Frage nicht vorbereitet. Zwei Männer zu haben, war schon zur Normalität geworden. Den einen für den Körper, den anderen für den Kopf. Damit hätte sie gut weiterleben können. Die Ehe mit »Goethe« hatte eigentlich nicht darunter gelitten. Im Gegenteil. Sie war erträglich geworden. Der Ehemann hätte gut daran getan, den Konflikt nicht aufbrechen zu lassen. Wirklich, der Schwabe hatte »Goethe« nicht geschadet. Er bescherte ihm eine fröhliche und zufriedene Frau, die ihn mit seinen emotionalen Verkrustungen so nehmen konnte, wie er nun mal war. Alles hätte seine Ordnung gehabt, die er in jeder Hinsicht über alles liebte.

Beide glaubten mit dem Knick in der Ehe weiterleben zu können, ohne darüber zu sprechen, wie er zu glätten wäre. Renate flog nicht mehr mit dem Flieger davon. Goethe mühte sich um mehr Sex. Der Konkurrent musste ihm Auftrieb gegeben haben. Seinen Charme erreichte er nie. Renate konzentrierte sich auf das, was sie mit Goethe verband. Den Gedankenaustausch, die Arbeit, den Haushalt, die Kinder, etwas Kultur und Reisen.

»Goethe« bohrte nicht in dem Vergangenen, wie es betrogene Ehemänner meistens tun. Sie machen bei jeder Gelegenheit Vorwürfe, sprechen neue Verdächtigungen aus, wollen genau wissen, wie es war mit dem Liebhaber. Ein langsames Sterben der Gefühle. Viel schlimmer als der Treuebruch selbst. Goethe versuchte auch nicht, seinen Stolz über einen eigenen kleinen Seitensprung zu retten. Manchmal kann das ganz positive Spannungen in der Ehe erzeugen. Die Angst, etwas zu verlieren, verdeutlicht den Wert dessen, was man besitzt.

Er löste das Problem ganz pragmatisch und wurde zum Kontrolleur und Aufseher. Dazu glaubte er ein Recht zu haben, um die Ordnung wiederherzustellen. Renate musste Rechenschaft darüber ablegen, zu welchem Zweck und wie lange sie die Wohnung verließ. Schließlich war hier ihr Büro. Die Leute, die ihre Dienste in Anspruch nehmen wollten, kamen zu ihr. Sie musste nirgendwo hin. Und wenn sie mal mit der Straßenbahn in der Stadt unterwegs war, sollte sie die gestempelten Fahrkarten vorlegen. Er musste wissen, wann und wo sie hingefahren war. Als sie die Fahrschule machen wollte, hielt er das für einen Scheidungsgrund. Er fuhr sie überall hin, wenn das nötig war. »Goethe« schien zufrieden, über alles den Überblick zu haben. Das war krankhaftes Misstrauen. Das war Freude an der Macht. Endlich hatte er die quirlige, sich ständig behauptende Renate in die Knie gezwungen. Sie hatte das Büßerhemd übergestreift, ohne Schuldgefühle zu haben.

Renate lebte wie ein Wildvogel im Käfig, der irgendwann die Gitter akzeptiert. Sie verdrängte das Gefühl der Unfreiheit. »Goethe« war längst vom Sockel gestürzt, auf den sie ihn einstmals gestellt hatte. Dieser kluge, über alles Bescheid wissende, kulturvolle Mann. Als Fahrkartenkontrolleur verlor er den letzten Rest an Wärme und Herzlichkeit. Das konnte sie nicht für immer aushalten. Nach zwölf Jahren Ehe reichte sie die Scheidung ein. Dazu hätte er sich nie durchgerungen, schien aber dankbar zu sein, dass sie ihm diese Entscheidung abnahm. Trotzdem warf er ihr noch Steine in den Weg. Nicht etwa die Bitte um Besinnung, um Prüfung, ob die Trennung wirklich nicht zu verhindern sei. Es ging ihm ganz profan um den Versorgungsausgleich, auf den Renate verzichten sollte. Würde sie darauf bestehen, könnte er der Scheidung nach dem Trennungsjahr nicht zustimmen. Renate pfiff auf das Geld und zog mit der vierzehnjährigen Tochter in eine eigene Wohnung. Ihr erster Befreiungsschlag war die Anmeldung in einer Fahrschule. Als sie die Prüfung bestanden hatte, fuhr sie bis zum Abend Auto. Dieser Tag gehört mit den Geburten ihrer Kinder zu den schönsten in ihrem Leben. Dieses Gefühl von Selbständigkeit musste sie genießen. Der kühle Rechner wusste längst, dass er die eingesperrte Tigerin nicht vom Sprung in die Freiheit abhalten konnte, wenn sie sich einmal dazu entschlossen hatte. Da konnte er risikolos pokern.

So war es immer. Immer ist sie gegangen, wenn eine Beziehung auf dem Sterbebett lag.

Ihre erste Ehe war eine Verlegenheitslösung. Den Vater ihres ersten Sohnes, eine Urlaubsbekanntschaft, verließ sie, weil er ihr nicht traute. Ihre erste große Liebe. Als sie ihm beim Tanzen in die Augen schaute, sah sie darin die Augen ihres Vaters. Die Entfernung zwischen ihnen machte das Kennenlernen schwer. Jung, zu jung und neugierig auf das Leben, flirtete sie mit einem jungen Mann aus der Nachbarschaft. Er wollte sie mit dem Kind unbedingt heiraten. Renate glaubte, dass er sie liebe. Erst später erfuhr sie, dass er unbedingt eine Frau mit Kind wollte. Bei einer Untersuchung hatte sich herausgestellt, dass er zeugungsunfähig ist. Die Ehe wurde von einem jähzornigen Kerl beherrscht, der Renate keine Freiräume ließ. Wenn sie zu den männlichen Feriengästen freundlich war, mit einem anderen tanzte oder sich von einem Arzt untersuchen ließ, sah er rot. Er setzte sie stundenlangen Verhören aus. Er sperrte sie ein und schlug sie. Einmal so sehr, dass ihr Trommelfell platzte. Als sie sich von ihm trennen wollte, wurde er immer aggressiver. Sie hasste ihn so sehr, dass sie daran dachte, die Reifen seines Autos anzustechen, damit er einen Unfall haben würde. Es gelang ihr, ihn durch Scheidung loszuwerden.

Bei einem Klassentreffen entdeckte sie den zweiten Ehemann. Er war schon in sie verliebt, als sie noch zur Schule gingen. Er war lieb und gut. Sie konnte sich von den vorhergehenden Ängsten und Schrecken erholen. Renate wurde mit dem zweiten Kind schwanger und heiratete den Schulfreund. Das Leben in der kleinen Familie ging zehn Jahre gut. Dann war die Uhr abgelaufen. Das Ehepaar hatte sich nichts mehr zu sagen. Ständig blockierte der Mann ihre Wünsche nach Weiterbildung. Er warf ihr vor, nur etwas Besseres sein zu wollen. Seine Minderwertigkeitskomplexe konnte sie nicht mehr aushalten.

Von Scheidung war die Rede. Da wurde Renate wieder schwanger. Noch ein Kind wollte ihr Mann auf keinen Fall. Sie eigentlich auch nicht. Schließlich hatte sie bereits zwei Söhne. Alleinstehend und drei Kinder, das wäre schon etwas heftig. Sie meldete sich zum Schwangerschaftsabbruch an. In dem Krankenhaus standen die Betten mit den abortwilligen Frauen schon auf den Fluren. Es ging wie am Fließband. Ein paar Tage nach dem Eingriff bekam Renate furchtbare Schmerzen und hohes Fieber. Eine nicht bemerkte Eileiterschwangerschaft. Bei dem Abbruch war gar nichts entfernt worden. Vielleicht etwas Gebärmutterschleimhaut. Sie war dem Tod näher als dem Leben. Es war ein Gefühl, als wollte sie davonfliegen. Als gar nicht so schlimm hat sie es in Erinnerung, das Sterben. Bei einer Notoperation musste der Eileiter entfernt werden. Die Dramatik um Leben und Tod änderte nichts an dem Entschluss, sich scheiden zu lassen.

Werner, der neue Mann aus dem Internet, kennt diese bewegte Vergangenheit von Renate. Es gefällt ihm, dass sie sich nicht als Männeropfer darstellt, das jetzt aufgefangen werden möchte. Sie ist eine spontane und temperamentvolle Frau, die bei Sturm immer das Ruder ergriffen hat. Das imponiert dem Mann aus dem Westteil der Hauptstadt. Er versteht etwas von Frauen. Als Chef steht er hundertzwanzig Frauen in einer großen Verwaltung im Osten der Stadt vor. Jedes Jahr zum Frauentag überreicht er jeder persönlich eine Rose, diese Tradition hat er gleich übernommen. Er verehrt Frauen und schätzt ihre Arbeit. Kein Süßholzraspler, wie so mancher nette Rosenkavalier. Da kann sich Renate sicher sein.

Er würde sich freuen, das ließ er schon durchblicken, wenn er den Mann mit dem schwarzen Auto, der immer noch durch ihre Gedanken fährt, vertreiben könnte.

Gerade meldet er sich per Handy von der Autobahn. Er wird bald bei ihr sein. Renate freut sich auf das Wiedersehen mit ihm. Diesmal will sie nichts überstürzen und die guten Gefühle wachsen lassen. Nach ein paar Kontakten im Internet haben sie sich gleich ein erstes Mal getroffen. Die Stunde der Wahrheit schlägt immer bei der direkten Begegnung. Aus Werners Foto guckte zwar ein sympathisches Gesicht heraus, aber der ganze Mann mit seinen Blicken, Gesten, Worten und seiner Stimme kann dann doch ganz anders sein. Ob das, was drauf steht, dann wirklich drin ist, wollte auch er recht schnell vor Ort prüfen. Beim Chatten kann man das Blaue vom Himmel von sich behaupten. Werner wohnt bei der ersten Begegnung in einem Hotel in Renates Nähe. Sie wollen sich mit unausweichlicher Nähe nicht gleich zu etwas hinreißen lassen, was nicht von Herzen kommt. Sie verbringen ein wunderbares Wochenende. Renate genießt die Liebenswürdigkeit des Mannes. Er kann über Gefühle reden und Rücksicht nehmen. So war ihr Vater, der über all ihren Männerbekanntschaften schwebt. Und Werner hat einen Humor, der sie zum Lachen bringt.

Eine Woche später fährt Renate zu Werner nach Berlin. Sie ist neugierig auf seine persönliche Umgebung. Eine Wohnung erzählt viel über den Menschen, der in ihr lebt. Renate wird nicht enttäuscht. Geschmackvoll, super ordentlich und so harmonisch wie der Mann. Sie kommen sich an diesem Abend sehr nahe, weil Werner dann doch seine Matratze, die er im Arbeitszimmer ausgerollt hat, nicht benutzt. Für Sex ist die Zeit noch nicht reif. Er sei etwas schüchtern, hat er ihr gleich bei der ersten Begegnung gesagt. Das wollte sie nicht so recht glauben, bei einem Mann, der einen kleinen Stein im Ohr trägt. Den hält sie für ein Signal. Vielleicht wird er heute, wo er übers Wochenende bei ihr bleibt, seine ganze Leuchtkraft entfalten.

CHRISTINA F., 57, VETERINÄRINGENIEURIN

Einer aus dem Westen oder Zwei Verrückte, ein Gedanke

Christinas Mann ist gestorben. Ganz plötzlich. Umgefallen und tot. Er war nicht krank. Sie konnte sich nicht darauf vorbereiten, allein zu sein. Obwohl sie eigentlich schon seit Jahren allein war. Sie lebten nebeneinander her. Aber das ist etwas anderes. Er ist von heute auf morgen für immer gegangen. Er hat sie zurückgelassen. Eine Witwe, eine Hinterbliebene.

Als der erste Schock überwunden ist, muss sie raus. Ihr fällt die Decke auf den Kopf. Raus aus den eigenen vier Wänden. Bloß nicht wie eine Blöde den Reinemachefimmel kriegen und alle vierzehn Tage die Fenster putzen. Ihre Kinder sind um sie besorgt, fangen an, sie zu bemuttern. Überall soll sie mitkommen, damit sie nicht zu viel alleine ist. Christina merkt, dass diese liebevolle Umklammerung zur Fessel wird. Für beide Seiten. Der Moment ist gekommen, dass sie wieder auf eigenen Füßen stehen muss, unabhängig sein will. Auch ihre Kinder brauchen diese Freiheit.

Christina hat eine Freundin, die schon längere Zeit Witwe ist. Sie weiß, wie es einem dabei geht. Tausend Ideen im Kopf, aber man traut sich nicht. Und irgendwie ist es ja auch frustrierend, so allein durch die Gegend zu taumeln. Tiefe Freude entsteht erst, wenn man sie mit jemandem teilen kann. Die Freundinnen ermuntern sich gegenseitig, etwas gemeinsam zu unternehmen. Erst sind es kleine Ausflüge in die Stadt. Dann will Christina tanzen gehen. Da hat sie schon Übung. Jedes Jahr ist sie mit Freundinnen einige Tage nach Mallorca geflogen. Auch als ihr Mann noch lebte. Das war so eine richtige

Weiberwoche. Einfach aus Spaß an der Freude. Einmal vergessen, wie alt man ist oder dass jemand auf das Abendbrot wartet, der Hund raus muss, die Kinder zur Schule müssen, die Wäsche nicht gebügelt ist, noch nicht eingekauft wurde.

In den warmen Sommernächten haben sie getanzt bis zum Umfallen. Einfach getanzt. Dabei hat Christina ihre Ängste verloren. Sie kann sich jetzt ganz ungezwungen unter fremden Menschen bewegen. Mit einem ganz anderen Selbstbewusstsein geht sie auf Leute zu und knüpft Kontakte. Darum ist sie gar nicht mehr gehemmt, jemanden kennenzulernen. Beim Tanzen auf der Insel hat sie geübt, gute Laune auszustrahlen, freundlich abzulehnen und nein zu sagen, wenn etwas gar nicht passt. Tanzen lässt Nähe zu, aber verpflichtet zu nichts. Die Angst, man könnte, sollte, hätte, müsste, findet nur im Kopf statt. Das war auch für Christina ein Lernprozess. Anfangs stellte sie sich an wie Aschenputtel. Geniert, geziert, den Blick möglichst nach unten. Aber dann wurde sie immer lockerer, konnte anderen Männern und Frauen ins Gesicht sehen. Tanzen auf Mallorca – auch wenn man um die fünfzig ist, kein Problem. Aber hier in der Stadt oder gar zu Hause auf dem Dorf?

Die Freundinnen haben ein Café im Auge, in dem noch richtige Tanzmusik gespielt wird. Heutzutage eine Rarität. Ein Treffpunkt für Singles und Paare, die gern tanzen möchten, aber dem Diskoalter entwachsen sind. Ein gepflegtes Café mit Tradition. Ihm eilt der Ruf voraus, dass hier nur die Herren Don Juan, Casanova, Münchhausen und Lui Bordello – alle etwas in die Jahre gekommen – zu treffen sind. Ganz Boshafte tun fast so, als würde man in einem Puff landen. Die Freundin ist zögerlich. Christina stört dieses Gerede nicht. Sie weiß, dass so etwas immer nur Leute von sich geben, die sich selbst gar nichts trauen, die zu Hause lieber ersticken, als auch nur einen Fuß vor die Tür zu setzen. Abwerten ist ihre Rechtfertigung für Feigheit und Trägheit. Wer nichts macht, kann nichts falsch machen. Aber eben auch nichts erleben. Wenn bei ihr im Dorf Tanz ist, dann sind da nur Paare und meist Jüngere. Ein reifer Single ist da fehl am Platze und fühlt sich wie ein vergessener Schirm. Tropfnass im Ständer. Keiner braucht ihn, weil draußen längst die Sonne scheint. Und dann noch die Blicke der verheirateten Frauen. Tödlich. Was will die denn hier? Sie hat es auch mit Single-Partys versucht. »Fisch sucht Fahrrad«. Durchaus witzig. Aber insgesamt eher nervtötend. Nur verrückte und laute Musik und total überfüllt. Junge Leute mit Alkohol und Zigaretten auf der Tanzfläche. Das ist nicht ihr Stil.

Christina, die Tänzerin, schleppt mit allerlei Überredungskünsten die Freundin in das Café M. Es ist schon kalt und sehr neblig. Die Luft ist voller feiner Wassertröpfchen. Es regnet nicht, aber die Mäntel sind trotzdem nass. Wie in einem Gradierwerk. Nur der heilende Salzgehalt der Luft fehlt. Das Wetter ist eher dazu geeignet, sich einen Schnupfen zu holen. Da machen sich vernünftige Menschen lieber auf dem Sofa lang. Und richtig: Als die beiden durch die großen Schaufenster des Cafés schauen, sitzen da nur weißhaarige Männer drin. Ach du meine Güte, Rentnertreff. Die Freundin weigert sich, durch die Tür zu gehen. Nichts da. Sie sind hierher ziemlich lange unterwegs gewesen. Nun werden sie doch nicht wie kleine Teenager einfach umkehren, weil nicht die richtigen Boys zu sehen sind. Also rein. Die beiden Damen ziehen alle Blicke auf sich. Schaulaufen. Endlich, kreiselt es in den Köpfen der Herren, kommt etwas zum Tanzen und Flirten. Man muss keine Gedanken lesen können, um das ausgebrochene Jagdfieber zu spüren. Typisch Männer, meint die Freundin. Das muss man aushalten, weiß Christina. Wäre der Raum voller Frauen und es kämen zwei Herren herein, wären die Blicke ebenso musternd, abschätzend, lüstern. Viel schlimmer wäre es doch, es würde keiner gucken, niemand von ihnen Notiz nehmen. Wie recht sie hat.

Die beiden Frauen tanzen den ganzen Abend, haben zum Schluss wunde Füße und amüsieren sich köstlich. Auch über die schrägen Vögel. Aber die sind in der Minderheit. Man findet sie übrigens überall in den Bars, Cafés, an den Sommerstränden, auf den Skipisten. Bei einem Cocktail plaudern Christina und ihre Freundin mit Robert, einem pensionierten

Lehrer. Er ist alleinstehend. Ins Café M. fährt er, weil er in seiner Stadt nicht mehr tanzen gehen kann. Alle Frauen stürzen sich auf ihn und machen Offerten. Er aber möchte nur tanzen und nicht gleich heiraten. Auch Frauen kommen von weiter her, weil es in den ländlichen Gebieten keine Möglichkeiten gibt, allein tanzen zu gehen. Alles nur Disko, laut und schrill. Nichts für ältere Ohren.

Die Absicht, hier einen Mann zum Verlieben zu finden, hat Christina nicht. Den Gedanken hat sie schnell beiseite gelegt. Sie kennt zu viele Frauen um sich herum, die viel versucht haben und immer noch allein leben. Sie will sich bei den kleinen Vergnügungen, die sie sich gönnt, nicht unter Druck setzen. Bewusstes Suchen lehnt sie ab. Jede Verbissenheit liegt ihr fern. Ihre Freundin hat schon achtmal eine Anzeige aufgegeben und sich unentwegt mit Männern getroffen. Es war nie etwas Passendes dabei, und manchmal endete es sogar unangenehm. Wenn Christina mit einem Mann tanzt, dann fühlt sie ihn, dann riecht sie ihn, unterhält sich mit ihm. Sie merkt zumindest, ob er ihr sympathisch ist. Und wenn gar nichts gefällt, dann tanzt sie keine weitere Runde. Das war es dann. Sie will nicht ständig so viel Aufwand betreiben. Auf Anzeigen antworten und Männer treffen, die sie lieber nicht getroffen hätte. Solche Begegnungen sind meist nicht so schnell und unkompliziert zu beenden wie ein gemeinsamer Tanz. Schließlich ist der ganze Abend verdorben, weil die Erwartung hoch und das Ergebnis gleich Null ist. Im Café M. ist sie vor solchen Enttäuschungen sicher.

Anzeigen, nein, das kommt für sie gar nicht in Frage. Sich selbst zu beschreiben, findet sie komisch. Das endet meist in Aufschneiderei oder falscher Bescheidenheit. Wie sie ist, soll doch bitte jemand selbst herausfinden. Was sie da immer in den Zeitungen liest von den Männern, das glaubt doch kein Mensch. Oder es ist so allgemein, dass es nur Herr Jedermann sein kann. Den möchte sie nicht kennenlernen. Entweder sie läuft jemandem über den Weg oder nicht. Ganz aussichtslos ist das im Café M. nicht. Sie kennt schon vier Frauen, die hier einen Partner gefunden haben. Warum auch nicht? Das ist doch viel natürlicher, als durch das Internet zu jagen und sich mit Nicknames zu tarnen.

Vor allem Leute, die nie im Café M. waren, halten es für anrüchig. Dabei verbringt sie mit der Freundin im Café M. immer wieder tolle Abende, lernt interessante Männer in allen Altersklassen kennen, führt geistreiche Gespräche, hat viel Spaß und bekommt Komplimente. Das tut ihr gut. Und das reicht ihr. Sie ist glücklich und entspannt. Einmal fragte sie ein Herr, ob sie eine Lehrerin sei. Sie sähe mit der Brille etwas streng aus. Da hat sie dann für das Tanzen doch die Kontaktlinsen eingelegt. Sie weiß, dass Männer Lehrerinnen fürchten. Weil sie immer alles besser wissen und mit erhobenem Zeigefinger sprechen. Erinnerungen an die eigene Schulzeit. Ein Trauma aus der Kindheit. Darunter leiden Männer häufig. Man muss ja seine Chancen nicht wissentlich verkleinern. Christina möchte gern tanzen und keine Körbe bekommen. Darum will sie auch hübsch und ansprechend sein. Grundsätzlich fordert sie nur Männer auf, die auch sie schon mal zum Tanz gebeten haben oder wo es zumindest einen Blickkontakt gab. Gewisse Signale für Interesse müssen vorhanden sein.

Beinahe gehört sie schon zu den Stammgästen. Die meisten kommen wie sie hierher, um zu tanzen und allein nach Hause zu gehen. Sicher sind auch einige dabei, die gern jemanden erobern würden. Männer wie Frauen. Warum auch nicht, wenn man weiter nichts vorhat? Im Café M. gehört es zum guten Service, darauf zu achten, dass niemand belästigt wird. Wenn beispielsweise ein Mann von einer Dame schon dreimal einen Korb bekommen hat, fragt der Kellner nach, ob der Mann ihr vielleicht auf die Nerven gehe. Da gibt es eindeutige Regeln. Solche Gäste werden zur Ordnung gerufen oder auch des Lokals verwiesen. Christina braucht dafür keinen Kellner. Aber es ist ihr schon angenehm, sich geschützt zu wissen.

Ganz sicher vor einem Abenteuer ist sie trotzdem nicht. Unverhofft, ungeplant, ohne jede Absicht. Ein toller Abend, ein toller Mann. Er will sich mit ihr verabreden. Christina lehnt ab. Aus Prinzip und weil sie wirklich keine Zeit hat. Die

Freundin erkennt das Begehren das Mannes, das Blitzen in seinen Augen. Sie flüstert ihm zu, dass Christina morgen Geburtstag hat und wo das gefeiert wird. Am nächsten Tag steht er vor ihrer Tür mit einem gewaltigen Blumenstrauß. Natürlich schickt sie ihn nicht weg. Er bleibt vier Tage. Sie machen Ausflüge, fahren Fahrrad, lieben sich, schlafen zusammen. Dann sehen sie sich nie wieder. Er wohnt im tiefen Westen und kann dort nicht weg. Sie hat unter keinen Umständen die Absicht, ihr Dorf, ihr Haus zu verlassen. Eine Fernbeziehung kommt für beide nicht infrage. Sie wissen von Anfang an, dass dieses Feuer bald erlischt. Der Abschied bereitet keine Traurigkeit. Beide haben wunderbare Tage gehabt. Ohne wenn und aber.

Auf der Geburtstagsfeier wundern sich die Freundinnen, die Christina gut kennen, was da plötzlich für ein Mann aufgetaucht ist. Sie lächelt verschmitzt und stellt ihn als den Gärtner vor. Die anwesenden Damen wissen Bescheid. Die Kinder fragen besorgt, ob das jetzt Mamas Freund sei. Nicht, dass sie etwas dagegen hätten, aber so plötzlich und unangemeldet. Nein, es ist nicht der neue Freund. Der Mann ist nur für ein paar Tage zu Besuch. Christina genießt jede Stunde. Warum soll sie sich verweigern, wenn sie Lust hat und sie jemand begehrt? Ist eine solche spontane Affäre nicht ehrlicher als mancher Sex in abgestandenen Beziehungen? Christina ist glücklich, dass sie sich fallen lassen kann. Früher, als sie ganz jung war, hat sie immer gedacht, dass so etwas im Alter unmöglich sei. Aber dann springt ein Funke über und man tut es. Um ehrlich zu sein, das hat sie sich nicht mal als junges Mädchen getraut. Zu viele Bedenken, zu viele Hemmungen, zu viel Moral. Diese blöde Frage, ob Männer immer nur das Eine wollen, stellt sie sich schon lange nicht mehr. Wichtig ist ihr, was sie will und was sie zulässt. Dass sie das als Frau steuern kann, hat sie bei all ihren Besuchen im Café M. ausgetestet. Wenn sie bei Gesprächen an der Bar erotisches Interesse bemerkt, dann fasst sie das als Kompliment auf und nicht als die plumpe Anmache eines Jägers und Sammlers. Sie hat gefallen, sie war erregend, sie hat Lust gemacht. Ein schönes Gefühl, auch wenn man dann allein nach Hause fährt.

Wieder mal ist Christina mit Freunden im Café M. Sie wird von einem Mann aufgefordert, den sie vorher nicht wahrgenommen hat. Er sitzt hinter ihr an der Bar. Ansonsten schaut sie schon ein wenig in die Runde und mustert das Angebot. So wie es die Männer auch tun. Dabei geht es vor allem darum, ob jemand wenigstens einigermaßen tanzen kann. Gute Tänzer halten sich zunächst bedeckt, schauen aus dem Hinterhalt erst einmal zu, wie die Frauen tanzen. Erst dann fordern sie auf. Sie möchten nicht, dass ihnen eine dauernd auf den Füßen steht.

Christina ist eine flotte Tänzerin. Die männlichen Stammgäste wissen das und machen gern mit ihr das Warm-up. Heute aber ist sie gleich vergeben, an einen, der hier noch nicht gesehen wurde. Irgendetwas ist anders mit diesem Mann. Sie spürt das, ohne es gleich zu begreifen. Er bringt sie zum Platz zurück. Ihre Augen tasten durch den Raum. Wo ist er geblieben? Bei der nächsten Damenrunde fordert sie ihn auf. Das ist das Schöne im Café M. Die Frauen müssen nicht warten, bis sie einer entdeckt. Sie können selbst wählen. Das kostete nur anfangs Überwindung. Christina hat den Grundkurs für selbstbewusstes Auftreten lange hinter sich.

Sie tanzt mit dem Mann, er lädt sie an die Bar ein. Sie erzählen und erzählen. Er möchte sich mit ihr in der nächsten Woche wieder in diesem Café treffen. Solche Verabredungen hat es bisher nie gegeben. Sie wird kommen, verspricht sie, mit ihrer Freundin. Sie bleibt nicht, wie sonst immer, anonym. Als sie sich an diesem Abend verabschieden, weiß er, wie sie heißt. Christina ist aufgewühlt. Noch nie hat sie solche privaten Informationen preisgegeben. Zwei Tage später ruft er sie an. Eine Telefonnummer zu finden ist heutzutage nicht schwer. Er möchte sie zum nächsten Treffen gern abholen. Christina sagt der Freundin ab und fährt allein mit ihm zum Tanz. Sie tanzen und reden, bis die Kellner die Stühle rücken. Am nächsten Tag verreist sie mit der Freundin. Diese Herbsttour ist schon lange gebucht und nicht mehr zu verschieben. Wer kann schon ahnen, dass einem plötzlich der Mann begegnet, der das Herz schneller schlagen lässt. Wenn es ihm auch so geht, er ebenso empfindet, werden zehn Tage Abwesenheit den Gefühlen nicht schaden. Zeit zur Besinnung.

Christina weiß, dass Uwe geschieden ist, aber seit drei Jahren in einer neuen Beziehung lebt. Und dass es wieder ein West-Mann ist. Einer mit Ost-Wurzeln. Aber das ist lange her. Seine Eltern gingen kurz vor dem Mauerbau in den Westen. Da war Uwe zwölf Jahre alt. Alles, was bisher in seinem Leben wichtig war, fand im Westen statt. Damit hat Christina kein Problem. Sie ist offen und neugierig. Dass er in einer Beziehung lebt und sie anbaggert, macht ihr schon zu schaffen. Auf Machtkämpfe mit einer anderen Frau will sie sich nicht einlassen. Sie will auch keine Besuchsliebe sein, wenn Uwe hin und wieder mal in ihrer Gegend zu tun hat.

Diese Gedanken müssen gar nicht vertieft werden. Als Christina aus dem Urlaub mit der Freundin zurückkehrt, hat sich Uwe bereits von seiner Lebenspartnerin getrennt. Er ist ein Mann der klaren und schnellen Entschlüsse. In seinem Beruf musste er immer verantwortungsvoll entscheiden. Ein Sitzen zwischen den Stühlen gibt es bei ihm nicht. Richtig glücklich war er mit der anderen Frau ohnehin nicht. Ob er es mit Christina wird, kann nach so kurzer Bekanntschaft keiner sagen. Einen Versuch ist es wert. Als vorzeitiger Pensionär ist er an nichts weiter gebunden. Christina ist beeindruckt von der Entschiedenheit des Mannes.

Das Herzklopfen verwandelt sich in Begehren. Sie erlebt die erste Nacht mit Uwe. Sie weiß, da ist etwas, das sie beide verzaubert hat. Andere Sicherheiten braucht sie nicht. Also worauf soll sie warten? Sie küssen sich, streicheln den ganzen Körper. Da trifft seine Hand eine Narbe. Die rechte Brust ist nicht mehr da. Krebs. Die Operation liegt schon viele Jahre zurück.

Christina hatte damals den Knoten selbst ertastet. Bei der Vorsorge wurde nichts bemerkt. Die Ärzte wollten nur den Knoten entfernen. Als sie die Bilder sah, bestand sie darauf, die Brust zu amputieren. Nach der OP erklärte man ihr, dass das sowieso nötig gewesen wäre. Sie stellte sich den Behandlungen. Schon wenn sie den Raum zur Chemotherapie betrat, wurde ihr schlecht von dem eigentümlichen Geruch. Richtig krank wurde sie bei der engmaschigen Nachsorge. Jedes Mal zeigte die Ärztin ein bedenkliches Gesicht. Dann das Warten auf die Befunde. Nichts gefunden. Ein Glück. Aber immer wieder diese Ängste. Sie lebte von einem Nachsorgetermin zum anderen. Nach zwei Jahren beschloss sie für sich, dass sie jetzt gesund sei, und ging nirgendwo mehr hin. Das war ihre ganz persönliche Entscheidung. Eigenwillig und nicht unbedingt zur Nachahmung zu empfehlen. Christina geht es mit diesem Abstand zur Krankheit deutlich besser. Sie hat ihr Gleichgewicht wiedergefunden.

Uwe sagt später einmal, dass sie ihm das ruhig vorher hätte sagen können. Ja, wie denn? Sollte sie ihn warnen, »erschrick nicht, wenn ich mich ausziehe, ich habe nur noch eine Brust«? Sie wusste nicht, wie sie das verpacken sollte. Entweder er kann es verkraften oder nicht. Vorher darüber einen Vortrag zu halten, fände sie schlimmer, als den Moment der Entdeckung auszuhalten. Entweder er rennt jetzt schreiend zur Tür raus oder er bleibt. Natürlich bleibt er. Er liebt sie doch ganz und gar.

Ihr verstorbener Mann konnte sie nach der Operation nicht mehr ansehen. Es muss ihn so abgestoßen haben. Das Liebesleben kam völlig zum Erliegen. Nicht mal ins Bad kam er mehr rein, wenn er befürchten musste, sie dort nackt zu treffen. Er hat darüber auch nicht gesprochen. Nur zurückgezogen hat er sich. Für ihn war das etwas ganz Fürchterliches. Wahrscheinlich erschien sie ihm entfraut. Er trug schon lange keine Liebe mehr in sich. Das machte es Christina leichter, an seiner Ablehnung nicht zu verzweifeln.

Sechs Wochen nach dem ersten Tanz zieht Uwe bei ihr ein. Christina ist froh, dass ihre drei Kinder nicht mehr bei ihr wohnen. Die Jüngste hat gerade vor einigen Wochen das Nest verlassen. Sie hat eine sturmfreie Bude, muss nichts erklären, keinen um Verständnis bitten. Sie lebt jetzt ihr Leben mit vollem Risiko. Misstrauen und Ängste haben keinen Platz in ihrer Liebe. Wenn es schiefgeht, hatte sie wenigstens eine schöne Zeit. Es gibt keinen Tag, den sie missen möchte. Es ist so, als würden sie und Uwe sich schon ewig kennen. Sie fühlen sich seelenverwandt.

Uwe geht mit ihr in der Adventzeit in ein Schmuckgeschäft. Freundschaftsringe will er kaufen. Die Verkäuferin fragt, ob sich das Paar verloben oder heiraten wolle. Auf Freundschaftsringe kommt sie wohl bei Leuten im gesetzten Alter gar nicht. »Na, verloben«, antwortet Uwe ganz selbstverständlich. Und wann? »Gravieren Sie den 24. Dezember ein.« Darüber haben beide bisher gar nicht gesprochen. Christina guckt ihn nur an und lässt es geschehen. Sie hat das Gefühl, dass es so sein muss. Als sie in der Vorweihnachtszeit ihre Eltern besuchen, hält Uwe um die Hand von Christina an. Eine Geste, gutes Benehmen, ein Spaß, Ernsthaftigkeit. Die Eltern freuen sich, dass es der Tochter wieder gut geht. In der Nacht zu Weihnachten steckt sich das Paar die Ringe an.

Christinas Ehe, der Mann, mit dem sie 26 Jahre verheiratet war, die Zeit mit den Kindern, als sie klein waren, haben einen festen Platz in ihren Erinnerungen. Aber sie lebt nicht darin. Sie hat aufgeräumt, Platz gemacht für Neues. Ein Mann muss bei ihr nicht fürchten, ständigen Vergleichen ausgesetzt zu sein, mit einem, der tot ist und zu einer unheimlichen Konkurrenz wird. Die letzten Jahre in der Ehe waren nicht die freudvollsten in ihrem Leben. Sie hätte sich aber sicher nie getrennt von ihrem Mann. Zu viel hatten sie gemeinsam durchgestanden, zu viel hatten sie nach der Wende noch vor sich. Kredite, der Kampf um die Existenz. Damit konnte sie ihn nicht allein lassen. Eine Scheidung hätte alles zerschlagen und den Kindern das schöne Zuhause genommen. Ihr Mann war keiner, der gern selbständig arbeiten wollte. Nur die Umstände nach der Wende, drohende Arbeitslosigkeit, hatten ihn dazu gezwungen. Das veränderte sein Wesen. Er hatte sich in sich selbst verkrochen. Seine cholerischen Züge brachen immer öfter durch. Man wusste nicht warum, war bemüht, keine Anlässe zu schaffen. Aber da konnte bereits die berühmte Fliege an der Wand der Auslöser sein. Immer fand sich ein Grund, andere herunterzuputzen, zu explodieren. Diese Unberechenbarkeit war schlimmer als der Liebesentzug.

Christina suchte nach Ersatzbestätigung. Eine Weiterbildung nach der anderen. Und immer neue Geschäftsideen. Das war ihre Insel. Das gemeinsame Leben reduzierte sich zunehmend auf die Arbeit und die Abzahlung der Kredite. Als Befreiung hat sie den Tod des Mannes dennoch nicht empfunden.

Sie geht mit offenen Armen auf die neue Liebe zu. Sie denkt nicht, etwas versäumt zu haben, wenn sie auf das Vergangene blickt. Das war ein Teil ihres Lebens, auch mit schönen Momenten. Jetzt beginnt etwas Neues. Die Gemeinsamkeiten sind schnell gefunden. Die Unterschiede müssen vorsichtig in Augenschein genommen werden. Uwe ist ein besonders ordentlicher und genauer Mensch. Alles liegt dort, wo es hingehört. Er weicht total ab von dem Klischee des Mannes, der immer die Zahnpastatube offen lässt. Bei Christina herrscht Ordnung im Chaos. Irgendwo müssen sie sich treffen, um sich nicht gegenseitig auf die Nerven zu gehen. Christina kennt ihre Schwäche. Sie bemüht sich, ordentlicher zu werden. Er kritisiert und meckert nicht, zeigt nur, wie es sich mit etwas mehr Ordnung leichter leben lässt. Dem kann eine selbstbewusste Frau folgen, ohne sich angegriffen zu fühlen. Uwe – der Westmann – hat Achtung vor seiner Ostfrau. Immer wieder wundert er sich, wie sie Reifen wechselt, an den Schrauben der Heizung dreht, ganz gezielt Handwerker bestellt und drei Dinge gleichzeitig erledigt. Mittag kochen, Wäsche waschen und saugen. »Wie machst du das nur?«, wundert er sich. Das kennt er nicht von der geschiedenen Westfrau. Die war für die Kinder da, hat nicht gearbeitet und füllte den Tag damit aus, was Christina ruck zuck am Wochenende zwischen Frühstück und Mittagessen erledigt. Sie will nicht oberflächlich und überheblich urteilen. Es ist eine andere Gesellschaft gewesen. An dem Verhalten und der Stellung der Geschlechter werden die Unterschiede sehr deutlich. Für Christina ist ihre Berufstätigkeit immer noch sehr wichtig. Nicht nur wegen des Geldes. Sie braucht die Arbeit, um mit anderen Menschen zusammenzusein, Eindrücke zu sammeln, Bestätigung zu finden. Es ist schön, wenn man dann zu Hause etwas zu erzählen hat. Uwe kümmert sich um alles im und um das Haus. Er ist ein perfekter Handwerker. Da ist es gut, sich tagsüber nicht gegenseitig auf die Füße zu treten.

Er ist auch ein sehr politischer Mensch, sehr engagiert. Das sind Dinge, die an Christina etwas vorbeigehen. Sie hat durchaus eine Meinung, aber sie bringt für solche Fragen keine Energie auf. Er ist einer, der in die Offensive gehen kann. Dann denkt Christina: Lass ihn mal laufen, irgendwann kommt er wieder runter. Und da ist er schon. Irgendwie passt es. Sie sind sich beide auch hier nicht im Weg. Keiner bastelt ehrgeizig am anderen, um ihn nach seinen Vorstellungen zu formen. Manches färbt ab, wenn man sich liebt und den anderen respektiert. Mitunter haben sich unterschiedliche Standpunkte und Meinungen auch kräftig aneinander gerieben. Christina fallen bei ihm Misstrauen und Vorsicht gegenüber anderen Menschen auf, wo sie eher großzügig und gelassen reagieren würde. Uwe neigt dazu, alles kontrollieren zu wollen. Vielleicht eine Berufskrankheit oder ein Überbleibsel aus seiner früheren Rolle als Ernährer der Familie. Beide haben sich aber so gern, dass sie solche Diskussionen überstehen. Wie sehr sie Uwe liebt, wie schön es ist, wenn er bei ihr ist, wird ihr kurioserweise sogar bewusst, wenn er schnarcht. Ja, er schnarcht tatsächlich so, da wackelt das ganze Haus. Wirklich ein Grund für getrennte Schlafzimmer. Christina hört es nicht, will es nicht hören, ist betäubt, hat unsichtbare Liebesstöpsel im Ohr. Ohne seine Nähe kann sie nicht mehr einschlafen.

Was passt und wo die Säge auch mal klemmen kann, wissen sie noch nicht so genau, als sie schon wenige Monate nach der Verlobung heiraten. Klammheimlich. Nicht, dass sie sich verstecken wollen. Sie möchten diesen Hochzeitstag für sich haben. Es ist nur von einer Urlaubsreise mit einem befreundeten Paar die Rede. Irgendwo in Bayern, in einem romantischen Bergdorf, in das sich Christina schon vor vielen Jahren verliebt hat. Dort soll es sein. Niemand weiß davon. Weder die mitfahrenden Freunde noch die Kinder von Christina. Das nehmen sie der Mutter, der sie sehr nahe stehen, dann übel, sind lange beleidigt. Wenn sie nur die geringste Ahnung von diesem Termin gehabt hätten, wären sie dort alle aufgetaucht. Genau das wollte Christina nicht. Bei den Kindern von Uwe sind solche Überraschungsangriffe weniger zu befürchten. Der Abstand zum Vater ist größer. Die kommen nur, wenn sie eingeladen sind.

Beim Abendbrot im Hotel erfahren die Freunde, dass morgen geheiratet wird. Am nächsten Maitag werden Christina und Uwe um 10 Uhr im Standesamt hoch in den Bergen ein Ehepaar. Nach der Trauung ziehen sie die Wandersachen an. Ab zur Zugspitze. Die Sonne scheint, sie können bis nach Österreich gucken. Es ist ein traumhafter Tag, der ihnen ganz allein gehört.

Nicht nur Christinas Kinder sind erstaunt, dass alles so schnell ging. Was hat die beiden getrieben? Ist Heiraten heute überhaupt noch wichtig? Sie kennen sich doch noch gar nicht richtig. Und die schöne Witwenrente, die ist nun auch futsch. Über all diese Hürden sind Christina und Uwe in Weltrekordzeit gesprungen. Sie haben darüber nicht nachgedacht, nicht abgewogen, ausgelotet, lange diskutiert. Da sind beide gleich verrückt, etwas aus dem Bauch heraus zu tun. Nur die Liebe zählt in diesem Moment und das unbestechliche Gefühl, dass sie zusammengehören.

Als der Sommer im August noch einmal in Hochform kommt, heiraten sie kirchlich. Jetzt wollen sie ihre Freude mit Kindern, Eltern, Freunden teilen. Das Brautpaar fährt mit den engsten Familienangehörigen in einem Kremser vor. Die Glocken der Dorfkirche läuten. Christina im weißen Hosenanzug und Hut. Sie ist aufgeregt und denkt, dass sie jetzt fürchterlich weinen wird. Ein Taschentuch wird nicht reichen. Sie bräuchte ein Laken. Dann ist sie so gefesselt von der Rede des Pfarrers. Er findet die richtigen Worte für ein Paar, das sich noch mal traut. Liebevoll und weise. Alles schnäuzt um sie herum. Schließlich muss man bei einer Hochzeit doch zu Tränen gerührt sein. Diese Rührung gönnt sie den anderen gern. Sie ist einfach nur fröhlich und glücklich.

ANGELIKA D., 72, INGENIEURIN I.R.

Der Vorleser oder Abschied vom Kartoffelkäfermann

Eine Maschine aus Alicante landet in Deutschland. Es geht auf Mittag zu. Braungebrannte Spanien-Urlauber strömen zum Kofferrondell. Die Halle füllt sich mit Lachen und Schwatzen. Manche Fluggäste werden erwartet. Sie winken den Freunden in der Flughalle durch die sich immer wieder öffnende Schiebetür zu. Auf Angelika wartet niemand. Gedankenversunken starrt sie auf das Förderband, bis sich ihr Gepäck im Kreis dreht. Es ist ihre letzte Reise aus Spanien nach Deutschland. Sechs Jahre hat sie mit ihrem Mann an der Costa Blanca gelebt. Heute kommt sie nach Hause zurück. Ohne Mann. Ohne Arbeit. Ohne Geld. Mit einem Berg von Schulden. Sie muss ganz von vorne anfangen. Die Wohnung, die sie beziehen wird, ist notdürftig eingerichtet. Ein paar geerbte Stilmöbel, die sie noch retten konnte, werden in den nächsten Tagen bei einem großen Möbeltransport als Beiladung für sie mitgebracht. In einer solchen Bude hat sie noch nie gewohnt. Laut, hellhörig. Benzinwolken von dem starken Verkehr auf der Straße dringen durch die einfachen Fenster. Am besten, man macht sie nicht auf.

Dagegen war ihre erste kleine Neubauwohnung ein Palast. Gleich als sie ausgelernt hatte, war sie in eine Wohnungsbaugenossenschaft eingetreten. Wenn sie später mal heiraten würde, hätte sie schon Anspruch auf Zuteilung. Wegen der Wohnung hätte sie nicht geheiratet. Wegen der Eltern schon. Sie wollte endlich von zu Hause weg. Anders war den Bevormundungen ihrer Mutter nicht zu entkommen. Überall mischte sie sich ein.

Klaus, der erste und bis dahin einzige Mann in ihrem Leben, war ein Rettungsanker. Als sich der außerordentlich hübsche junge Mann während ihrer Berufsausbildung zur Technischen Zeichnerin in sie verliebte, wurde er gleich als der Schwiegersohn angesehen. Wahrscheinlich liebte er sie mehr als sie ihn. Sie fühlte sich wie sein Besitz. Überall brachte er sie hin und holte sie ab. Wie ein Leibwächter. Für ihn war es Liebe. Für Angelika eine Fessel. Nach der Lehre besuchte Angelika eine Abendschule. Klaus fand das überflüssig, da er bald sein Ingenieurstudium abschließen würde. Er meinte, dass sie ja dann auch zu Hause bleiben könnte. Da war sie vom Regen in die Traufe gekommen. Ihre Eltern wollten immer eine perfekte Hausfrau aus ihr machen und ließen nur die Brüder studieren. Die neue Zeit mit Frauenförderung und Gleichberechtigung war noch nicht bei ihnen angekommen.

Mit der Verlobung glaubte Klaus, ihr Leben dirigieren zu können. Angelika lag wie ein Hund an der Kette. Nicht anders als bei den Eltern. Immer wollte jemand über sie bestimmen und sie dressieren. Sie löste die Verlobung. Es gab keinen konkreten Anlass. Sie gab ihm einfach den Ring zurück und sagte nur, dass sie nicht heiraten wolle. Klaus brach in Tränen aus. Ihre Mutter spielte verrückt. Ob sie jetzt die Absicht habe, zur Rumtreiberin zu werden? Das nicht, aber etwas ausprobiert hätte sie sich schon gerne. Einmal war ihr das gelungen. Zu Silvester wurde nur bis zum Mittag in ihrem Betrieb gearbeitet. Dann stieß man auf das neue Jahr an. Flaschen wurden geöffnet. Kaffee gekocht. Selbstgebackene Pfannkuchen ausgepackt. Aus dem Kulturraum kam ein Klavier herangerollt. Ein Kollege spielte und alles tanzte. Angelika war völlig ausgelassen. Als sie abends nach Hause kam, öffnete ihr Vater mit finsterem Gesicht die Tür. Ehe sie etwas sagen konnte, bezog sie eine Tracht Prügel. Irgendeine Frau, die ihren Vater kannte, hatte zu Hause angerufen und gemeldet, dass Angelika Alkohol getrunken hatte und mit allen Männern tanzte. Da war das Mädel gerade zwanzig geworden. Sie musste auf ihr Zimmer gehen. Silvester war gelaufen. Am nächsten Tag wurde ihr ihre Lebensmittelkarte übergeben und ein Fach im

Küchenschrank zur Verfügung gestellt. Sie könne nun machen, was sie wolle. Sie würde schon sehen, wo sie damit lande.

Die Spannungen waren unerträglich. Ein Pulverfass, das jeden Moment in die Luft gehen konnte. Klaus, der immer Kontakt zu ihren Eltern gehalten hatte, pirschte sich wieder an. Die Situation war günstig. Angelika brauchte etwas Trost. Sie entdeckte den Ex-Verlobten wieder. Als netten, äußerst zuverlässigen Kerl. Nie hatte er ihr Liebeskummer beschert. Warum sollte sie ihn nicht heiraten? Nur weg von zu Hause. Die Liebe, dieses Brennen, wie sie es später in einer heimlichen Beziehung erlebte, war es nicht. Die Gefühle waren eher kindlich. Sie fühlte sich geschmeichelt. Am glücklichsten über diesen Sinneswandel waren ihre Eltern. Alle Träume, die sich ihre Mutter bei ihrer Hochzeit nicht erfüllen konnte, wurden bei der Eheschließung der Tochter wahr. Ganz in weiß. Nach dem Standesamt zur Kirche. Auf der Empore sang eine Sopranistin. Ein großes Fest. Wie bei Hofe. Angelika kam sich vor wie in einem Film, in dem sie eine Rolle spielte. Es war die Hochzeit ihrer Mutter, nicht ihre.

Verheiratetsein machte ihr Spaß. Sie fühlte sich längst nicht mehr so abhängig und gegängelt wie zu Hause. Nach drei Jahren wurde die Tochter geboren. Angelika stellte das Reißbrett in die Stube und nahm Heimarbeit an. Das Kind sollte nicht in die Wochenkrippe. Angelika und Klaus verdienten gut, kauften ein altes Haus in der Vorstadt, bauten aus und bauten um. Sie hatte die Ideen, er erledigte das Handwerkliche. Das Bauen brachte Spannung in die junge Ehe und schuf Nähe.

Erst als Angelika wieder voll in ihren Beruf einstieg und mit einem Fernstudium begann, brach das Besitzdenken von Klaus wieder durch. So viel Selbständigkeit seiner Frau konnte er nicht verkraften. Was trieb sie, wem begegnete sie, wenn sie den ganzen Tag außer Haus war?

Er merkte, dass Angelika nun plötzlich noch ein paar mehr Dinge interessierten als Mann, Kind, Herd. Verlustangst vernebelte seine Gedanken. Vorwürfe und Szenen fast jeden

Abend, wenn sie ihre Schularbeiten machen wollte. In jedem Kollegen, von dem sie erzählte, sah er eine gefährliche Konkurrenz. Seine Auftritte gingen bis zum Selbstmordversuch. Unter Alkoholeinfluss wollte er sich vergiften. Mit Unkraut-Ex. Er warf sich Angelika vor die Füße. In der Hand die geöffnete Flasche mit dem hochgiftigen Mittel. Ein paar Schlucke fehlten schon vom Inhalt. Er werde aus Liebe für sie sterben. Rettungsdienst. Krankenhaus. Genesung. Sie wollte ihm helfen, aber ihre Gefühle waren völlig erkaltet. Es war alles zu jämmerlich, zu inszeniert, zu selbstsüchtig. Sie mochte ihn nicht mehr anfassen. Als selbstmordgefährdet wurde ihm eine psychiatrische Kur angeboten. Angelika setzte Hoffnungen für sie beide in eine solche Behandlung. Er lehnte die Therapie ab. Sie müsse nur aufhören zu arbeiten und ihr Studium sein lassen, dann wäre alles in Ordnung mit ihm und mit der Ehe.

Er ließ ihr Bedenkzeit. Die brauchte Angelika nicht. Sie wollte sich von Klaus trennen, endlich eigene Wege gehen. Die Ehe wurde geschieden. Sie behielt mit der Tochter das Haus. Für Klaus nahm sie bei der Sparkasse einen Kredit auf, um seinen Anteil auszahlen zu können.

Nun war sie frei, aber unendlich allein. Wenn ihr die Kollegen ein schönes Wochenende wünschten, tropften ihr die Augen. Von den Eltern wurde sie nicht mehr eingeladen. Ihre Mutter meinte, dass sie sich das selbst eingebrockt hätte. Nun solle sie mal mit ihrem Leben als alleinstehende Frau mit Kind selbst klarkommen.

Aus tiefster Einsamkeit entwickelte sich ein Verhältnis zu Heinz, ein Kollege, eine Art Mentor für ihr Studium. Er hatte ihr immer wieder Mut gemacht und auch fachlich geholfen. Er war die Liebe ihres Lebens, sagt Angelika später. Schon immer hatte sie sich in der Ehe mit Klaus gewünscht, einmal mit einem anderen Mann im Bett zu liegen. Leider war Heinz verheiratet und nicht bereit, sich zu trennen. Aus Verantwortung für seine Familie. Ab und zu gelang Angelika eine Dienstreise mit ihm. Es durfte im Betrieb nichts auffallen. Ihre Tochter sollte nichts merken. Es blieben immer nur wenige

Nachtstunden. Es war alles heimlich, sehr heimlich. Mehrere Jahre intim, aber immer im Versteck. So ein Schattendasein hält starke Leidenschaft nicht für immer aus. Angelika suchte bewusst nach neuen Männerbekanntschaften.

Single-Freundinnen hatten Angelika in eine Gaststätte eingeladen. Ein kleines, gemütliches Weinlokal mit Livemusik. Jedes Wochenende war Tanz. Kein Pärchenbetrieb. Angelika zögerte. Aber die Mädels hatten ja recht, in der Schublade findet man niemanden. Auf der Tanzfläche fiel ihr ein Typ mit Kartoffelkäferfüßen auf. Gelbe Socken mit braunen Streifen in Sandalen. Schon ein bisschen ausgeflippt. Der Kartoffelkäfer tanzte sich durch das reichliche Angebot der Damen ohne Begleitung. Dann landete er bei Angelika. Beide kamen sofort ins Gespräch und wanderten an die Bar ab. Ihr gefiel, dass der Mann kein Süßholzraspler war, der seine Einsamkeit beklagte und am Ende doch verheiratet war. Solchen Typen war sie in der letzten Zeit reichlich oft begegnet. Mit dem Kartoffelkäfermann kam es sofort zu ernsthaften Themen. Er war Arzt, arbeitete an der Doktorarbeit, wohnte gleich nebenan und wollte eigentlich in der Gaststätte nur etwas essen. Als die Musiker das Kehraus-Lied spielten, schleppte Henry Angelika mit in seine Wohnung. Schrecklich ungemütlich hier, dachte sie. Vielleicht sollten sie lieber in ihr Haus fahren und Käsekuchen essen. Für solche spontanen, verrückten Ideen war er sofort zu haben.

Angelika gefiel, dass er offen und unkompliziert war. Endlich hatte sie einen Mann gefunden, mit dem sie reden konnte. Sie quatschten sich gemeinsam ins Morgengrauen. Für Sex waren sie zu müde. Beiden war klar, uns läuft nichts weg.

Eineinhalb Jahre später wollten sie heiraten. Kurzfristige Termine beim Standesamt gab es nicht mehr in der heiratsfreudigen Gesellschaft. Henry flüsterte der Standesbeamtin, dass sie heiraten müssten. Angelika erwarte ein Kind. So etwas hatte die Beamtin ja lange nicht gehört. Müssen, so etwas gab es doch gar nicht mehr. Natürlich nicht deswegen. Er wollte gern richtiger Vater werden. Das Kind sollte seinen Namen tragen, gleich am ersten Tag. Das verstand die Beamtin. Sie gab ihm einen Termin für einen Freitag um 14.15 Uhr. Den hatte sie drangehängt, als Sonderschicht sozusagen.

Bei ihm war es die vierte Ehe. Für drei Kinder hatte er bereits zu zahlen, eins davon ehelich. Der Kartoffelkäfer-Mann war schon ein Tausendsassa. Angelika störte das nicht. Kein Argwohn. Kein Gedanke daran, vielleicht doch einen etwas lockeren Vogel eingefangen zu haben. Henry war sieben Jahre jünger als sie. Vielleicht musste er mit ihr erst reifen. Sie fühlte sich wohl in der offenen und unkonventionellen Atmosphäre seiner Familie. Hier gab es nichts, worüber man nicht sprechen konnte, und keine Duckmäuserei, weil man irgendwo anecken könnte. Henrys Eltern waren als Emigranten mit kommunistischer Gesinnung und jüdischer Herkunft nach dem Krieg in den Osten Deutschlands gekommen. Ihre Ideale vom Aufbau des Sozialismus waren etwas andere als die, die sie in den siebziger und achtziger Jahren in der DDR erlebten. Daraus machten sie keinen Hehl.

Nach der Wende wollte Henry nicht mehr nur Schichten und Überstunden als Notarzt. Er ließ sich mit eigener Praxis nieder. Die Zeit der Selbständigen brach an. Für manche notgedrungen, weil sie bereits ihren Arbeitsplatz verloren hatten. Andere stürzten sich voller Hoffnungen und Initiative in ein Abenteuer. Endlich frei, kein Vorgesetzter konnte etwas befehlen. In Angelikas Haus wurde die Praxis eingerichtet. Die Ingenieurin mit einem Faible für Medizin fungierte als Sprechstundenhilfe. Sie hätte auch gern Medizin studiert. Das hatten ihre Eltern nicht zugelassen. Angelikas Mutter sorgte dafür, dass sie die Schule verließ und den Beruf einer Technischen Zeichnerin erlernte. Nicht mal Krankenschwester durfte sie werden.

Henry rannte von einem Kurs zum anderen, um alle neuen, im Westen gängigen Behandlungsmethoden zu erlernen. Man hatte ja so viel nachzuholen. Die Praxis lief gut. Das Konto wuchs. Die ärztlichen Leistungen wurden nach den bisher im Westen üblichen Sätzen abgerechnet. Da konnten die Ärzte noch richtig gut verdienen.

Die Praxis im alten Wohnhaus entsprach nicht mehr den

Anforderungen. Ein Neubau vom Feinsten musste her. Großzügig und teuer. Alles schadstofffrei, weil Henry inzwischen die Naturheilmedizin für sich entdeckt hatte. Eine Telefonanlage für 80 000 DM, mit der man in jedes Zimmer gucken konnte. Neues Personal wurde eingestellt. Mahnende Worte eines Steuerberaters schlug Henry in den Wind. Der habe doch keine Ahnung. Der Größenwahn fraß den gesunden Menschenverstand auf. Der Erlös von Angelikas Haus reichte bei weitem nicht für den Neubau. Es wurden Kredite aufgenommen. Manche hinterrücks, von denen Angelika nichts wusste. Einnahmen und Ausgaben gerieten in die Schieflage. Dass auch das Finanzamt regelmäßig zu bedienen ist, hatte Henry völlig übersehen. Solange, bis alle Konten gesperrt waren. Nicht mal das Kindergeld konnte Angelika mehr abheben. Henry begab sich auf Nebenschauplätze. Ein willfähriges Opfer für Traumtänzer, die das große Geld versprachen. Medizintourismus als neues Zauberwort. Man suchte Investoren für Wellnesshotels mit ärztlicher Betreuung. Henry brachte sein Stammkapital in eine GmbH ein. Gesundheitsprodukte sollten durch Ärzte an die Kunden gebracht werden. Henry fuhr wie ein Vertreter durchs Land. Überall hatte er einen Fuß drin. Alle Ideen kosteten erst mal Geld, bevor sie etwas einbrachten. Wenn überhaupt ...

Dann setzte ihm ein Immobilienmakler einen neuen Floh ins Ohr. In Spanien würden deutsche Ärzte gebraucht. An der Costa Blanca lebten immer mehr Deutsche als Residenten oder zeitweise in ihren Ferienhäusern. Das waren angeblich Leute mit Geld. Vor allem auch Alte, die in ihre Gesundheit investieren.

Die spanische Gegend wurde umgehend besichtigt. Angelika verweigerte sich der Abenteuerlust ihres Mannes nicht. Sie liebte Veränderungen. Etwas schnell ging ihr das alles aber schon. Bei ihrem Mann musste immer alles von jetzt auf gleich sein. Henry mietete sofort eine Wohnung an Spaniens schöner Küste. Angelika versuchte in Deutschland, das neue Haus mit der pompösen Arztpraxis zu verkaufen. Niederschmetternde Angebote. Das konnte man nicht machen. Also vermieten. Sie fand einen Interessenten. Ein Arzt, der hier arbeiten wollte, war es auf keinen Fall. Aber das konnte ihr auch egal sein. Nichts wie weg mit dem Sohn nach Spanien. Dort hatte Henry in der gemieteten Wohnung bereits eine Praxis eingerichtet. Loslegen konnte er noch nicht. Es dauert in Spanien mindestens ein Jahr, bis man als Arzt Medikamente verordnen darf. Seine Abschlüsse und Zulassungen mussten erst gründlich in spanischer Übersetzung geprüft werden. Die deutschen Patienten erschienen nicht in Scharen. Henry war auch nicht der Arzt, der erst mal nette Konversation betrieb, bevor er eine Diagnose stellte. Aber genau das wollten die einsamen Deutschen: sich ein bisschen unterhalten mit dem Medizinmann, der ihre Sprache spricht. Auch da fehlte ihm der Geschäftssinn völlig. Als die ersten Mieteinnahmen aus Deutschland nicht eingingen, erfuhr Angelika, dass aus der schönen Arztpraxis ein Bordell geworden war. Sie setzte sich in den Bus, der sie nach Deutschland schaukelte. Ein Auto hatte sie nicht mehr. Fliegen war zu teuer. Ein paar Mieten konnte sie eintreiben. Dann tat sich wieder ein großes Loch auf.

Die Familie lebte von der Hand in den Mund. Manchmal wussten sie nicht, ob sie die Miete für den nächsten Monat bezahlen konnten. Das schöne neue Haus in Deutschland geriet in die Zwangsversteigerung. Angelika blieb unverzagt. Kein Vorwurf, dass der Kartoffelkäfermann ihr Haus, das sie einst in guter Stadtlage besaß, mit seinen großen Geschäften verjubelt hatte. Wieder ein Vertriebsangebot. Irgendwelche teuren Matten, die die Durchblutung fördern, sollten an den Mann gebracht werden. Eine Liechtensteiner Firma baute gerade einen europaweiten Vertrieb auf. Henry sprang auch auf dieses Pferd. Kaum einer wollte seinen Blutkreislauf auf Hochtouren bringen. Spanische Ärzte standen solchen Produkten generell skeptisch gegenüber. Wieder nichts, um reich zu werden. Angelika tourte durch den Süden des Landes. Ab und zu verkaufte sie ein Stück. Es half, die Miete für die Wohnung und die Praxis zu bezahlen. Langsam hatte Angelika die Nase voll. Sie wehrte sich gegen neue Firmengründungen, weil Henry immer noch glaubte, dass irgendwann das große Geld fließen würde. Das müsse er dann verteilen, um Steuern zu sparen. Wie lächerlich, wenn man nicht mal so viel Geld verdient, um davon ordentlich leben zu können. Er gebärdete sich wie ein Spieler. Wie ein Süchtiger. Wie ein Besessener. Von Geschäften keine Ahnung. Alles fing er an, nichts brachte er zu Ende. Hätte sich diese obskure Geschäftswelt der Nachwendezeit nicht aufgetan, wäre er sicher ein guter Arzt geblieben. Angelika hätte mit ihm alt werden können. Andere Probleme hatten sie nicht. Sie waren einfach ein gutes Team. Als Henry spürte, dass er seine Mitspielerin verlor, gingen ihm die Nerven durch. Er zertrümmerte das Kaffeegeschirr auf der Terrasse. Manchmal saß Angelika am Meer und schaute auf die Wellen. Dann redete sie sich immer wieder ein, dass es trotzdem schön hier sei, dass sie genug zu essen und ein Dach über dem Kopf hatten. Mehr brauchte man eigentlich nicht.

Aber es wurde immer enger. Die Patienten blieben weg. Die Geschäfte liefen nicht. Henry gab auf. Er brach seine Zelte ab. Kehrte nach Deutschland heim und dachte an neue Geschäfte. Angelika war wieder die Nachhut. Sie löste die spanischen Habseligkeiten auf. Er sollte eine kleine Wohnung in Deutschland besorgen. Zwei Zimmer reichten ihm nicht. Angelika verbat sich neue Großspurigkeit. Wenn sie alles besser wisse, könnten sie sich ja trennen, flötete er durchs Telefon. »Dann machen wir das doch«, erwiderte sie müde. Das war das Ende ihrer Ehe mit dem Kartoffelkäfermann.

Zurück bleibt für Angelika eine private Insolvenz. Anders wäre sie mit ihrem Anteil an den Geldschulden nicht fertig geworden. Sie muss die Rente mit Arbeit aufbessern. Sie nimmt alles, was kommt. In Altenpflegeheimen, in Arztpraxen. Irgendwann hat sie die mageren Jahre mit den Insolvenzauflagen geschafft. Sie kann die laute Wohnung in der nicht gerade gefragten Gegend der Stadt aufgeben. Sie zieht in einen Wohnpark im Grünen. Zufrieden mit sich, mit der Welt, mit der Vergangenheit. An Männer denkt sie nicht mehr.

Zu ihrem ersten Geburtstag in der neuen Wohnung hat Angelika Gäste eingeladen. Deshalb will sie heute in die Stadt fahren. In ein großes Einkaufscenter. Da hat man alles an einem Fleck. Sie nimmt den Zug. Ein Auto besitzt sie nicht. Das kann sie sich noch nicht leisten. Für die vielen Taschen und Beutel hat sie so einen Rentnerrolli mitgenommen. Attraktiv sieht sie damit nicht gerade aus. Eher der Oma-Typ, vor dem sich die Männer fürchten. Darüber denkt sie nicht nach. Männer sind ihr ziemlich egal. Also keine falsche Eitelkeit, wenn so ein Ding recht praktisch ist. Sie kann sogar den dicken Mantel darüber hängen, während sie sich nach den Einkäufen in der Imbissstube eine Currywurst holt. Currywurst hat sie noch nie gegessen. Es ist die erste in ihrem Leben. Als sie zurückkommt, sitzt auf dem freien Stuhl an ihrem kleinen Tisch ein älterer Mann. Das passt ihr gar nicht, aber sie kann ihn nicht verjagen. Sie kommen ins Gespräch. Über das furchtbare Novemberwetter. Die Benzinpreise. Über Kinder, die am Nebentisch bergeweise Pommes mit Ketchup in sich reinschaufeln. Wie ungesund! Das Essen für den Herrn an ihrem Tisch ist fertig. Er geht zur Theke und kommt mit einem Teller zurück. Aha, denkt Angelika, der lebt auch allein. Wer sein Mittag im Imbiss isst, hat niemanden. Die beiden reden weiter. Er fragt, ob er Angelika zu einem Kaffee einladen kann. Warum nicht! Sie guckt auf die Uhr. Ein viertel Stündchen hat sie noch Zeit, bis ihr Zug fährt. Der Mann ist nicht unsympathisch. Er wird noch sympathischer, als er Angelika zum nahegelegenen Bahnhof begleitet. Ein Mann mit Lebensart. Ein Kavalier. Als er fragt, ob sie nicht die Telefonnummern austauschen könnten, ist sie nicht abgeneigt. Anrufen wird sie nicht. Schon aus Prinzip. Das sagt sie nicht, aber sie denkt es. Sie hat nicht vor, einen Mann kennenzulernen.

Nach vier Tagen meldet sich Herbert, der Mann aus der Imbissstube. Er möchte sich mit Angelika treffen. Sie möchte das auch.

Sie treffen sich regelmäßig am Wochenende und haben sich immer etwas zu erzählen. Über Politik, was in den Zeitungen steht, über Reisen. Wie es früher war und heute ist. Herbert hatte früher – also vor der Wende – sehr weit oben in einem Fachministerium gearbeitet. Als Experte auf seinem Gebiet war er auch danach gut beschäftigt und hat nicht schlecht verdient. Jetzt ist er Rentner. Seine Frau ist vor einigen Jahren gestorben.

Herbert kommt jede Woche einen Tag zu ihr. Dann wird es ein ganzes Wochenende. Er bleibt über Nacht. Erst in getrennten Zimmern. Dann schlafen sie zusammen. Er ist ein zärtlicher Mann. Das tut Angelika gut. Mit dem Sex klappt es ein einziges Mal richtig. Seit einer schweren Gürtelrose versagt sein Penis den Dienst. Diese Erektionsprobleme machen Herbert zu schaffen, aber er findet sich damit ab. Medikamente, die ihm und ihr helfen könnten, kommen nicht in Betracht. Er wagt es nicht, mit seinem Arzt darüber zu sprechen. Der würde sicher fragen, ob er sonst keine Sorgen habe. Angelika beruhigt ihn. Sie ist nicht so scharf auf Sex. Konnte jahrelang ganz ohne leben. Ihr reicht sein zärtliches Streicheln.

Sehr viel problematischer findet es Angelika, dass Herbert jeglichen Familienkontakt ablehnt oder sich ziert wie die Zicke am Strick. Als sie ihn mit zu ihrer Tochter nehmen will, fragt er wie ein verklemmter Pennäler, was die denn denken solle? Ja, was wird sie wohl denken? Dass die Mutter jemanden gefunden hat. Sie wird sich darüber freuen, dass ihre Mutter nicht immer ganz alleine ist. Und er, Herbert, ist dort gern gesehen. Er geht mit, aber es scheint ihm weiterhin peinlich zu sein. In seinem Alter noch auf Brautschau. Das schickt sich vielleicht doch nicht. Merkwürdig findet es Angelika, dass ein kluger Mann, einst in positionierter Stellung, so hinterwäldlerisch sein kann. Von seinen Kindern kennt sie nur den jüngsten Sohn. Der ließ es sich nicht nehmen, Angelika zu seiner Hochzeit einzuladen. Und dann heiratet der auch noch eine Frau, die fast zehn Jahre älter ist als er, und Angelika findet das völlig in Ordnung. Die beiden haben vor der Ehe sechs Jahre lang sehr gut zusammen gelebt. Sein Sohn sagt, dass er sich bisher mit keiner Frau so gut verstanden habe. Das reicht doch. Muss man da auf das Geburtsdatum gucken und empört sein wie ein alter Mann von vorgestern? Das fragt sie

Herbert. Und ob er wohl so empörte Fragen gestellt hätte, wenn die Frau zehn Jahre jünger wäre als der Sohn. Wie antiquiert ist ihr Herbert eigentlich? Angelika spricht schließlich aus Erfahrung. Der Altersunterschied in ihrer letzten Ehe war nie ein Problem.

Bei den anderen Kindern blockt Herbert von vornherein ab. Angelika werde sich dort gar nicht wohl fühlen. Das zu entscheiden, solle er doch ihr überlassen. Sie könnte mit solchen Empfindungen ganz offen umgehen und mit ihm darüber sprechen. So aber fühlt sie sich, als würde sie immer draußen vor der Tür stehen, wenn drinnen der Tisch gedeckt wird. Auch ein spätes Paar will Familienbindung. Das ist mitunter eine wichtige Frage nach Akzeptanz für beide Seiten.

An den Kindern liegt es nicht. Herbert ist derjenige, der sie nicht reinlassen will, als hätte er etwas zu verbergen. Oder schämt er sich für seine Kinder, die nicht ganz nach seinen Vorstellungen leben? Er weiß nichts von Angelikas tolerantem Umgang mit unterschiedlichsten Lebenssituationen. Er hört nicht richtig zu, wenn sie von ihrer Vergangenheit erzählt. Sonst wüsste er längst, dass er diese Frau, die so viele Höhen und Tiefen erlebt hat, überall mit hinnehmen kann. Wenn sie von ihrem geschiedenen Ehemann redet, meint er fast etwas beleidigt, dass sie ja immer noch an ihn denke. Ja, warum auch nicht? Sie hat über zwanzig Jahre mit ihm gelebt. Da kann sie nicht einfach den Deckel drauflegen. Herbert hat Schwierigkeiten, sich zu öffnen. Seine Verklemmtheit wirkt wie eine Bremse. Die Beziehung hat Haarrisse bekommen. Angelika fährt jetzt auch wieder allein zu ihrer Tochter und den Enkeln.

Das Paar hat sich an der Ostsee ein Ferienhaus gemietet. Angelika will einfach mal prüfen, wie es ihr bekommt, wenn sie mit dem Mann längere Zeit Tag und Nacht zusammen ist. Zu Hause bei ihr sind es immer nur Wochenendbesuche. Er kommt und er geht. Bei ihm war sie nur zweimal in der Wohnung. Für solche Überraschungen ist er nicht zu haben. Sie hat schon mitbekommen, dass er ganz schön unordentlich ist und nie gelernt hat, einen Haushalt zu führen. Wahrscheinlich kann er unangemeldeten Besuch nicht so ohne weiteres hereinlassen. Wenn sein Sohn schon die Putzfrau vorbeischicken muss, ahnt Angelika, was Herbert für ein Typ ist. Immer gehegt und gepflegt von Frauchen. Er, der Verdiener. Sie, die Hausfrau. Allein ist er hilflos.

Sie wollen heute auf der Terrasse des Ferienhauses Abendbrot essen. Ein schöner Sommerabend mit sternenklarem Himmel. Herbert blättert in der Zeitung. Angelika stellt in der Küche das Essen zusammen, trägt das Geschirr heraus. Herbert schmettert seine Begeisterung heraus. »Hach, wie schön, endlich mal wieder etwas vorgesetzt zu bekommen.«

Das hört Angelika jetzt jeden Tag. Vielleicht will er sie loben, sich bei ihr bedanken. Sie hört da etwas anderes. Es verstärkt sich ihr Verdacht, dass er ein warmes Nest sucht und umsorgt werden will. Dafür ist sie nicht die richtige Partnerin. Bei ihr zu Hause hat er es sogar fertiggebracht, ihr aus der Zeitung vorzulesen, während sie Kartoffeln schälte und das Mittagessen vorbereitet hat. Einen Vorleser braucht sie nicht. Sie kann selbst lesen. Und das macht sie oft und ausgiebig. Wer weiß, ob das dann noch möglich wäre, wenn sie einen Versorgungsfall im Hause hat. Sie ist zudem noch an zwei Tagen in der Woche in einer Arztpraxis tätig. Es macht ihr Spaß, und sie kann so ihre nicht gerade üppige Rente aufbessern. Jetzt, nach der Insolvenz, um sich ihr Leben schön zu gestalten. Da müsste sie vielleicht vorkochen, damit der Herr sein Essen hat. Das fehlte ihr gerade noch.

Herbert bemerkt die Skepsis bei Angelika nicht. Vielleicht kommt es ihm gar nicht in den Sinn, dass eine Frau nicht ausschließlich Freude dabei empfinden kann, ganz und gar für den Mann da zu sein. Er genießt es, umsorgt zu werden. Dieses schöne Gefühl und der wunderbare Sommerabend ermuntern ihn zu einer Frage, die er wahrscheinlich schon lange stellen will. Aber er fragt so, wie er immer fragt. Aus der Defensive. Hübsch vorsichtig, um sich jede Enttäuschung zu ersparen. Um jeder Auseinandersetzung aus dem Wege zu gehen. »Na, zusammenziehen willst du ja nicht mit mir?«, fragt er etwas unvermittelt, während er an Angelika vorbeischaut.

Diese Frage geht Angelika schon lange durch den Kopf. Seit sie Herbert kennt. Das ist jetzt schon drei Jahre her. Ob sie bereit wäre, noch einmal mit einem Mann zusammenzuleben? Sie war sich nie ganz sicher. Richtig vorstellen konnte sie es sich nicht. Wenn Herbert nach den schönen Ausflügen, die sie gemacht hatten, in ihrer Wohnung sofort an den Fernseher stürzte und sich durch die Fußballergebnisse zappte, dachte sie sofort an ein eigenes Zimmer. Dazu wäre eine gemeinsame, größere Wohnung nötig. Und wenn die Sache dann wieder schief ginge, finge sie wieder von vorne an. Sie ist durch die vielen schlechten Erfahrungen etwas egoistisch geworden. Ein gebranntes Kind. Von Neuanfängen hat sie genug. Zu viele Wenn und Aber. Sie hat inzwischen gelernt, sehr gut mit sich selbst zu leben. Ganz anders als nach ihrer ersten Scheidung, wo sie abends nach der Arbeit geweint hat, weil sie sich so allein fühlte. Heute kann sie sogar allein verreisen.

Als sie einfach ein Ticket nach Lissabon bucht, ihr Köfferchen packt und davonfliegt, fragen alle Freunde und natürlich auch Herbert entsetzt: »Was, das traust du dich? Nicht mal ein Hotel gebucht? Unfassbar. Wenn dir etwas passiert!«

Was soll ihr passieren, mitten in Europa? Die Fahrt nach Lissabon wird die schönste Reise, die sie je gemacht hat. Sie fährt mit der alten Straßenbahn durch die Stadt und ist überrascht, wie man in diesem Lande mit alten Menschen umgeht. Ein altes Mütterchen, das rosa Badeschuhe trägt, weil die Füße nicht mehr in feste Schuhe passen, wird von mehreren Fahrgästen hochgehoben. Sofort springt ein junger Mann auf und macht seinen Platz für die alte Frau frei. Sie fährt nur zwei Stationen. Die ganze Prozedur geht noch einmal los. Die Frau wird aus der Bahn gehoben. Niemand meckert, dass der Fahrplan nicht eingehalten wird. Keiner äußert, dass alte Leute, die nicht mehr laufen können, doch lieber zu Hause bleiben sollten.

Ihre Art zu reisen kann sie Herbert schlecht vermitteln. Er ist entsetzt darüber, dass sie während ihrer Zeit in Spanien drei Mal in Madrid, aber nicht im Prado war. Sie hatte keine Lust, sich dort anzustellen. Bei den Touristenschlangen vor dem Museo del Prado, einem der bedeutendsten Kunstmuseen der Welt. Dafür hat sie Menschen, Straßen, Häuser gesehen, die wie gemalte Bilder in ihrem Gedächtnis stehen. Reisen ist für sie nicht die Besichtigungsfahrt von einer Burgruine zur anderen. Sie kann auch auf Reisegruppen verzichten, die genau wissen, was sie alles nicht mehr können, und eigentlich nichts vorhaben, als die Geschäftsstraßen einer Stadt auf und ab zu laufen. Herbert muss seinen Bus haben, der ihn überall hinbringt. Er braucht seine Mahlzeiten, die regelmäßig auf dem Tisch stehen. Die Reiseleiterin mit einem Plan. Das Abenteuerliche ist ihm unheimlich.

Mitunter stören sie Herberts politische Diskussionen. Sie hat keine Lust, mit ihm zu streiten. Über viele gesellschaftliche Erscheinungen regt er sich mächtig auf. Schimpft über Gott und die Welt. In seinem Sessel. Vor dem Fernseher. Alles passiv. Niemand hört es. Aber er macht nichts, bringt sich nirgends ein. Dabei gäbe es so viele Möglichkeiten. Es ärgert Angelika, dass er jede Initiative, etwas zu verändern, ablehnt.

Sie sagt Herbert an diesem Abend im Ferienhaus, dass sie nicht mit ihm zusammenziehen möchte. Vielleicht hätte sie vorsichtiger reagiert, wenn er ihr gesagt hätte, dass er gern mit ihr leben möchte und wie er sich das vorstellt. Ein Bekenntnis ohne Rückversicherung. Aber um etwas kämpfen, einen anderen auf seine Seite ziehen, das kann Herbert nicht. Seitdem Angelika nein zum Zusammenziehen gesagt hat, übernachtet er nicht mehr bei ihr. Da hat er auch seinen Stolz. Aber er kommt gern mal zum Mittagessen vorbei. Oder er holt Angelika mit dem Auto ab, und sie machen einen Ausflug.

Gerade waren sie im Oderbruch. Sie sind auch viel gelaufen, soweit es seine Kräfte zuließen. Davon schwärmt Angelika. Es war ein wunderschöner Tag mit ihm. Und sicher werden sie im Herbst verreisen. Ohne Reisegruppe, ohne Bus.

MONIKA M., 68, SCHNEIDERIN I.R.

Der unverbesserliche Charmeur oder Verliebt bis über beide Ohren

Wenn sie Franz sieht, hat sie immer Herzklopfen. Er gefiel ihr schon, als ihr Mann noch lebte. Seine charmante Art, seine Liebenswürdigkeit. Das vermisste sie bei ihrem aufbrausenden Gatten. Sie hat Franz oft gesehen. Er ist ein guter Freund, ein Nachbar. Seit Jahren leben sie wenige Wege voneinander entfernt, in einer Gartenkolonie.

Früher verbrachten die Leute aus der Stadt hier nur den Sommer. Jetzt haben viele die kleinen Lauben winterfest gemacht. Zwei Dächer über dem Kopf kann man sich nicht mehr leisten. Eine Miete für die Wohnung und die Pacht für den Garten – das ist ein bisschen happig, wenn man mit der Rente auskommen muss. Inzwischen ist die Stadt ganz nah an die Nelken-, Tulpen- und Hortensienwege herangerückt. Wie eine Oase liegen sie unweit von Autobahnabfahrten und Häuserzeilen. Die alten Bäume schirmen den Lärm städtischer Betriebsamkeit ab. Das viele Grün frisst Dunst und Diesel. Nur frische Luft und Stille bleiben. Die kleinen Gärten übertreffen sich mit Blumen, Bänken und Figuren gegenseitig. Als sei ein Schönheitswettbewerb ausgerufen.

Auch im Winter ist es hier traumhaft, meint Monika. Darum hat auch sie, als der Mann gestorben ist, die Stadtwohnung aufgegeben und ihr Gartenhäuschen ausgebaut. Hier ist keiner allein. Jeder kennt jeden. Natürlich wird auch viel getratscht und geklatscht, aber ebenso großherzig geholfen. Dazu braucht es keine Aufforderung. Man kümmert sich umeinander. So eine Kolonie ist eben wie eine große Gemeinschaft. Viele Männer und Frauen kennen sich von Jugend an. Dass Monika ein Auge auf Franz geworfen hat, merken alle. Das Flirten ist nicht zu übersehen. Nicht immer wird das mit Wohlwollen zur Kenntnis genommen. Franz, der gutaussehende Endsechziger, seit seiner Scheidung vor zwanzig Jahren unbeweibt, ist auch bei anderen Frauen ein Objekt der Begierde. Sollte jetzt etwa Monika diesen notorischen Junggesellen knacken? Nett ist er zu allen. Vielversprechende Blicke haben schon mache Frauen beim Tanz auf den Gartenfesten eingefangen. Aber der Mann ist unbestechlich. Immer geht er allein nach Hause. Weibergeschichten kommen für ihn nicht in Frage.

Wenn sich der Sommer verabschiedet und die Obstbäume in den kleinen Gärten ihre prallen Früchte zeigen, wird in der Kolonie gefeiert. Erntefest. Das hat Tradition. An diesem Wochenende ist es wieder so weit. Monika ist voller Erwartungen. Wie ein junges Mädchen vor dem Tanzstundenball. Wird er kommen? Wird er mit mir tanzen? Schön sieht sie aus an diesem Abend. Eine beneidenswerte Figur hat diese Frau. Keiner würde denken, dass sie schon über sechzig ist. Heute Abend hat sie ein Dirndl angezogen. Sie kann es sich leisten. Das enge Mieder betont ihre schlanke Taille und den wohlgeformten Busen. Da fallen nicht nur dem Franz die Augen aus dem Kopf. Er flüstert ihr ins Ohr, dass er nur ihretwegen gekommen ist. Monika denkt, dass ihr Herz zerspringt. Er tanzt den ganzen Abend mit ihr, hält sie fest. Als alle gehen, bringt er sie nach Hause. Vor dem Gartentor verabschiedet sich der Gentleman. Sie hätte mehr zugelassen. Trotzdem ist sie voller Glückseligkeit.

Monika begreift erst langsam, was in ihr vorgeht. Sie hat vollkommen ihr Herz verloren. Sie glaubt, den Boden unter den Füßen zu verlieren. Wie durch einen Tsunami, der sie aus ihren Verankerungen gerissen hat. Franz lässt deutlich spüren, dass er keine Beziehung will. Er ist freundlich, aber wahrt den Abstand. Nichts von diesem wundervollen Abend setzt sich fort. Sie hat das geahnt, kann es aber jetzt nicht mehr akzeptieren. Sie ist wie eine Sechzehnjährige verliebt bis über beide Ohren und hat Liebeskummer.

Um sich nicht weiter zu verrennen, verbringt sie den Winter am Mittelmeer. Raus aus der Kolonie, weg von den bekannten Gesichtern. Sie muss wieder zur Ruhe kommen. Franz ist aber mitgereist. In ihren Gedanken. In ihren Träumen. In ihren Hoffnungen. Es beschleichen sie trübsinnige Gedanken. Am liebsten wäre sie gar nicht mehr auf der Welt. Zu Ostern kehrt sie in die Heimat zurück. Es ist warm, und die ersten Tulpen blühen. Die Birkenblätter stehen kurz davor, sich auszurollen. In der Kolonie freuen sich alle, dass Monika zurück ist. Man trifft sich im Vereinslokal zum Osterfest. Franz nimmt sie in den Arm und drückt sie. Da ist sie wieder, ihre Aufregung, die sie nicht verbergen kann. Ihr zittern die Hände, wenn sie ein Glas zum Anstoßen hochhebt. Ist Franz in der Nähe, scheint sie wie hypnotisiert zu sein. Sie sieht ihn oft, immer zufällig. Wenn im Vereinslokal etwas los ist, tanzen sie miteinander.

Als in der Kolonie ein Bautrupp mit dem Frühjahrsputz im gesamten Gelände beginnt, sorgt Monika für das leibliche Wohl der Männer. Sie kocht reichlich. Sie denkt an Franz, weil ja Liebe bekanntlich auch durch den Magen geht. Er soll immer eine Portion abbekommen. Als sie an einem Donnerstag das Essen bringt – das weiß sie noch wie heute – sitzt Franz mit Freunden auf der kleinen Terrasse. Monika wird aufgefordert zu bleiben. Einer der Männer am Tisch gibt ihr zu verstehen, wie heiß Franz auf sie sei. Es wurde also über sie gesprochen. Sie solle sich ihn doch einfach nehmen, sagt der Mann und zwinkert bedeutungsvoll. Als die Freunde den Garten verlassen, sagt Franz, dass er duschen geht. Monika hört sich sagen, dass sie mitkommt. Sie weiß gar nicht, was in sie gefahren ist. So etwas hat sie noch nie gemacht. Auch vor ihrem Mann hat sie sich selten nackt gezeigt. Beim Sex wurde das Licht ausgeknipst. Alles war etwas verklemmt.

Sie genießt die Berührungen des Mannes. Beide sind erregt, aber bei Franz wird das Glied nicht steif. Sie ahnt, dass es bei ihm nicht mehr geht. Es würde sie nicht stören. Man kann Sex auch anders machen.

Sie treffen sich jetzt öfter. Mal bei ihm, mal bei ihr. Nie richtig verabredet. Alles wie zufällig. Es soll gar keiner denken, dass er vielleicht ein Verhältnis mit Monika hat. Gern würde sie ihre Freude allen zeigen, aber sie will jetzt nichts kaputtmachen. Franz könnte sonst gleich wieder die Tür zuschlagen, die nun einen Spalt breit offen steht.

Sie merkt, wie sehr er darunter leidet, dass es mit dem Sex nicht so richtig funktioniert. Das ist der Grund, warum er sich nie mehr einer Frau ernsthaft genähert hat, gesteht er ihr. Auch wenn die Frauen sagen, dass das nicht wichtig ist. Für ihn als Mann ist es deprimierend. Dieser inneren Schmach will er sich nicht aussetzen. Er meidet solche intimen Situationen und genießt es, wie sich alle um ihn reißen, wenn er seinen Charme versprüht. Die Grenzen, die er setzt, machen ihn wohl besonders anziehend. Wenn manche Frauen gar zu aufdringlich sind, sagt er geheimnisvoll lächelnd, dass es mit ihm sowieso keinen Zweck habe. Er sei impotent. Das halten natürlich alle für einen Scherz. Bei so einem Kerl. Dem sprüht es doch aus den Augen.

Monika fragt ihn, warum er nicht zum Arzt geht und sich etwas verschreiben lässt. Unter Impotenz muss man ja heute nicht mehr leiden, wenn die Lust noch da ist. Zum Arzt geht er überhaupt nicht. Wie die meisten Männer. Der hält ihm nur vor, dass er zu viel raucht. Und wegen so etwas würde er schon gar nicht dort hingehen. Außerdem ist ihm das Zeug viel zu teuer.

Monika lässt bei ihrem Arzt Potenzpillen für Franz verschreiben. Nur mal zum Probieren. Es klappt.

Monika besorgt Karten für ein Musical. Sie macht sich schön. Sie zieht sich raffiniert an. Sie bewirtet ihn wie in einem Gourmet-Restaurant. Bei ihr darf er rauchen, ohne dass sie als Nichtraucherin dabei ein Auge zudrücken muss. Mit dem Rauchen verbindet sie angenehme Gedanken. Ihre Mutter, oft eine recht boshafte und zänkische Frau, wurde, wenn sie rauchte, immer ganz ruhig und ausgeglichen. Wenn Franz raucht, bedeutet das für sie, wie damals in der Kindheit, gute Stimmung. Sie tut alles, um ihm die Liebe und das Leben mit ihr schmackhaft zu machen. Sie denkt, dass sie auf Franz Einfluss nehmen kann.

Mit Ausdauer und Geduld war es ihr als junger Frau auch gelungen, ihren Mann hinzubiegen. Harry war in der Kneipe groß geworden. Sein Stiefvater hatte ihn oft verprügelt. Die Mutter, eine kleine, verwachsene Frau, hatte nie Partei für den Jungen ergriffen. Sie wollte ihren Mann nicht verärgern, war froh, dass sie einen hatte. Darunter litt Harry sehr. Er kam in seiner Jugend ein bisschen auf die schiefe Bahn. Viel gesoffen, und mit den Gesetzen ist er in Konflikt geraten. Als die Mauer gebaut wurde, holte er eine DDR-Fahne vom Mast und schmuggelte Fernseher aus dem Westen. Dafür wurde er eingesperrt. Politisch war das nicht motiviert. Er wollte sich einfach hervortun, weil sich nie jemand richtig um ihn gekümmert hatte. Als Monika ihn im Betrieb kennenlernte, war das längst Vergangenheit. Nur die Trinkerei nicht. Monikas Mutter, damals schon schwer krank und herrschsüchtig, wollte den angehenden Schwiegersohn mit der Peitsche davonjagen. Sie hatte ihre erwachsene Tochter so unter Kontrolle, dass die es nicht wagte, einmal bei Harry zu schlafen. Als es dann doch passierte, war Monika gleich schwanger. Sie heiratete Harry. Nicht wegen des Kindes. Sie fühlte sich bei ihm wohl und er bei ihr. Beide suchten etwas Liebe, die ihnen dort, wo sie aufgewachsen waren, verweigert worden war.

Später hatte ihr Harry oft gesagt, wie froh und dankbar er wäre, dass sie es mit ihm ausgehalten und aus seinem Leben etwas gemacht habe. Ja, sie hatte darum gekämpft, dass er das Saufen lässt. Sie vergraulte still und unauffällig alle Saufkumpane und bewegte Harry, noch einen Berufsabschluss als Kellner zu machen. Er arbeitete dann bei der Mitropa, fuhr im Speisewagen internationaler Züge nach Polen und Russland, in die Tschechoslowakei. Leider war er dort wieder zu nah am Alkohol. Wenn er von einer längeren Reise zurückkam, wusste Monika schon vorher, ob er nüchtern ist oder nicht. Sie wohnten dicht an dem Bahnhof, an dem sein Zug vorbeikam. Wenn Harry im Mitropawagen die Fenster heruntergelassen hatte und mit einem weißen Tischtuch wedelte, wurde es ein schöner Abend. Wehte nichts, polterte er meist erst morgens in die Wohnung.

Wenn sie Franz wenigstens zu einer festen Freundschaft bewegen könnte. Bei der man weiß, woran man ist. Man muss ja nicht zusammen wohnen. Ihre Gartenhäuschen sind nur einen Katzensprung voneinander entfernt. Er sagt ihr, dass sie nie Freunde sein können, weil da mehr zwischen ihnen ist. In ihren Ohren klingt das wie eine Liebeserklärung. Aber der Liebhaber trägt schon wieder einen Dolch unter dem Hemd. Zum nächsten Erntefest, dem Höhepunkt des Jahres für alle Kolonisten, wird er nicht kommen. Da hat mal alles angefangen. Er will keine Beziehung. Das weiß sie doch.

Umsonst sucht sie mit den Augen den Saal ab. Franz ist wirklich nicht gekommen. Keiner weiß, warum. In Monika bricht alles zusammen. Nach ein paar Gläsern Wein schleicht sie wie ein Dieb nach Hause. Alles in ihrem Kopf dreht sich. Sie weiß nicht mehr, was sie tut. Sie ist verzweifelt. Sie kippt den Korb mit den Tabletten aus. An mehr erinnert sie sich nicht. Erst im Krankenhaus kommt sie wieder zu sich.

Was ist nur aus ihr geworden? Sie war immer eine stolze Frau. Männern nachzurennen, das hatte sie nie nötig. Ihr Mann, der Harry, hat zwar manchmal etwas zu viel getrunken. Da hätte sie ihn verwünschen können. Aber er hat immer gezeigt, dass er sie liebt. Sogar dem Arzt im Krankenhaus hat er, schon todkrank, erzählt, was er für eine wunderbare Frau habe und wie dankbar er für das Leben mit ihr sei. Und jetzt dreht sie wegen eines Schwerenöters durch? Sie muss etwas für sich tun, um wieder zu sich selbst zu finden. Sie weiß, dass Franz ihre Sehnsüchte nicht erfüllen kann, dass er sie immer wieder enttäuschen wird. Es bleibt ein Auf und Ab. Er reicht ihr nur den kleinen Finger, sie will die ganze Hand. Dieses Gefühlschaos hält sie nicht mehr aus. Sie muss weg, einfach mal wieder weg.

Von Madrid fährt sie mit dem Bus nach Pamplona. Nachts um zwei landet sie in einer Pension. Der Wirt hinkt. Die Treppen knarren. Der Flur ist dunkel. Die Zimmertür lässt sich nicht abschließen. Die Toilette ist am Ende eines Ganges. Monika glaubt sich in einem Horrorfilm. In der Gasse vor dem Haus alkoholisierte spanische Sänger. Sie kann nicht schlafen. Um sechs macht sie sich auf den Weg. Rucksack auf den Rücken. Zehn Kilo mit dem Nötigsten. An das Gewicht gewöhnt sie sich mit der Zeit. Den Markt der Stadt, wo Hemingway seine großen Romane geschrieben hat, muss sie sehen. Dann raus aus der Stadt, entlang der Markierungen mit den Jakobsmuscheln und den Pfeilen. Hier bekommt sie den ersten Stempel in ihre Pilgerkarte. Sie erreicht die nächste Herberge und läuft wieder los, bevor der Tag die Nacht ablöst. Im stockdunklen Wald kommt sie sich vor wie Gretel, die Hänsel verloren und sich verlaufen hat. Es ist gruselig. Anfangs läuft sie fünfunddreißig Kilometer am Tag. Dann spielen die Füße nicht mehr mit. Ein Arzt rät ihr aufzugeben. Achthundertfünfzig Kilometer, so lang ist der Jakobsweg, das will sie schaffen. In den nächsten Tagen führt der Weg steil aufwärts. Immer wieder stattliche Berge. Es ist heiß. Sie denkt, wenn sie da oben ankommen sollte, wird ihr die Herzklappe wegfliegen. Ihr bleibt fast die Luft weg. Nach ein paar Minuten Rast geht es weiter. Jetzt mal bergab. So steil. Der Rucksack zieht sie runter. Das Geröll bringt sie ins Rutschen.

In einer Herberge, die sie gegen Mittag erreicht, lernt sie eine Dänin und eine Frau aus Südafrika kennen. Sie gehen eine Weile gemeinsam. Dann muss Monika die Frauen ziehen lassen. So schnell ist sie nicht. Zwanzig bis fünfundzwanzig Kilometer am Tag nimmt sie sich vor. Die Schmerzen in den Beinen sind ihr ständiger Begleiter. Als sie auf der Hälfte des Weges auf eine Gruppe trifft, mit der sie gar nichts anfangen kann, fragt sie sich zum ersten Mal, was sie hier eigentlich will. Der Körper schmerzt. Sie ist mit den Nerven am Ende, liegt in ihrem Bett und heult. Einsam und verlassen kommt sie sich vor. Wem will sie hier eigentlich etwas beweisen? Sie schreibt ihrer Tochter per SMS: »Schnauze voll!« Die fragt entsetzt, ob sie aufhört. Natürlich nicht. Sie ist nur fertig. Fix und fertig. Sie muss mal einen Tag aussetzen, um sich zu erholen. Dafür braucht sie eine ärztliche Bescheinigung, denn zwei Nächte darf man nicht in einer Herberge bleiben. Herz und Kreislauf sind in Ordnung, sagt der Doktor. Die Füße werden verklebt.

Die Gartenfreunde haben sie für verrückt erklärt, als sie davon hörten, wo Monika sich befindet. Die würden sich ins Fäustchen lachen, wenn sie jetzt aufgäbe. »Was will die denn in ihrem Alter auf dem Jakobsweg?«, haben sie gefragt und sich an die Stirn gefasst. Und Franz, der soll ganz betroffen gewesen sein. Sicher denkt er, sie mache es seinetwegen. Ganz unrecht hat er nicht. Aber nur für ihn ist sie nicht unterwegs. Sie läuft vor allem für sich selbst. Da ist sie sich sicher. Und sie will auch die Nachbarn nicht enttäuschen, die Tränen in den Augen hatten, als ihr Abschiedsgruß an die Kolonisten vorgelesen wurde. Nach einem Ruhetag bricht sie im Morgengrauen wieder auf.

Der Pilgerstrom wird dichter, je näher sie dem Ziel kommt. Da trifft sie die, die nur 150 Kilometer laufen, oder jene, die sich das Gepäck von Etappenziel zu Etappenziel transportieren lassen. Das sind keine richtigen Pilger für sie. Zweimal nimmt sie auf Anraten eines Arztes aus Südamerika, den sie auf der Strecke als Pilger trifft, einen Bus. 750 Kilometer ist sie am Ende zu Fuß gelaufen. Immer mit dem Rucksack auf dem Rücken und Franz im Kopf. In Santiago legt sie im Pilgerbüro, direkt neben der Kathedrale, ihre Karte mit den Stempeln vor und erhält ihre Compostella. Das ist die Bestätigung dafür, dass sie den Marterweg von Pamplona bis hierher tatsächlich gelaufen ist. Immer Schotterwege mit dicken Furchen, die irgendwann mal der Regen ausgewaschen hat. Nur Galizien ist grün gewesen. An wunderbaren Wiesen, die sie mal in einem Film über den Jakobsweg gesehen hat, ist sie nicht gewandert.

Gut vier Wochen ist sie unterwegs gewesen. Neunundzwanzig Nächte hat sie in Herbergen verbracht. In einer standen zweihundert Betten in einem Saal. Jedes Bett hatte eine Nummer. Überall konnte gekocht, gewaschen, geduscht werden. Ein Leben ohne Komfort. Monika kann keine Fremdsprache.

Trotzdem konnte sie mit allen, die sie traf, in Kontakt treten. Mit den Augen, mit Gesten, mit einem Lächeln, mit Händen und Füßen und auch mit Tränen. Dass man sich wortlos verstehen kann, war eine wunderbare Erfahrung für sie. Sie aß an großen Tischen mit, trank Wein mit zufälligen Weggefährten. Menschen, die sie heute umarmte und danach nie wieder sehen würde, kümmerten sich um die Blasen an ihren Füßen – so groß, dass kein Pflaster passte.

Von Santiago fährt sie mit dem Bus wieder nach Madrid. Kurz vor Mitternacht kommt sie dort an. Geld für ein teures Hotel will sie jetzt nicht mehr ausgeben. Das könnte sie jetzt auch gar nicht genießen. Sie schließt sich den Leuten an, die ebenso denken und die Nacht vor dem Busbahnhof verbringen. Wie Obdachlose auf dem Straßenpflaster. Einen Tag gönnt sie sich noch für die Hauptstadt und übernachtet in einer preiswerten Pension. Dann geht am nächsten Mittag ihre Maschine nach Deutschland.

Sechs Kilo hat sie abgenommen, aber darauf kommt es nicht an. Sie hat tolle Menschen kennengelernt. Zum Beispiel Lilly, die ihr in einer Herberge diesen Brief hinterließ:

»Du bist ein so liebenswerter und herzlicher Mensch, schau weiterhin nach vorn und schau nach dir. Du bist so kostbar. Lass dir von niemandem einreden, du seiest verrückt oder minderwertig. Die sind nur neidisch, weil du so reich bist. Reich an Gefühlen und reich an Herz. Streichle dein Herz ab und zu. Lilly.« Als Monika das las, war die junge Frau schon längst wieder über alle Berge. Oder Harald, der Arzt aus Südamerika, der ihr die Füße einrieb und ihren Wespenstich auf dem Rücken versorgte. Alle sind auf diesem Weg gleich, keiner tut sich mit Besitz oder Leistung hervor. Mit dieser Achtung vor anderen und vor sich selbst kommt Monika in der herbstlichen Kolonie an. Die Astern und die Dahlien blühen. Es ist noch warm, aber nicht so heiß wie in Spanien.

Ihren Liebeskummer ist sie nicht losgeworden. Ihr Gefühlsleben ist nach dem Jakobsweg weiterhin im Chaos. In der Kolonie wird sie mit Freude empfangen. Die meisten sind voller Bewunderung und Neugier. Nur Franz tut so, als wäre er beleidigt. Sie würde immer vor sich selbst weglaufen und ihm damit ein schlechtes Gewissen machen. Als sie ihre DVD über die Erlebnisse in Spanien im Vereinsheim vorstellt, kommt er nicht. Es ist alles so, wie es immer war. Sie denkt, dass sie von diesem Mann nur loskommen würde, wenn sie von hier weg zöge. Vielleicht in die Nähe ihrer Tochter. Aber mit Ende sechzig? In eine unbekannte Gegend mit fremden Menschen? Ihre Freunde hier in der Kolonie kann sie nicht verlassen. Menschen, die füreinander da sind, sind wichtig im Leben. Das hat sie bei den Strapazen auf dem Jakobsweg erfahren. Da muss sie wohl oder übel die Launen von Franz aushalten und auf die schönen Momente warten. Sie weiß ja, dass er sie liebt. Er will es nur nicht zugeben. Wegen dieser Erektionsprobleme hat er einen Komplex. Vielleicht ist er deswegen auch schon von Frauen verletzt worden. Jedenfalls sagte er mal, dass er keinen Schmerz mehr ertragen möchte. Als sie ihn fragt, wo er denn die Pillen gelassen habe, die sie damals besorgt hat, guckt er sie ganz vorwurfsvoll an. Was sie wohl denke. »Das sind doch unsere Pillen«, sagt er leise.

Monika will für diese Liebe offen bleiben, selbst wenn sie immer wieder Unordnung, Chaos und Schmerz in ihr Leben bringt. Diese Mischung aus süß und bitter wird sie verdauen müssen.

MARLENE S., 56, TEXTILDESIGNERIN

Der Überlebenskünstler oder Freudentränen bei einer Vernissage

Eine Frau läuft am Ostseestrand barfuß durch die auslaufenden Wellen. Die locker fallende Hose bis zum Knie hochgekrempelt. Sie schaut nach Muscheln und Steinen. Etwas gedankenverloren. Mehr, um sich zu beschäftigen, als ernsthaft suchend. Es ist ein warmer, etwas windiger Tag, wie man ihn an der Ostsee häufig erlebt. Zum Schwimmen kann sie sich nicht entschließen. Vielleicht später, wenn Sven, ihr großer Sohn, zurückkommt. Er ist mit Freunden unterwegs. Marlene fühlt sich einsam. Aber sie versteht, dass der Junge seinen Urlaub nicht nur mit der Mutter verbringen möchte. Sie ist froh, dass er sie hierher zur Ostsee begleitet hat. Beide haben etwas Erholung nötig. Sven von seinem Vater, Marlene von ihrem gerade geschiedenen Mann.

Die letzten Monate, als der Mann zunehmend die Familie mit seinen Tobsuchtsanfällen tyrannisierte, haben Ängste und schlaflose Nächte hinterlassen. Carsten, der jüngere Sohn, musste sogar zu einer Kur geschickt werden. Alle müssen erst mal Luft holen. Sven hat sich immer gefragt, wie die Mutter das achtundzwanzig Jahre lang ausgehalten hat. Jetzt endlich ist sie vom Vater geschieden. Marlene ist froh, dass alles geklärt ist. Glücklich ist sie nicht. Wie soll ihr Leben weitergehen? Allein bleiben möchte sie nicht. Aber sie kann sich auch keine neue Beziehung vorstellen. Im Prinzip hat sie die Nase voll. Und wie soll eine Frau, die auf die fünfzig zugeht, einen neuen Mann finden? Sie schaut an sich herunter. Mit der Schönheit, so findet sie, ist es vorbei. Schlank und attraktiv, das war einmal. In ihrem Dorf im Allgäu, wo sie ein zweites Zuhause gefunden hat, sind die Chancen gleich Null. Alles nette Nachbarn und gute Freunde. Sie fühlt sich wohl dort. Aber einen Mann, der zu ihr passen könnte, gibt es nicht.

Das Klingeln ihres Handys beendet das Sinnieren. Es ist Katharina, ihre Freundin aus der Jugendzeit. Diese Freundschaft hat die Irrungen und Wirrungen der Wendezeit überstanden. Zwischen Marlene im Westen und Katharina im Osten ist der Faden nie abgerissen. Gleich als in den Zügen von Bayern nach Sachsen, von West nach Ost und von Nord nach Süd keine Pässe mehr kontrolliert wurden, ist Marlene rüber gefahren, zurück in ihre eigentliche Heimat. Auf einem traditionellen Fest an der Elbe hat sie selbstgenähte Leinenkleider und Jacken verkauft. Alles Unikate einer Textilkünstlerin. Geschlafen hat sie bei der Freundin. Mit ihr konnte sie über die dramatische Entartung ihrer Ehe sprechen. Katharina weiß, dass die Freundin, weit weg in den bayerischen Bergen, jetzt allein ist. Da will sie sie ein bisschen aufmuntern und Glücksgöttin spielen. Dass sie Marlene an der Ostsee aufstöbert, lässt hoffen. Vielleicht ist sie zu einem Treffen mit einem netten Mann bereit? In der Zeitung hat Katharina eine Anzeige entdeckt und denkt sofort, das wäre etwas für Marlene. Aber die lehnt trotz Ferienstimmung ab. Sie ist noch nicht so weit.

Schon einmal waren an der Ostsee bedeutende Entscheidungen für ihr Liebesleben gefallen.

Mit Roland, ihrer ersten großen Liebe, saß sie in einer Sommernacht auf einer Ostseeinsel am Strand. Abschied wollten sie nach zehnjährigem Zusammenleben voneinander nehmen. Romantik pur. Wie in einem schlechten Film. Beide mussten im hellen Mondschein mit einem Gläschen Sekt in der Hand fürchterlich weinen. Morgen früh würde Roland auf Nimmerwiedersehen nach Hause fahren. Er hatte Marlene und den dreijährigen Sohn nur hierher gebracht, weil die Freundin weit weg von ihm und von zu Hause endlich in Ruhe leben wollte. Während die Signale des Leuchtturms regelmäßige Schatten auf ihre nassen Gesichter warfen, machte

Roland Marlene einen Heiratsantrag. Als hätte sie nur darauf immer gewartet. Noch am nächsten Tag reiste das Paar mit dem dreijährigen Sohn wieder ab. Jetzt konnte es nicht schnell genug gehen, bei irgendeinem Standesamt einen freien Termin zu bekommen. Holterdiepolter. Hochzeit ohne Feier, ohne Glanz, ohne Gäste.

Dabei hatte es Marlene mit ihrer Flucht auf die Ostseeinsel wirklich ernst gemeint. Sie konnte die dauernden Ausraster von Roland, die immer lauter und bedrohlicher wurden, nicht mehr aushalten. Als sie den dreiundzwanzigjährigen Mann mit achtzehn kennengelernt hatte, fand sie ihn schon sehr temperamentvoll. Ihr gefiel das, weil sie selbst ein ruhiger, eher zurückhaltender Typ ist. Eine gute Ergänzung, dachte sie. Sie stammten beide aus der gleichen Gegend. Das verbindet mental. Auch als Rolands Temperament zunehmend in Unbeherrschtheit ausartete, glaubte Marlene, damit umgehen zu können. Es war ja nicht gegen sie gerichtet. Er musste eben seiner Wut und Empörung Luft machen. Wenn ihm etwas nicht passte, wurde er jähzornig. Nicht nur mit Worten. Er musste das auch körperlich ausdrücken, etwas zerstören, Geschirr zerschmeißen, eine Lampe umwerfen. War der Anfall vorüber, konnte er sich sogar entschuldigen. Immer wieder verzieh sie ihm, wenn er sich nicht mehr im Griff hatte. Als sich die Zwischenfälle häuften, riss Marlene aus. Sie verließ die gemeinsame Wohnung und zog ins Nachbardorf. Immer wieder. Immer öfter. Es dauerte nicht lange, da holte Roland sie zurück. Irgendetwas hatte er, dem sie nicht widerstehen konnte. Machte sie sich nicht selbst lächerlich mit diesem dauernden Hin und Her? Das konnte er ja wirklich nicht mehr ernst nehmen. Sie wusste doch längst, dass Roland seine Versprechen, sich zusammenzureißen, nicht einhalten konnte. Es steckte etwas in ihm, das von Zeit zu Zeit raus musste. Wie Überdruck in einer gärenden Flasche.

Das Paar baute ein Haus, ein zweites Kind wurde geboren. Marlene, die inzwischen Angewandte Kunst studiert hatte und sich mit Textilgestaltung beschäftigte, flüchtete nun in ihre Kunst. Hier konnte sie ihren Fantasien freien Lauf lassen.

Hier fand sie Ruhe und hörte die nervenden Redeschwalle gar nicht, wenn sich Roland wieder in einem Zustand höchster Erregung befand.

Ihre Arbeit als Gestalterin in einem großen Textilbetrieb füllte Marlene nicht aus. Ein Leben lang Muster machen, da konnte sie ihre viele Ideen, ihre kreative Ader nicht ausleben. Sie wollte sich selbständig machen. Unabhängig sein. Als Künstlerin eigene Produkte schaffen. Roland bremste diese Wünsche seiner Frau nicht, aber er sorgte auch nicht für Stabilität im Hintergrund. Dauernd wechselte er die Arbeitsstellen. Überall fehlte ihm die Ausdauer. Immer hatten die anderen Schuld, wenn etwas schief lief. Marlene war es leid. Auch dass ihre Bemühungen um ein Gewerbe von den Behörden in der DDR immer wieder abgelehnt wurden. Solche Leute, völlig frei und unkontrollierbar, hatte man nicht so gern. Sie solle doch in der Fabrik arbeiten. Da werde sie gebraucht. Schließlich habe der Staat viel Geld für ihr Studium ausgegeben.

Marlene fing an, eigene Wege zu gehen. Sie produzierte kunstgewerbliche Raritäten, die gern gekauft wurden. Sie schnitzte kleine Figuren, fertigte Applikationen an, färbte Stoffwindeln und machte daraus schicke Tücher. Das alles ließ sich gut auf dem Markt verkaufen. Auf ihrem Grundstück entstand eine kleine Werkstatt, um Siebdrucke herzustellen. Nur die Genehmigung für die Produktion fehlte. In der kleinen, resoluten Frau wuchs der Unmut. Immer öfter dachte sie daran, in den Westen zu gehen. Nicht einfach bei Nacht und Nebel. Eine Abenteurerin war sie nicht. Aber vielleicht ganz offiziell mit einem Ausreiseantrag.

Dann schien ihr Gewerbeantrag doch noch auf dem richtigen Schreibtisch gelandet zu sein. Hatte sie jetzt, nach zehn Jahren, endlich das Anrecht auf eine Zusage erworben? Man musste ja auf alles warten, bis man dran war. Auf das Auto, auf Fliesen, auf eine Wohnung.

Warum nicht auch auf eine Gewerbegenehmigung? Die Freude wurde schnell getrübt. Innerhalb von drei Monaten sollte sie mit dem Betrieb ihrer Siebdruckanlage beginnen.

Ansonsten würde die Genehmigung verfallen. Das konnte doch nicht wahr sein. Marlene empfand das als böswillige Schikane. Es würde mindestens ein Jahr dauern, bis sie zu den Farben kommen würde, die sie für den Siebdruck brauchte. Unmöglich. Sie kam sich vor wie die Müllerstochter im Märchen Rumpelstilzchen, die in einer Nacht Stroh zu Gold spinnen sollte. Aber selbst wenn sie etwas herzugeben hätte, um die Farben schneller zu beschaffen, woher sollte das Rumpelstilzchen kommen? Außerdem hasste sie Bestechung, Betrug und das Ausnutzen guter Beziehungen. Diese Gemeinheit machte Marlene wütend und entschlossen. Sie würde jetzt in den Westen ziehen. Und wenn sie dort putzen gehen musste.

Roland riet zur Vorsicht. Beide wussten sie nicht so recht, wie es im Westen wirklich aussah. Sie lebten im Tal der Ahnungslosen, wie man damals die Empfangslöcher für das Westfernsehen in bestimmten Gegenden der DDR nannte. Marlene wollte als eine Art Horchposten zunächst zu Besuch in den Westen fahren. Durch Freunde, die seit Jahren in der Bayerischen Gegend wohnten, wurde sie als Patentante bestellt. Erstaunlich unkompliziert bekam sie eine Besuchserlaubnis. Vielleicht hoffte man, sie würde nicht wiederkommen. Dann wäre man den Quälgeist los.

Marlene nutzte die Reise, um sich umzusehen und an Ort und Stelle zu informieren. Sie ging in die Schule, in den Kindergarten. Auch in eine Behindertenwerkstatt. Hier konnte sie am besten ermessen, wie es um das soziale Klima stand. Dass sie selbst schwer behindert war, erwähnte sie nur ganz nebenbei. Sie ist von Geburt an gehörlos. Nur an ihrer sehr akzentuierten Sprache konnte man erkennen, dass sie auf anderem Wege sprechen gelernt hatte, als es Kinder sonst tun. Man denkt nicht weiter darüber nach und merkt nicht, dass sie mit den Augen hört, weil sie jedes Wort versteht. Auch wie man in dem kleinen Ort in den Bergen zu einer Wohnung und zu Arbeit käme, wollte sie wissen. Dann fuhr sie nach Hause, in dem Gedanken bestärkt, dass sie hier leben wolle und ihre künstlerischen Talente ohne Reglementierungen entfalten könnte.

Nach einem dreiviertel Jahr durfte die Familie mit den zwei Söhnen ausreisen.

Die Freunde hatten bereits für eine Wohnung gesorgt, Roland bekam Arbeit. Marlene verdiente dazu. Nein, auch hier nicht gleich mit Kunst. Sie trug Zeitungen aus, betreute eine alte Frau, machte Näharbeiten, half in einem Blumenladen, war im Außendienst tätig.

Die Aufnahme in den Künstlerbund öffnete ihr die Türen für Ausstellungen. Sie bekam erste Aufträge für große textile Bilder in Hotels. Roland verkraftete diese künstlerische Entwicklung seiner Frau nicht. Er fühlte sich zurückgesetzt, ausgebeutet, warf Marlene vor, sich auf seine Kosten profiliert zu haben. Und in den Westen wollte er eigentlich auch nie. Er reagierte mit Anfällen. Die Abstände wurden immer kürzer. Und die Wutausbrüche immer bedrohlicher. Er zerschlug alles, was ihm in den Weg kam. Auch die schönen und liebevollen Bastelarbeiten der Söhne. Marlene musste wieder flüchten. Zu den Nachbarn. Die Polizei wurde eingeschaltet. Roland landete in der Psychiatrie. Eine Behandlung lehnte er konsequent ab. Er verweigerte alle Medikamente. Krank seien die anderen, nicht er. Seine ausufernde Sammelleidenschaft passte zu dem Krankheitsbild, das Ärzte schon lange vermutet hatten. Schizophrenie. Ganze Warenlager technischer Geräte trug Roland zusammen. Er kaufte ein altes Motorrad nach dem anderen.

Aufgrund seiner Auffälligkeiten wurde eine räumliche Trennung angeordnet. Zum Schutz von Marlene und den Jungen. Die meinten längst, dass man mit dem Vater nicht mehr leben könne und nicht auf Besserung zu hoffen bräuchte. Mama solle sich trennen und ihr eigenes Leben führen. Sie würden an ihrer Seite stehen. Marlene konnte diesen entscheidenden letzten Schritt nicht übers Herz bringen. Da tat es Roland. Er reichte die Scheidung ein. Schluss mit dem Auf und Ab, dem Hin und Her, dem Verlieren und Wiederfinden.

Als Marlene wieder zu Hause in ihrem Bergdörfchen eintrifft, geht ihr der Anruf der Freundin am Ostseestrand nicht aus dem Sinn. Ihr fällt eine Begebenheit ein, die sie auf einem Mittelaltermarkt während des kleinen Urlaubs erlebt hat. Vor einem großen Zelt saß ein alter Mann mit langem weißem Bart und langen Haaren. Ein Wahrsager. Er beobachtete Marlene, wollte sie mit einladenden Handbewegungen in das Zelt locken. Sie lehnte freundlich ab. An solchen Budenzauber glaubt sie sowieso nicht. Neugierig war sie schon. Wie sich ihre Zukunft gestalten würde, kreiselte dauernd in ihrem Kopf. Als sie später an einem Imbissstand eine kleine Pause machte, begegnete ihr der Alte wieder. Er wollte sich auch gerade vom Wahrsagen erholen. Er sprach Marlene an, stellte ihr Fragen. Er schaute auf ihren wunderschönen Pullover. Der strahlte in bunten Farben und Formen. Ein kunstvoller Entwurf von ihr, nach dem ihre Mutter gestrickt hatte. Der Wahrsager erkannte in den Motiven das ausstrahlende und anziehende Wesen von Marlene. Sie brauche sich um ihre Zukunft gar keine Gedanken zu machen. Das Glück käme von selbst auf sie zu, gab er ihr mit auf den Weg.

Das will sie jetzt genau wissen. Sie geht zum Telefon und wählt die Nummer von Katharina. Sie hätte es sich überlegt. Sie würde den Mann, den die Freundin in einer Anzeige entdeckt hat, doch gern kennenlernen. Falls der noch Interesse habe, könne er sich bei ihr melden. Es vergeht keine Stunde, da vernimmt sie die sympathische Stimme von Bernhard. Sie weiß nicht viel von ihm. Nur, was er in seiner Anzeige geschrieben hat. Ein handwerklich begabter Überlebenskünstler sucht eine sinnliche, schlanke Frau. Die soll auf dem Boden des täglichen Lebens stehen, bescheiden, zuverlässig und treu sein. Musisch interessiert und offen für ein neues, stilvolles Zuhause. Das klingt nicht alltäglich. Der Mann hat Lebensart, vermutet Marlene. Dass er sie schon morgen besuchen will, verschlägt ihr etwas den Atem. Was, schon morgen? Bis ins Allgäu ist es schließlich kein Katzensprung. Ja, schon morgen. Er will keine Zeit verlieren. Ihre Freundin hätte so viel von ihr erzählt.

Marlene fühlt sich von der Entschlossenheit des Mannes etwas überrumpelt. Na, dann soll er mal kommen. Aber was macht sie, wenn ihr der Mann dann doch überhaupt nicht gefällt? Sie hat kein Bild gesehen und verlässt sich ausschließlich auf die Eindrücke ihrer Freundin. Bei einer solchen Entfernung kann man ihn nicht gleich wieder nach Hause schicken. Sie ordert ein Zimmer bei einer Bekannten im Ort. Für den Fall, dass sie ihn gleich auf Abstand halten will. Ansonsten könnte er auch in dem Haus, in dem sie wohnt, ein Zimmer bekommen.

Bernhard kann im Haus bleiben. Am nächsten Tag machen sie, nachdem Marlene die Zeitungen ausgetragen hat, eine Bergtour. Es hat gefunkt. Dass Bernhard zehn Jahre älter ist als sie, weiß sie nur, weil er es ihr gesagt hat.

Marlene besucht den Freund in seinem Zuhause. Stilvoll ist es, aber es ist nicht ihr Stil. Daran soll die Beziehung nicht scheitern. Im Vordergrund steht für Marlene der Mann, nicht seine Wohnung. Nach einem Jahr Fernfahrten von Bayern nach Sachsen und zurück zieht Marlene zu ihm. Sachte, ganz langsam krempelt sie alles um. Da ist viel Diplomatie nötig und Respekt vor Stücken, die für den anderen wertvolle Erinnerungen sind. In den alten Möbeln würde sie sich wie in einem Museum fühlen. Sie hat Achtung vor der handwerklichen Kunst, die in den teuren Stücken steckt, aber sie möchte nicht damit leben. Marlene bevorzugt klare Linien und keinerlei Klimbim. Die Räume müssen weit und offen sein, ganz sparsam ausgestattet. Ihr erster Akt ist, bei Bernhard die vielen dicken Teppiche zu entfernen. Die Kompromisse, die sie beim Wohnen und Einrichten finden, greifen auf das gemeinsame Leben über. Noch nie haben sie gestritten. Wenn mal eine Tür etwas zu laut ins Schloss fällt, weiß der andere, dass er sich zurücknehmen muss. Marlene genießt es, wenn sich Bernhard über ihre künstlerischen Erfolge freut. Er hat Tränen in den Augen, wenn auf Vernissagen ihre Arbeit gelobt wird. Er fährt mit ihr zu Ausstellungen an die Ostsee, bis nach England und Holland, ihre Bilder im oder auf dem Auto verschnürt.

So bedeutet auch der plötzlich entdeckte Alkoholkonsum von Bernhard keine wirkliche Krise. Marlene hat bisher nichts davon gemerkt, außer dass er zu Abend mal ein Bier trinkt. Bernhard wirkte nie alkoholisiert. Es fällt erst auf, als er in einem Notfall eine Bekannte gegen Mittag ins Krankenhaus fahren soll. Da ist sein Pegel gerade auf dem Höhepunkt. Bernhard wird bei einer Alkoholkontrolle erwischt. Er ist selbst erschrocken über den hohen Promille-Wert.

Angefangen hatte diese heimliche Trinkerei schon vor langer Zeit. Als er noch als Pathologe im Krankenhaus arbeitete und dann verstärkt nach dem Unfall mit seiner ersten Frau. Er hatte das Auto gefahren. Sie starb an den Folgen. Das Schuldgefühl blieb. Der morgendliche Alkohol wirkte immer wie ein Abstandhalter. Marlene lässt sich nicht darauf ein, ihm die Entwöhnung selbst zu überlassen. Wie die meisten Alkoholiker will er seine Sucht nicht wahrhaben. Sie schafft es, ihn zu einer Entziehungskur zu bewegen. Nach der Kur ist er nicht nur abstinent, sondern gesund, kernig, jünger. Der Bauch schmilzt, der Blutdruck sinkt, die Lust, sich zu bewegen und etwas zu unternehmen, kehrt zurück. Das regelmäßige Trinken, wenn es keiner sah und merkte, hatte schon seine Spuren hinterlassen. Mit dem Sex will es noch nicht wieder so richtig klappen. Das ist für Marlene kein Problem, weil jeder Tag mit Bernhard voller Liebe ist. Sie küssen sich, streicheln sich, sagen sich schöne Worte. Immer ist er ihr nah, und sie freut sich in ihrem kleinen Laden, den er für sie ausgebaut hat, den ganzen Tag darauf, ihn am Abend wiederzusehen. Sie liebt ihn über alles.

BETTINA K., 48, BAUZEICHNERIN

Ein Kindskopf oder Wie lange lässt sich das Glück herausfordern?

Bettina hat sich nach dem Klassentreffen mit Jonas, ihrem neuen Freund, verabredet. Es ist nichts Ernstes. Sie kennt ihn noch nicht lange. Jonas ist zwölf Jahre jünger als sie. Sie mag ihn. Männer mit Zukunft hat sie schon seit sieben Jahren nicht mehr kennengelernt. Seit ihrer Scheidung meistert sie das Leben als alleinerziehende Mutter. In einer Musikkneipe wollten sie noch ein bisschen klönen. Aber sie hat sich mit den alten Klassenkameraden verquatscht. Kommt eine Stunde zu spät zum Treff. Jonas ist nicht mehr da. Nur Alex sitzt an der Bar rum. Bettina kennt ihn. Als sie noch zur Schule ging, fiel er ihr auf, wenn sie ihre Freundin besuchte. Siebzehn war sie damals. Niedlich fand sie ihn schon. Der Mädchenschwarm war ein Draufgänger. Das wussten alle. Sie hatte sich von seinen Annäherungsversuchen ferngehalten. Gleich so mit Sex, das war ihr noch nichts. Alex war in dieser Hinsicht schon viel unterwegs. Das wäre nichts geworden mit ihnen beiden.

Jetzt kommen sie ins Gespräch. Sie sagt ihm, dass sie ihn kennt. Von damals. Er kann sich nicht erinnern. Na klar, er hatte doch ganz andere Mädchen im Kopf. Genug der Rückblicke. Was treibt der Bursche jetzt? Alex ist auch solo. Er hat sich gerade von seiner Frau getrennt. Während sie unbefangen plaudern und sich tief in die Augen sehen, haben sie das Gefühl, sich schon ewig zu kennen. Beide ahnen in diesem Moment noch nicht, dass die aufkeimende Verliebtheit schweren Prüfungen ausgesetzt werden wird.

Als die Kneipe schließt, spazieren sie über die Dörfer. Sie reden und reden. Es ist Sommer. Die Wiesen atmen. Kühe rekeln sich träge im Gras. Die ersten Fischreiher haben an den Seen ihre Standplätze eingenommen. Wie aus Stein gemeißelt stehen sie da. Dafür haben die beiden heute kein Auge. Im Morgengrauen sind sie bei Bettina angekommen. So ein inniges Gefühl hatte die schlanke junge Frau noch nie mit einem Mann erlebt. Es ist total schön, was da gerade passiert. Das bedarf gar keiner Worte. Beide spüren es. Sie müssen einander gar nichts erklären. In diese Vertrautheit können beide eintauchen.

Von Stund an leben sie bei ihr und bei ihm. Auch die beiden jüngeren Söhne verstehen sich. Ein Junge ist nach der Scheidung bei Alex geblieben. Bettinas Max ist im gleichen Alter. Ihr Sohn erscheint ihr wie ausgewechselt. Er war immer ein unbequemes Kind. Vor allem, wenn ein neuer Mann auftauchte. Dann konnte er alle Register von Widerspenstigkeit und Boshaftigkeit ziehen. Da sind die meisten davongelaufen. Mit so einem Bengel wollten sie keine neue Beziehung beginnen. Alex sieht das alles ganz entspannt. Er strahlt etwas aus, das auf Max wie Psychotherapie wirkt. Der Junge hatte es ja auch nicht leicht. Was muss ein Kind denken, wenn es sieht, dass seine Mutter geschlagen wird? Vom Vater. Wie soll ein Kind handeln, wenn es hört, dass die Mama angeblich das schöne Familienleben zerstört hat? Vom Vater. Ist es ein Wunder, dass er sich gegen alles und nichts aufbäumt?

Alex hat in dieser Nacht in Bettinas Leben geschaut. Sie hat ihm ein Fenster geöffnet, die Läden weit aufgeklappt. Als wolle sie nur noch Sonne hereinlassen. Dass Alex geduldig und liebevoll zuhört, streichelt ihre Seele. Das ist schöner als Sex in der ersten Nacht. So hört Alex von Sarah, Bettinas großer Tochter. Die ist jetzt fast so alt wie die Mutter, als ihr vor achtzehn Jahren die erste Liebe begegnete.

Während der Abiturprüfung hatte Bettina den Verdacht, schwanger zu sein. Sie wollte unbedingt gut abschneiden. Baufacharbeiterin mit Abitur. Sie konzentrierte sich ganz und gar auf das Lernen, verdrängte das, was in ihrem Körper vorging. Ihre Tochter bekam sie mit zwanzig. Ungeplant, aber ohne Reue. Die Pille hatte sie nicht so richtig vertragen. Der Körper wehrte sich gegen die Hormone. Da ist es dann wohl passiert. Sie liebte den jungen Mann, den sie auf einem Zeltplatz kennengelernt hatte. Er wohnte viel zu weit weg, um sich wirklich näherzukommen. Er musste als Wehrpflichtiger zur Armee. Sie studierte Bauwesen. Er schrieb schöne Briefe. Bettina freute sich auf die Zeit danach. Enttäuscht stellte sie fest, dass ihm seine Freunde erst mal wichtiger waren als sie und das Kind. War sie eine Träumerin, die sich die erste Liebe schöngeredet hatte? Ein bisschen anders hatte sie sich das schon vorgestellt. Sie merkte, dass da nichts war, das wirklich verband. Wo sollte es auch herkommen? Das Kind allein war kein Fundament für eine Beziehung.

Das Studium musste sie nach zwei Jahren abbrechen. Die kleine Sarah hatte eine angeborene Allergie, war dauernd krank, brauchte spezielle Pflege. Bettina ging zurück in den Norden, in ihre Heimat. Sie kellnerte, um Geld zu verdienen. Das war hier kein Problem. Viel Gastronomie, viele Urlauber. Die junge Frau mit schneller Auffassungsgabe machte sofort aus dem Job einen neuen Beruf. Abendschule. Zweiter Facharbeiterbrief: Kellnerin. In dem Restaurant, in dem sie die Gäste bediente, lernte sie den Mann kennen, den sie heiraten würde. Er war so verrückt nach ihrer kleinen Tochter. Das war wichtig für sie. Sie wollte schon immer gern eine richtige Familie haben. Andreas war Koch. Auch das passte. Als die Tochter fünf war, wurde ihr Bruder geboren. Zwei Kinder hatte sich Bettina gewünscht. Sie verstand auch, dass Andreas selbst noch mal Vater werden wollte.

Nun endlich bekamen sie eine eigene Wohnung. Bisher hatten sie bei ihren Eltern gewohnt. Zwei Zimmer und ein halbes, Küche, Bad reichten nicht für eine gute Ehe. Andreas entpuppte sich, jetzt mit Bettina allein unter einem eigenen Dach, als eifersüchtig und neidisch. Auf alles, was Bettina betraf. Auf ihre Tüchtigkeit, auf ihren Erfolg im Beruf. Darauf, dass sie so gut mit anderen Menschen umgehen konnte und bei allen beliebt war. Er unterstellte ihr Flirtkontakte mit anderen Männern während eines Betriebsausfluges. Sie stritten. Er schlug zu. Bettina konnte es nicht glauben. Sie verzieh. Er war ein guter Vater. Kümmerte sich um die Kinder. Machte niemals Unterschiede zwischen der mitgebrachten Tochter und dem leiblichen Sohn. Zur gemeinsamen Verantwortung für den Haushalt musste man ihn nicht auffordern. Trotzdem kam es immer öfter zu Handgreiflichkeiten. Sie machte die unsicheren Zeiten für seine Gereiztheit verantwortlich. Nach der Saison verloren sie beide ihre Arbeit. Zu Hause herumsitzen und auf ein Wunder warten, das kam für Bettina nicht infrage. Sie empfahl Andreas, in die Schweiz zu gehen. Dort würden ständig Gastronomiefachleute gesucht. Sie wollte vor allem die ständige Nähe mit ihm vermeiden. Das hätte zu einer Katastrophe geführt.

Andreas ging tatsächlich in die Schweiz. Bettina erweiterte ihre bauzeichnerischen Kenntnisse in einem Computerkurs. Nebenbei jobbte sie. Sie war froh, dass Andreas nicht allzu oft nach Hause kam. Wenn er da war, war die Hölle los. Vorwürfe und Verdächtigungen. Sie glaubte, dass sein Verhalten krankhaft war. Die lebenstüchtige junge Frau merkte, dass sie mit sich und den zwei Kindern auch allein zurechtkommt. Sie brauchte keinen Aufpasser, keinen Streithahn, keinen Schläger. Jetzt machte sie das wahr, was er immer behauptet hatte. Sie ließ sich mit einem anderen Mann ein. Ein Zugereister aus Bayern. Für den war die junge Ostfrau mit zwei Kindern, gutaussehend, selbstbewusst und klug, ein Exot. Sogar über Politik konnte sie sich mit dem Erzkonservativen streiten. In Bayern wollen die Frauen immer gleich geheiratet werden, sagte er. Dass sie daran überhaupt kein Interesse hatte, auch an einem zu engen Verhältnis nicht, das gab sie ihm gleich zu verstehen. Nur ein bisschen Sex, nette Gespräche und etwas Spaß. Er bewunderte sie. Genau das brauchte sie. Bestätigung.

Als Andreas zu Weihnachten aus der Schweiz anreiste, teilte sie ihm mit, dass sie sich scheiden lassen werde. Der Bayer war längst in seine Bergwelt abgereist. Andreas wusste nichts von ihm, aber seine Fantasien produzierten neue Repressalien. Er lauerte ihr auf, bedrohte sie, verprügelte sie, als er bereits aus der Wohnung ausgezogen war. Bettina ging zur Polizei und erstattete Anzeige gegen ihn. Dabei fühlte sie sich nicht ernstgenommen. Wie ein kleines Kind, das die Schulfreundin beim Lehrer verpetzt. Das, was der Polizist nach Bettinas Schilderungen aufschrieb, klang lächerlich. Sie verbat sich einen solchen Umgang mit einem durchaus kriminellen Vorgang. Sie forderte einen anderen Beamten und einen neuen Termin. Die Anzeige wurde erneut aufgenommen. Sachlich und ohne den Eindruck, sie könne es sich morgen anders überlegen und die Sache zurückziehen. Wahrscheinlich wurde Andreas danach vorgeladen. Jedenfalls hielt er sich von da an von ihr fern.

Bettina fühlte sich frei. Nur die Schulden drückten sie. Es hatte sich einiges angehäuft. Seit Andreas in der Schweiz arbeitete, hatte er sich an den Lebenshaltungskosten nicht mehr beteiligt. Bettina konnte öfter das Geld für den Hort und den Kindergarten nicht bezahlen. Das waren nun ganz beträchtliche Summen geworden. In der Wohnung, die sie nach der Scheidung bezogen hatte, wurden ihre Raten für den Strom nach dem Verbrauch der Vormieter bemessen. Ihre wirklichen Kosten waren aber viel höher. Als abgelesen wurde, sollte sie nachzahlen. Fast tausend Mark. Woher nehmen, wenn nicht stehlen? Sie arbeitete, rackerte und kam auf keinen grünen Zweig. Sie reagierte auf die Forderungen des Stromanbieters nicht. Da wurde eines Tages der Strom abgeschaltet. Bettina zeigte bereits die Symptome eines überschuldeten Menschen, der seine Post nicht mehr öffnet. Sie kann diesen Zustand gut verstehen, wenn sie heute von solchen Fällen hört. Das mit dem Strom konnte sie klären, persönlich, vor Ort. Man einigte sich auf bezahlbare Raten. Die Oma griff tief in ihre Tasche, schenkte der Enkelin dreitausend Mark. Sie solle alles bezahlen, was noch ausstehe. Und aufpassen, dass ihr so etwas nie wieder passiere.

Sie arbeitet jetzt nach dem Lehrgang wieder als Bauzeichnerin. Mit dem Computer, versteht sich. Die Arbeit und die Kinder beanspruchen die junge Frau. Jeden Tag fünfundsiebzig Kilometer hin und wieder zurück. Sie will fit sein, etwas leisten, ist ehrgeizig. Max muss sie bereits um sechs Uhr im Kindergarten abliefern, um pünktlich im Betrieb zu sein. Sie merkt, wie die Kinder unter der knappen Zeit leiden. Alles muss schnell gehen. Sie ist ständig im Galopp. Die große Tochter ist mit der Verantwortung oft überfordert. Am Wochenende kellnert Bettina als Aushilfe, um das Geld für die kleine Familie ranzuschaffen. Manchmal denkt sie, dass sie zusammenbricht. Das sieht auch ihre Mutter und kümmert sich um die Kinder. Trotzdem muss sie ihre Arbeit aufgeben. Sie lässt sich kündigen, ist kurz arbeitslos und findet eine neue Stelle, wo sie mit ihren Kenntnissen und Erfahrungen den ganzen Laden schmeißt. Sie verdient gut, es geht bergauf. Bettina ist zufrieden mit sich und der Welt.

Nur Max hat einen Knacks weg. Überall macht er ihr Schwierigkeiten. Immer ist er aufmüpfig. Ein Schrei nach mehr Aufmerksamkeit?

Sie erinnert sich daran, wie es war, als er zur Schule kam. Quer lag er im Flur und wollte nicht zum Unterricht gehen. Er wollte nichts lernen. Immer möchte er etwas nicht, wenn andere es von ihm erwarten. Er sträubt sich gegen alles. So hat er einen ganzen Kindergeburtstag boykottiert, sich mit allen Gästen gestritten. Bettina musste dann allein mit der Kindergesellschaft im Wald auf Schnipseljagd gehen. Dauernd wird sie in die Elternsprechstunde bestellt, weil Max seine Mitschüler ärgert. Ja, er ist ein unbequemes Kind. Überall muss er erst mal ein bisschen Stress machen, wenn etwas los geht. Keine Lust. Er wird nicht fertig. Alle warten auf ihn. Stets fällt ihm etwas ein, was unangenehm für alle beteiligten Leute ist. Manchmal ist Bettina wütend auf den Jungen, wenn er sich gegenüber gelegentlichen Freunden daneben benimmt. Ja, das macht er bewusst. Oft tut er ihr aber auch leid. Was sind das für Kerle, die auf so einen kleinen Jungen nicht reagieren können und sich in die Flucht schlagen lassen? Die sind sicher generell untauglich für den Alltag der Liebe. Egal, sie würde sich immer für ihren Frech-Max entscheiden.

Alex hat damit kein Problem. Er steigt nicht auf alles ein. Ist ohnehin toleranter. Kann überhören, kann übersehen. Er hat nicht vergessen, dass er auch kein Kind von Traurigkeit war. Da macht es Max gar keinen so großen Spaß mehr zu provozieren.

Bettina ist glücklich mit Alex und mit Max und mit seinem Sohn. Jeder mag jeden. Alles ist plötzlich so entspannt. Sie verbringen die Abende mal bei ihr und mal bei ihm. Alles nur ein paar Dörfer auseinander. Die Kinder sind immer dabei. Nur beruflich gibt es wieder Hiobsbotschaften. Bettinas Betrieb geht den Bach runter. Keine Aufträge mehr. Entlassung. Nichts ist mehr sicher. Damit lebt sie bereits. Wieder auf Jobsuche. Ein großes Unternehmen sucht für eine Zweigstelle in ihrer Region eine Zeichnerin. Sie wird genommen, muss aber für ein halbes Jahr ins Hauptwerk. Weit hoch in den Norden. Die Strecke ist zu weit, um abends nach Hause zu fahren. Wochenendliebe mit Alex. Max bleibt bei der Oma.

Es wird viel und lange telefoniert. Manchmal hat Bettina den Eindruck, dass Alex etwas getrunken hat. Seine Stimme ist so komisch. Sie fragt ihn. Er streitet es vehement ab. Wenn sie am Wochenende nach Hause kommt, trägt er ein Fähnchen vor sich her. Abstreiten ist zwecklos. Er findet das nicht so schlimm. Ist doch nur Wein. Und er ist ja auch nicht betrunken. Trotzdem, Bettina mag es nicht. Es macht ihr Angst. Sie hat ihre Erfahrungen. Ihr Vater war Alkoholiker. Die Ehe der Eltern ging deswegen auseinander.

Die neue Arbeit gefällt ihr. Sie arbeitet sich schnell ein. Mit den Kollegen aus dem Westen kommt sie gut aus. Nur der Chef ist ein Arschloch, sagt sie. Als Alex und sie sich einig sind, dass sie aus den zwei Mini-Familien eine richtige machen wollen, bittet sie um einen Umzugstag. Da fällt der Mann aus allen Wolken. Das kenne sie wohl noch aus ihrer DDR. Demnächst verlange sie vielleicht auch einen Haushaltstag? Er brüllt umher. Er duzt die Ostfrau. Das macht er generell bei unterstellten Mitarbeitern. Da schwingt nichts Freundschaftliches, nichts Kameradschaftliches mit. Es ist auch keine Kumpelhaftigkeit. Bettina empfindet es als reine Diskriminierung. So wie er über die Sekretärin redet, wenn er den Hörer auflegt. Eine dumme Kuh sei sie. Und er lacht in die Runde. Wie über seine blöden Witze. Meist frauenfeindlich und sexuell anzüglich. Das ahnte sie schon, als sie die extrem fetten Frauen auf seinem Bildschirm gesehen hatte. Bettina kann darüber nicht lachen. Sie fragt nach, ob mit der dummen Kuh tatsächlich die Sekretärin gemeint gewesen sei. Schweigen im Raum. Hinterher freuen sich alle, dass Bettina sich traut, dem Chef eine solche Frage zu stellen. Den heimlichen Beifall können sie sich schenken. Keiner kann diesen fiesen Kerl leiden. Wahrscheinlich ist er einer, der hier im Betrieb nur Druck macht und sich am Wochenende von der Domina auspeitschen lässt. Genauso stellt sie sich solche Männer vor. Das hilft ihr, alles etwas entspannter zu sehen. Als der gepflegte, aber äußerst hässliche Mann einmal von einem Arbeitsgespräch zurückkommt, macht er sich über seinen Gesprächspartner lustig, der so schiele, dass man gar nicht wisse, wo er hingucke. Bettina will schon fragen, ob er wohl sein eigenes Spiegelbild gesehen habe. So wenig Selbstreflexion. Das gibt es doch gar nicht. Aber sie verkneift sich dann eine Bemerkung. Sie hat schon viel zu viel gesagt in ihrer direkten Art. Als sie im dritten Jahr ihrer Tätigkeit noch einmal um einen freien Tag bittet – wegen des Abiturballs ihrer Tochter – hat sie den Bogen überspannt. Die vorlaute Ostfrau wird entlassen.

Alex sucht nach Teilhaberschaften in verkrachten Firmen gerade nach einem beruflichen Neuanfang. Er will selbständig arbeiten, weder von anderen abhängig sein, noch sich von ihnen übers Ohr hauen lassen. Er besinnt sich auf das, was er gelernt hat. Aufs Töpfern. Da kann er ohne Zwänge und nach eigenen Regeln arbeiten. So ist eigentlich sein Leben. Bettina hat einen Sinn für das Kreative, und sie bringt die notwendige Disziplin ein. Das Handwerkliche guckt sie sich von Alex ab. Sie werden ein Team, das ein einmalig schönes rotes Geschirr herstellt. Die gemeinsame Arbeit offenbart Alex' Hang zum Alkohol immer mehr. Bettina schwankt zwischen Ablehnung und Toleranz. Mal überwiegt das eine, mal das andere. Alex, der Typ großer Junge, ist selbst wenn er getrunken hat ein netter Kerl. Niemals laut, niemals aggressiv. Verdammt noch mal, man kann ihm nicht richtig böse sein. Dennoch ist der einst sonnenklare Himmel bewölkt.

Das Alkoholproblem wird durch eine neue Bedrohung überschattet. Bettina bemerkt, dass sich Alex öfter verschluckt. Ihm ist auch schon aufgefallen, dass das Schlucken schwierig geworden ist. Bettina fordert ihn auf, zum Arzt zu gehen. Der kann nicht spiegeln, weil er nicht in die Speiseröhre hineinkommt. Er spricht von einem Knick. Beide denken nichts Schlimmes. Überweisung zum Spezialisten. Als der eine Gewebeprobe nimmt, kann er Bettina nicht in die Augen sehen. Er weiß noch nichts Genaues, aber gutartig ist die Sache nicht. Dann die eindeutige Diagnose. Speiseröhrenkrebs im fortgeschrittenen Stadium. Fünf Prozent Überlebenschance, sagen die Ärzte, die ihn in der Klinik behandeln wollen. Sie machen Bettina keine Hoffnung. Sie soll sich darauf einstellen, dass die Radio-Chemo- Therapie sein Leben nur ein bisschen verlängert. Während Bettina innerlich zerbricht, nimmt Alex die Schwere seiner Krankheit nicht an. Er lässt sich auf den Befund überhaupt nicht ein, will nichts davon hören, will nichts lesen. Er muss die Behandlung jetzt durchstehen, und dann wird er wieder gesund. Die Speiseröhre ist so eng, dass eine Markierung für eine Bestrahlung von innen unmöglich ist. Alles ist schon zugewachsen. Er muss künstlich über den Dünndarm ernährt werden. Nur etwas Flüssigkeit geht noch auf normalem Weg durch den Körper. Manchmal ist auch etwas Wein dabei. Bettina ist fassungslos, aber sie will ihm nichts mehr verbieten. Sie leidet mehr als Alex, weil sie weiß, wie es um ihn steht. Sie sieht bei jeder Untersuchung in die völlig deprimierten Gesichter von Ärzten und Schwestern. Nur Alex, der sieht nichts. Er ist darum völlig verwundert, dass Bettina Angst vor der Zukunft hat. Sie leben und arbeiten zusammen, aber es ist alles ungeklärt, alles offen, rechtlich nichts festgehalten.

Die Bestrahlungen und die Chemotherapie ziehen Alex die Beine weg. Er wird immer schwächer, bricht oft zusammen. Der Kreislauf spielt nicht mit. Bettina ist seine Stütze am Tag und seine Wächterin in der Nacht. Alex erholt sich wieder.

Der Krebs ist weg. Nirgendwo im Körper ist ein Herd. Die Speiseröhre muss nach der Bestrahlung geweitet werden. Millimeter um Millimeter. Eine Tortur. Als Alex wieder essen kann, fahren sie in den Urlaub. Da kommt er am zweiten Tag freudestrahlend aus dem Bad. Er hat sich den Zugang für die künstliche Ernährung bündig abgeschnitten. Den brauche er ja jetzt nicht mehr. »Und was passiert mit dem Teil, der noch im Körper drin ist?«, fragt Bettina kreidebleich. Na der werde irgendwann herausoperiert. Noch in der gleichen Nacht muss Alex mit großen Schmerzen in die Klinik. Was für ein Kindskopf. Aber wahrscheinlich hat ihm die Ignoranz, die er dem Tod entgegenbrachte, das Leben gerettet.

Alex will nun nicht mehr aufschreiben, was wem gehört und wie es weitergehen soll, wenn einer stirbt. Es stirbt ja keiner. Er fragt Bettina, ob sie nicht heiraten sollen. Dann wäre rechtlich alles geklärt. Sie wünscht sich eine kleine Feier, einen Ring und eine Hochzeitsreise. Das soll sie haben. Gemeinsam haben sie die Krankheit besiegt. Geblieben ist die Sucht. Alex bemüht sich um alkoholfreie Zeiten. Wenn die Suffphase vorbei ist, verspricht er immer wieder, dass sich alles grundlegend ändern wird. Bettina weiß, dass er sein Versprechen nicht halten kann. Sie leidet unter der Unsicherheit. Alles, was gesagt, was getan wird, was heute ist und was morgen – nichts ist sicher. Wenn Alex trinkt, zieht sich Bettina zurück. Sie schläft auch nicht bei ihm. Das kränkt ihn sehr. Sie geht dann ihre eigenen Wege. Sie hat es gelernt, den Schalter umzulegen. Wenn Alex aus der Rauschphase erwacht, ist er wieder der Mann, den sie liebt. Wie er geht, wie er spricht, wie er isst, wie er mit anderen umgeht, wie er seine Arbeit macht, einfach alles liebt sie an ihm. Schade, dass er so oft die schöne gemeinsame Zeit vergeudet. Und manchmal fragt sie sich, wie lange sich das wahnsinnige Glück, das er hatte, noch herausfordern lässt.

ULRIKE K., 52, PHYSIOTHERAPEUTIN

Der leise Unsportliche oder Unromantische Begegnung auf einem Parkplatz

Es ist viel Zeit vergangen. Ulrike brauchte Abstand. Sie musste erst den Weg zu sich selbst finden, um an eine neue Partnerschaft denken zu können. Zu tief waren die Verletzungen, zu brennend noch die Narben, die ihre erste Ehe zurückgelassen hatte. Erst als die Kinder das Nest verlassen und in die Welt hinausfliegen, spürt sie Einsamkeit. Besonders an den Wochenenden. Die Wochentage sind mit Arbeit ausgefüllt. Arbeit, die mehr als reichlich vorhanden ist und die Spaß macht. Es herrscht ein gutes Klima in dem kleinen Unternehmen.

Dabei hatte sie anfangs fürchterliche Angst, selbständig, ohne festes monatliches Gehalt zu arbeiten. Niemand hatte zur Wendezeit Erfahrung damit. Wahrscheinlich hätte sie sich dazu auch nicht so schnell entschlossen, wenn sie nicht von heute auf morgen ins kalte Wasser geworfen worden wäre. Die Poliklinik, in der eine große physiotherapeutische Abteilung mit achtzehn Mitarbeitern existierte, wurde aufgelöst. Binnen achtundvierzig Stunden sollten sie sich entscheiden, ob sie sich privatisieren wollen. Sechs der Frauen blieben. Trauten sich, Verantwortung zu übernehmen, auch mit finanzieller Beteiligung. Zwölf waren draußen. Da brachen Welten zusammen. So viel Verzweiflung auf einen Fleck hatte Ulrike noch nicht gesehen. In ihrem Kopf spukte eine solche Existenzgründung schon herum, als sie merkte, dass das alte Gesundheitssystem den Bach runterging. Sie wusste, dass man anfangs Geld von den Banken brauchte, um eine neue Praxis in den alten Räumen aufzubauen. Da fing sie an, die Statistiken über die Behandlungen und Patientenzahlen zu sammeln, um ein tragfähiges Konzept für einen Kredit vorzulegen. Ihr Mut und ihr Enthusiasmus, sich auf gar keinen Fall auf die Straße setzen zu lassen, haben sich gelohnt. Leiten konnte sie schon im Osten gut, warum sollte sie nun im Westen nicht die Führung übernehmen? Inzwischen läuft die private Praxis hervorragend. Alle Frauen verdienen gutes Geld. Für Ulrike war es der Sprung in totale finanzielle Unabhängigkeit und in ein Leben, in dem sie sich ihre Wünsche erfüllen kann. Mit der Tochter bereist sie Europa. Sie genießt die Freiheit. Ihre ganz persönliche und die große, die jetzt alle haben. Ein Glück, dass sie sich Freiheit leisten kann. Ausgleichende Gerechtigkeit für das, was ihr das Leben in achtzehn Jahre Ehe angetan hatte.

Aber nur Freude an der Arbeit, das kann doch nicht alles sein für den Rest des Lebens.

Ulrike hat seit ihrer Scheidung vor sechs Jahren Probleme mit Männern. Sie lässt keinen an sich heran. So manchen netten Bewerber hat sie schon vor den Kopf gestoßen. In ihrem Beruf mangelt es nicht an Kontakten. Darunter auch passable Männer, die sie gern kennenlernen wollen, Blumen bringen, nicht nur dienstlich anrufen. Wenn sie allzu hartnäckig werden, schreit sie sie an. Sie will ihre Ruhe haben. Wahrscheinlich krank die Frau, denken manche. Sie ziehen sich zurück. Die einzigen Männer in ihrem Leben, die sie anfassen und umarmen kann, sind der Vater, der Bruder und der Sohn. Alle anderen sind ihr nicht geheuer, wirken bedrohlich. So kann es nicht weitergehen. Das weiß sie. Aber auf Zufälligkeiten will sie sich nicht einlassen. Irgendeinen irgendwo kennenlernen, das ist ihr zu unsicher. Und in Zeitungsannoncen kann ja jeder alles Mögliche hineinschreiben. Keiner prüft, ob das wirklich stimmt. Sie hat Angst, dass ihr wieder etwas passieren könnte.

In der Zeitung entdeckt sie die Anzeige einer Partnervermittlung in ihrer Stadt. Das könnte sie versuchen. Da wird man ihr nur Männer vorstellen, die auch der Partnervermittlung bekannt sind. Die werden mehr wissen, als sie auf den ersten Blick erkennen kann. Sie sucht Sicherheit, die ihr natürlich keiner hundertprozentig geben kann. Ein geschützter Raum ist es dennoch, in dem sie sich mit den Bekanntschaften bewegt, denkt sie. Sie könnte über ihre Eindrücke nach einem Treffen mit einem Berater reden. Das würde ihr helfen, mehr Sicherheit zu gewinnen. Sie ruft die Vermittlung an. Sie möchte wissen, wie so etwas läuft, was es kostet. Der Mann am anderen Ende hat eine freundlich beruhigende Stimme. Sie solle doch einfach mal vorbeikommen. Nur zum Schwatzen. Sie macht einen Termin. Das Herz klopft ihr bis zum Hals, als sie zu dem Gespräch in die Partnervermittlung fährt. Sie ist fürchterlich aufgeregt, als würde ihr gleich ein Mann vorgestellt werden und sie müsse »ja« sagen. Sie wird das Gefühl nicht los, dass sie sich jetzt verkauft. Wie auf dem Markt, mit einem Preisschild um den Hals. Wer will mich? Wer bietet am meisten?

Der Partnervermittler strahlt Ruhe aus. Sie spürt sofort, dass sie hier nicht in eine Vermittlungsmaschine geraten ist, die die passenden Partner für sie ausspuckt. Es ist alles ganz individuell, überschaubar. Der Mann, der ihr gegenüber sitzt, kennt wirklich alle Leute, die er vermittelt. Der weiß also immer, mit wem sie sich gerade trifft. Das beruhigt Ulrike sehr. Wo findet man heute noch solche Vermittlungen, die nicht mit gezinkten Karten spielen und nur abzocken wollen? Da hat sie auch schon die tollsten Sachen gehört. Die Partnerbörsen im Internet verdrängen ohnehin die, die noch handverlesen arbeiten. Wie das digitale Foto den Film, den man früher in die Kamera einlegte. Das Konventionelle ist unmodern. Für Ulrike aber genau richtig. Da ist sie gern altmodisch. Der direkte Kontakt zum Vermittler ist ihr wichtig.

Ulrike hat ein erstes Date. Sie redet und redet. Der Mann hört zu, aber es kommt nichts rüber, nichts zurück. Einen, mit dem sie sich nicht unterhalten kann, braucht sie nicht. Aber sie ist geduldig. Es ist ja alles etwas komisch beim ersten Mal. Vielleicht hat sie ihn auch überfordert mit ihrem Redeschwall. Nicht jeder ist so geübt in der Konversation mit fremden Menschen. Sie macht das jeden Tag mit ihren Patienten. Äußerlich findet sie ihn interessant. Sie lässt sich auf ein zweites Treffen ein. Der Mann ist etwas gesprächiger. Er schlägt vor, am Wochenende gemeinsam in ein Hotel zu fahren, damit sie erst mal prüfen können, ob sie auch körperlich zusammenpassen. Und dann könne man ja weitersehen. Da ist bei Ulrike der Ofen aus. Sie denkt bei einer Beziehung schon an Sex, aber im sterilen Hotelbett durchtesten lassen will sie sich nicht. Das sagt sie ihm. Er antwortet nicht, aber er lacht. Da sieht Ulrike seine schlechten Zähne. Das war es dann. An diesem Punkt ist sie ganz empfindlich. Wie wohl die meisten Frauen.

Nach ein paar Wochen bekommt Ulrike wieder Gelegenheit, sich mit einem Mann zu treffen. Mit dem kann sie reden. Er ist humorvoll und interessiert. Sie sind unterwegs in der Stadt, gehen ins Kino. Sie freut sich, ihn wiederzusehen. Nach etwa acht Wochen fragt er sie völlig unvermittelt, wann sie denn nun zu ihm ziehe. Er habe ein Haus. Da könnten sie doch gemeinsam leben. Ulrike verschlägt es die Sprache. Das passiert bei der redefreudigen Frau selten. So schnell schießen die Preußen nicht. So funktioniert das mit ihr nicht. Der Mann lässt nicht locker. Er fängt an, sie zu bedrängen. Lauert ihr auf, taucht in ihrer Praxis auf. Fragt, wo sie sich denn abends herumtreibe, wenn er sie telefonisch nicht erreichen kann. Dass eine Physiotherapeutin abends noch Gruppen betreut, geht nicht in seinen Kopf. Er mosert herum, wenn sie regelmäßig ins Fitnessstudio geht. Ulrike fühlt sich gegängelt und kontrolliert. Der Mann trinkt zwar nicht, aber sie kennt das Gefühl, vor etwas Angst haben zu müssen. Das hatte sie doch alles schon mal. Bitte nicht schon wieder ein Mann, der ihr Leben dirigiert und dem sie ständig Erklärungen schuldig ist. Beim Sex in seinem Haus bestätigen sich ihre Empfindungen. Er ist auch hier dominant. Es kommt ihr wie sexuelles Abreagieren vor, ohne jedes Gefühl für ihre Bedürfnisse. Das braucht sie nicht.

Als sie ihm bei einem Besuch in ihrer Wohnung Fotos aus ihrer Jugendzeit, von Freunden und dem geschiedenen Ehemann zeigt, meint er, dass die dann später bei ihm sowieso alle verschwänden. Er meint, wenn sie dann verheiratet seien. Bei Ulrike gehen alle Alarmglocken an. Sie darf also keine Vergangenheit haben. Er verrät auch, wie sich seine Ehefrau kleiden soll. Nicht dauernd Jeans, wie Ulrike. Er steht auf Weiblichkeit. Faltenröcke soll sie tragen. Es ist wie ein Schlag mit dem Knüppel auf den Kopf. Wie kommt der überhaupt auf Ehefrau? Davon war noch nie die Rede. Und Faltenröcke hat sie ihr ganzes Leben lang nicht getragen. Dieses Sinnbild eines artigen Mädchens, der gehorsamen Internatsschülerin. Das hat sie schon immer gehasst. Männerträume eines Gestrigen. Wieso gerät sie immer an solche autoritären Typen? Oder sind tatsächlich alle so? Jeder auf seine Weise?

Ulrike merkt, dass der Mann ihre Persönlichkeit überhaupt nicht einschätzen und auch nicht akzeptieren kann. Wieder einer, der alles nach seinen Vorstellungen formen will. Er plant schon ein Leben mit ihr, ohne sie zu kennen. Seine Art, sie massiv zu bedrängen, ja sogar zu verfolgen, macht ihr Angst. Sie will das Verhältnis beenden. Es ist nicht ihre Art, so etwas am Telefon zu erledigen. Aber sie fürchtet sich vor unbeherrschten Reaktionen, die sie ihm durchaus zutraut. Ulrike ist ein gebranntes Kind. Sie sagt ihm, dass sie zu unterschiedliche Vorstellungen hätten, dass es mit ihr und ihm nichts werden könne. Er ist verzweifelt. Wieso? Warum? Sie soll es sich überlegen. Das schließt sie völlig aus. Er lässt trotzdem nicht los. Ulrike glaubt nicht, dass es überaus große Liebe ist, um die er kämpft. Eher verletzter Männerstolz. Der unbedingte Wille, sich durchzusetzen, und sei es mit Aufdringlichkeit. Jeden Abend liegen Rosen vor ihrer Tür. Auch in der Praxis erscheint der Rosenkavalier und hält sie von der Arbeit ab. Ständige Anrufe. Sein Verhalten, das längst den Rahmen der Werbung um einen geliebten Menschen gesprengt hat und immer mehr in die Nähe strafbaren Stalkings gerückt ist, beunruhigt sie. Sie weiß nicht, wie sie sich wehren soll. Sie bittet den Partnervermittler um Hilfe. Er soll den Mann zurückpfeifen, sonst gibt es eine Anzeige. Es gelingt der Partnervermittlung, den Stalker rechtzeitig zu bremsen. Ulrike hat erst mal die Nase voll. Sie will eine Pause einlegen.

Hätte sie diesem Mann etwas von ihrer Vorgeschichte erzählen müssen, damit er sie begreift?

Wahrscheinlich wäre er damit überfordert gewesen, weil er ähnliche Züge in sich trägt, wie der junge Mann, den sie mit achtzehn Jahren geheiratet hat. Sicher nicht ganz so aggressiv. Aber man weiß ja nicht, was sich da noch entwickelt hätte. Als sie sich mit siebzehn in Bernd verliebte, war ihm weder anzusehen noch anzumerken, dass er das Potenzial eines Schlägers in sich trug.

Die Klinik, in der sie ihren Beruf erlernte, hatte ihre Lehrlinge in einer Stadtwohnung untergebracht. Zwei Stockwerke weiter unten wohnte ein junger Mann bei einer alten Dame zur Untermiete. Man grüßte sich freundlich auf der Treppe. Rein zufällig. Immer öfter absichtlich. Ein Jahr später wurde geheiratet. Bernd war schon vierundzwanzig. Für Ulrike ein erwachsener Mann, der sich auch bei anderen Leuten durchsetzen konnte. Das traute sie sich mit ihren achtzehn Jahren noch nicht. Sie schaute zu ihm auf und fand ihn einfach toll. Sie bezogen eine kleine Wohnung auf dem dritten Hinterhof. Wohnungen waren Mangelware, auch solche im dritten Hinterhof, und überhaupt nur für Ehepaare zu haben. Aber geheiratet hatten sie nicht wegen der Wohnung. Es war Liebe.

Während sie einzogen, wenige Tage nach der Hochzeit, gab Bernd seiner Frau im Vorbeigehen eine Ohrfeige. »Damit du weißt, wo der Hase lang läuft«, sagte er. Es gab keinerlei Anlass für einen solchen Ausrutscher. Ulrike war entsetzt. Sie wollte sofort ihre Koffer packen. Er merkte, dass sie es ernst meinte. Er entschuldigte sich hunderttausendmal. Er habe nicht nachgedacht. Er wollte das gar nicht. Irgendwie schaffte er es, Ulrike zu beruhigen. Sie verdrängte dieses Ereignis. Vergessen konnte sie es nie. Irgendwo im Hinterkopf schwang es immer mit. Mit neunzehn wurde Ulrike Mutter. Das Kind war gewollt. Schon vor der Ehe hatten sie aufgehört, beim Geschlechtsverkehr aufzupassen. Die Pille, also ganz sichere

Verhütung, war nie ein Thema gewesen. Sie wussten, dass sie nichts mehr trennen konnte. Die Ehe funktionierte, weil sie eine fleißige Hausfrau und eine gute Mutter war. Sie machte das, was Bernd wollte. Ordnete sich unter, auch wenn ihr etwas gegen den Strich ging. Ulrike hatte ausgelernt und arbeitete nun in der Klinik. Acht Wochen nach der Entbindung des Sohnes nahm sie ihre Arbeit wieder auf. Ein Babyjahr war von Partei und Regierung noch nicht vorgesehen. Der Sohn bekam sofort einen Krippenplatz ganz in der Nähe. Sie konnte ihn in dafür vorgesehenen Pausen stillen. Ulrikes Welt war in Ordnung.

Fünf Jahre nach der Hochzeit wurde das zweite Kind geboren. Ein Mädchen. Zu ersten Auseinandersetzungen in der jungen Ehe kam es, als die Kinder nicht mehr alles machten, was die Eltern wollten. Sie meldeten Widerspruch an, sagten nein. Ganz normal, dass sie als Heranwachsende anfingen, den eigenen Willen zu formen. Bernd reagierte auf jede kleine Selbstbehauptung der Kinder aggressiv. Er drängte den Sohn in die Ecke, baute sich vor ihm wie ein wütender Riese auf. Bedrohlich für ein kleines Kind. Die körperliche Übermacht und die verbalen Beschimpfungen. Immer kam er den Kindern so nah, wenn er schimpfte. Er sprach unsinnige Strafen aus, um seine Wut loszuwerden, nicht um die Kinder zu erziehen. »Ich nehme dir alle Bücher weg. Du darfst dein Spielzeug nicht mehr anfassen. Drei Wochen kein Fernsehen.« Ab und zu rutschte ihm auch die Hand aus. Ulrike stellte sich schützend vor die Kinder, versuchte mit dem Ehemann zu diskutieren. Sie hielt seine Auftritte für totales Versagen in Erziehungsfragen. Seine Aggressionen richteten sich nun auch gegen sie. Er sei für absolute Strenge und bleibe dabei. Die jungen Eheleute stritten sich regelmäßig laut und heftig. Ulrike wollte wissen, woher diese Aggressionen, diese unzeitgemäßen Erziehungsmethoden ihres Ehemannes kamen. Wie wurden Probleme in seiner Kindheit gelöst? Ihr Mann sprach über seine Kindheit fast nie. Wie ausgelöscht. Nur, dass er mit vierzehn das erste Mal Bier und Schnaps trinken und eine Zigarette rauchen durfte. Daran erinnerte er sich. Wer nicht raucht und säuft, so sein Vater, sei kein richtiger Mann. Darüber konnte Ulrike noch lachen, weil sie sich nicht vorstellen konnte, dass eine solche Einstellung wirklich lebbar sei.

Sie wollte mehr über Bernds Vergangenheit wissen. Es war keine Neugier, und sie wollte ihn auch nicht bloßstellen. Sie glaubte, mit mehr Wissen ihn und die Familie besser schützen zu können. Sie grub nach, sprach mit seiner Mutter und rannte gegen eine Wand der Ablehnung. Inzwischen wusste sie, dass ihr Ehemann aus einer Alkoholikerfamilie stammte. Eine seiner Tanten öffnete ihr die Augen. Sie erkannte in ihrem Mann das Ebenbild seines Vaters. Er gab das weiter, was er selbst erdulden musste. Der Vater dirigierte mit seiner Dominanz Frau und Kinder. Wenn er, der massive, große Mann, nach Bier brüllte, dann rannte die kleine, schmächtige Ehefrau. Der Problemlöser für alles war der Alkohol.

Anfangs hielt sich der Schwiegervater zurück. Er wollte ja bei der Schwiegertochter, der Neuen in der Familie, nicht gleich mit Szenen auffallen. Aber diese Rücksicht ließ mehr und mehr nach. Ulrike erinnert sich an eine Familienfeier in einer Gaststätte. Der Kellner kam mit dem Einschenken des Weines nicht schnell genug nach. Da nahm der große Mann ein Glas und warf es gegen die Wand. Als der Kellner kam, produzierte er sich vor allen Leuten wie der Oberaufseher eines Straflagers. Peinlich und unerträglich. Ulrike dachte, sie säße im Kino und sähe einen Film. Der Alkohol machte den Schwiegervater großkotzig und arrogant. Seine Stellung in einem Großbetrieb und als Mitglied einer Kreisparteileitung der SED gaben ihm offenbar die Rechtfertigung, überall Macht auszuüben. Der Mann dominierte in jeder Beziehung. Mit Worten, mit seinem Gehabe, mit seiner körperlichen Ausstrahlung. Egal, wo er sich befand.

Die Auseinandersetzungen in der Ehe schaukelten sich hoch. Zuerst trank Bernd nur sein Bierchen, dann wurden es mehrere. Schnaps kam dazu, bis es ohne Alkohol gar nicht mehr ging. Seine Aggressionsbereitschaft nahm zu, wurde unkontrollierter. Bei größeren Feiern, wo der Alkohol floss, fiel er regelmäßig aus der Rolle. Wenn er nicht seinen Willen bekam, wenn nicht seine Lieblingsmusik gespielt wurde, fing er an zu stänkern, wurde ausfallend. Alle waren nur noch damit beschäftigt, ihn zur Ruhe zu bringen. Es gelang ihm zunehmend, jede Party zu kippen. Bernd und Ulrike wurden nicht mehr eingeladen. Die Freunde sagten ihr, dass sich das nicht gegen sie richte, aber mit Bernd, das ginge nicht mehr. Auch bei Familienfeiern ging er unter Alkoholeinfluss auf die Gäste los. Mit Worten und mit Fäusten. Allerdings, das fiel Ulrike auf, waren immer nur kleinere und schwächere Personen seine Opfer.

Dass ihr Bernd auch noch ein Feigling war, wusste sie längst. Als sie einmal nach einem Betriebsfest mitten in der Nacht nach Hause laufen mussten, trafen sie unterwegs eine Gruppe Jugendlicher, die herumpöbelten. Während Ulrike auf seinen männlichen Schutz baute, da er ja sonst überall den starken Mann markierte, nahm Bernd die Beine in die Hand und rannte davon. Da stand Ulrike nun allein auf ihren Stöckelschuhen den jungen Männern gegenüber. Was würde jetzt passieren? Nichts. Sie empfanden Solidarität mit der jungen Frau, die offenbar einen Waschlappen zum Mann hatte. Sie schlugen ihr vor, ihn mal richtig zu vermöbeln. Verdient hätte er es, dachte sie. Aber sie stöckelte dann doch allein durch die Nacht nach Hause.

Als kleinere und schwächere Person wurde sie bei steigendem Alkoholkonsum von Bernd nun auch immer öfter zur Zielscheibe körperlicher Übergriffe. Er schlug sie. Mitten ins Gesicht. Die Spuren der harten Männerhand waren nicht zu übersehen. Ulrike schämte sich, wie fast alle Frauen, die von ihren Partnern geschlagen werden. Sie versuchte, die Züchtigungen zu verbergen. Sie sprach mit niemandem darüber. Auch nicht mit ihren Eltern. Die wohnten auch viel zu weit weg. Und sie wollte sie damit nicht belasten. Die Mutter hatte schon immer ein ungutes Gefühl bei Bernd. Ulrike war längst noch nicht so weit, ihr Leid aus sich herauszulassen und die Ahnungen der Mutter zu bestätigen. Sie schwieg und versuchte, die blauen Flecke und Rötungen im Gesicht wegzuschminken. Dickes Make-up und Puder. Dicker ging es schon gar nicht mehr. Ihre Ausreden für die immer wieder auftretenden Verletzungen waren vielfältig. Mal war es die Treppe, auf der sie unglücklich gestolpert war, mal die Tür, die gegen den Kopf geschlagen war. Oder ein Kind hatte sie beim Herumtoben aus Versehen mit dem Ellenbogen getroffen. Alles möglich. Nur nicht so oft. Trotzdem wagte es niemand in ihrer Umgebung, eine Vermutung offen auszusprechen. Alle schauten weg.

Das typische Bild des Alkoholikers vervollkommnete sich. Trinken am Tage. Trinken auf der Arbeit. Versteckte Flaschen. Abstreiten jeglichen Suchtverhaltens. Dass er nach Alkohol roch, läge an den Magentropfen, die er nehmen müsse. Natürlich sei er kein Alkoholiker.

Ulrike konnte er nichts mehr vormachen. Es meldete sich der Kämpfer in ihr. Sie wusste, dass diese Sucht eine Krankheit ist. Sie wollte ihm helfen. Sie kannte die Vorbilder. Vater Alkoholiker. Bruder Alkoholiker. Sie wollte es schaffen, ihren Mann vom Alkohol wegzubringen.

Sie sprach mit Bernd ernsthaft und intensiv, wenn er nüchtern zu sein schien. Sie kippte Alkohol weg, wenn sie ihn fand, und wusste bald, wie sinnlos das war. Sie sprach mit seiner Hausärztin über das Problem. Sie ging zu seinem Chef. Dass Bernd Alkoholprobleme hatte, hatte man längst gemerkt. Aber solange er seine Arbeit ordentlich erledige, gäbe es keinen Grund einzugreifen. Das Trinken sei Privatsache. Das ginge den Betrieb nichts an. Sie öffnete sich ihren Eltern. Sie versuchte sich mit Bernds Mutter auszutauschen, die mit einem Alkoholiker ihr Leben verbracht hatte. Da war sie an der völlig falschen Adresse. Sie hätte Schuld daran, dass Bernd so ausraste, sagte ihr die kleine, dünne Frau. Sie hätte ihn durch ihre ständige Widerrede provoziert. Wenn sie schön ihren Mund hielte, dann sei Bernd glücklich und müsse nicht immer noch mehr trinken. So hatte sie gelebt. Alles ertragen und sich untergeordnet. Auch eine Lösung. Aber nicht ihre. Über Schuld dachte sie trotzdem nach. Wenn sie mit vertrauten Kollegen darüber sprach, sagten alle nur, dass sie sich trennen solle. Das ist so leicht dahingesagt.

Zu einer Beratung oder Therapie konnte sie Bernd nicht bewegen. Ulrikes Kraft versiegte. Sie fühlte sich von allen im Stich gelassen. Niemand war bereit, ihr und Bernd zu helfen. Sie resignierte. Zog sich in sich zurück. Sie stand völlig neben sich, erkannte sich nicht mehr. Niedergeschlagen, traurig, lebensunlustig. Ein Hang zur Depression wurde immer stärker. Sie funktionierte nur noch. Als Mutter. Als Hausfrau. Als Physiotherapeutin. Nur diese Ehe, die hatte sie nicht gepackt. Sie wurde aggressiv gegen sich selbst. Schlug sich vor dem Spiegel ins Gesicht. Irgendwann kam sie zu sich. Eine Art Aufwachphase aus einem tiefen Koma. »Was machst du hier eigentlich?«, fragte sie sich. »Du lässt dich von diesem Mann schlagen, erniedrigen. Er trampelt auf dir herum. Nicht nur auf deiner Seele.« Nachdem er sie wieder einmal niedergeschlagen hatte, trat er sie auch noch. Der Notarzt wies sie ins Krankenhaus ein.

Er hatte alles tot geprügelt. Sex mit ihm hatte sie seit Jahren nur erduldet. Nun konnte sie nicht mehr. Sie verweigerte sich ihm. Er drohte mit Vergewaltigung. Durch Ulrikes Kopf kreisten Mordgedanken. Sie sagte ihm, dass er den nächsten Tag nicht erleben würde, wenn er es auch nur versuchen sollte. Ja, sie meinte es ernst. Sie erkundigte sich, wie viele Jahre sie ins Gefängnis müsste, wenn sie ihn umbringen würde. Sie musste so überzeugend gewesen sein, dass er nicht mehr versuchte, sich sexuell zu nähern. Er hatte tatsächlich Angst um sein Leben. Ein Feigling war er ja schon immer, wenn er sich bedroht fühlte. Ihr fiel wieder die Nacht ein, wo er vor den Jugendlichen davongelaufen war. Sex holte er sich nun anderswo. Er tauschte Ulrikes Goldschmuck gegen Liebesgaben. Den Rest ihrer kleinen Schmuckschatulle warf sie ihm vor die Füße. Sollte er doch alles verteilen. Sie hing an nichts mehr. Die Wochenenden verbrachte er mit Trinken bis zur Bewusstlosigkeit. Montag, Dienstag, Mittwoch war er oft krank. Unbegreiflich, dass ihn die Ärztin sogar krankschrieb. Donnerstag war der Tag, an dem alle Luft holten. Und Freitag ging es wieder los. Immer und immer wieder der gleiche Ablauf. Bernd verlor alle Hemmungen.

Die Kinder, denen die Horrorszenen mit dem Vater nicht entgingen, reagierten auf ihre Weise. Die Tochter sprach nicht mehr. Sie schwänzte die Schule. Der Sohn neigte zu Aggressionen. Das Erste, was er machen werde, wenn er achtzehn sei, wäre diese Wohnung zu verlassen. Er fragte die Mutter, wie sie es mit dem Vater aushalten könne. Ihre Kinder wollte Ulrike auf keinen Fall verlieren. Endlich war sie bereit, ihrem Mann mitzuteilen, dass sie sich von ihm trennen werde. Er machte ihr eine schlimme Szene, dann lag er ihr zu Füßen, weinte, krampfte sich an ihren Beinen fest und küsste ihr die Füße. Das könne sie doch nicht machen. Ohne sie sei er verloren.

Sie gab ihm noch ein viertel Jahr, obwohl sie wusste, dass sich nichts ändern würde. Sie fing an, sich auf ein eigenständiges Leben vorzubereiten, legte einen Teil ihres selbstverdienten Geldes beiseite. Bei der Scheidung stritt sie um nichts. Sie wollte nur ihre Ruhe und ihre Kinder. Bernd zog aus, in eine Einraum-Wohnung. Er nahm alles mit, was hing und stand. Er konnte in seiner kleinen Wohnung nicht treten, nicht stehen, nicht atmen. Aber er hatte alles mitgenommen. Eine letzte Genugtuung für ihn. Die gönnte Ulrike ihm. Sie war froh, dass er so zugegriffen hatte. Zugestanden hätte es ihm nicht. Aber sie hätte sowieso alles entsorgt. Sie wollte nichts mehr sehen, was an ihn und diese gemeinsamen Jahre erinnerte. Als sie am Tag seines Auszugs von der Arbeit nach Hause kam, hatten die Kinder schon begonnen, die Tapeten von den Wänden zu reißen. Befreiung, Säuberung, Neuanfang. Endlich Ruhe, kein Streit, kein Stress, kein Geschrei, keine Polizei.

Kann das alles ein anderer Mensch, ein Außenstehender, ein Fremder, ein Mann, den sie kennenlernen möchte, überhaupt verstehen? Sicher nicht. Sie versteht es ja selbst nicht. Immer wieder stellt sie sich die Frage, warum sie das so lange ausgehalten und zugelassen hat. Warum hat sie, erfolgreich im Beruf und durchaus zu einem selbständigen Leben fähig, diese Peinigung durch einen Mann so lange ertragen? Als sie den Mann traf, den sie geheiratet hat, war sie ein selbstbewusstes Mädchen. Eine Gruppenratsvorsitzende in ihrer Klasse, die sich traute, den Lehrern ihre Meinung zu sagen und die Interessen ihrer Mitschüler zu vertreten. Und so eine traut sich dann gar nichts mehr zu sagen? Sitzt jahrelang wie das Kaninchen vor der Schlange? Was war aus ihr geworden? Wenn sie das von einer anderen Frau wüsste, würde sie sie für verrückt erklären. Dafür hält sie sich manchmal auch, wenn sie auf diese Vergangenheit blickt. Es wühlt sie auf, wenn sie darüber spricht. Aber es tut ihr auch gut, es sich ein Stück von der Seele zu reden. Diese Ängste, diese Scham, dieses Versteckspielen, dieses Wegsehen, diese Vernichtung aller Werte. Einen neuen Partner will sie damit nicht gleich belasten. Die Pause, die sie für das Kennenlernen eingelegt hat, ist zu Ende. Sie ruft ihre Partnervermittlung an, dass die Versuche fortgesetzt werden können.

Der Partnervermittler hat sofort eine Idee. Ein getrennt lebender Mann, noch nicht geschieden; zwei große Söhne und ein Hund wohnen noch mit bei ihm im Haus. Ein Tierfreund, denkt Ulrike, das ist gut. Menschen, die mit Tieren können, können auch mit Menschen. Diese Erfahrung hat sie schon öfter gemacht. Dass die Söhne nach der Trennung der Eltern beim Vater geblieben sind, ist ein weiterer Pluspunkt für den Kandidaten. Der Mann kann so schlecht nicht sein, sonst wären die Jungen sicher mit der Mutter gegangen. Ja, den Mann möchte sie kennenlernen. Sie verabredet sich mit ihm auf dem Parkplatz vor einem Supermarkt. Nicht sehr romantisch. Aber sicher. Viele Leute, man kann nicht einfach verloren gehen. Angst und Misstrauen sind immer noch da.

Es ist ein schöner Tag an der Schwelle zum Sommer. Ulrike steigt in ihre Lieblingsjeans, flottes T-Shirt, Jacke drüber. Sie liebt das Sportliche. Verkleiden liegt ihr nicht. Und auf einem Parkplatz wäre »auf fein gemacht« sicher auch etwas lächerlich. Mit beschwingten Schritten geht sie auf den Eingang der Kaufhalle zu, überholt einen Mann mit Hund. Vollbeladene Einkaufswagen klappern ihr entgegen. Sie geht in Warteposition. Der Mann mit Hund nähert sich. Sie grinsen sich beide an. Ja, er ist schon ein Stück hinter ihr hergelaufen. Da hat er sie gleich von hinten betrachten können. Die Starre dieser inszenierten Begegnung fällt ab wie ein Eiszapfen vom Dach, wenn das Tauwetter beginnt. Der kleine West Highland Terrier versteckt sich hinter Rolands Beinen und lugt neugierig hervor. Wen hat Herrchen denn da getroffen? Er ahnt noch nicht, dass er durch dieses Treffen voll auf seine Kosten kommen wird. Die Frau will sich jetzt nicht in ein Café setzen und stundenlang reden, während er unter einem viel zu kleinen Tisch und lauter Stuhlbeinen stillsitzen muss. Die Frau will laufen, spazieren gehen, sich bewegen. Zu dritt verlassen sie den Parkplatz und fahren ein Stück ins Grüne. Es ist die kurze Zeit des Jahres, in der die Tage nicht enden wollen.

Felix bekommt Freilauf. Roland und Ulrike vertiefen sich in Gespräche. Plötzlich stört eine Horde lauter und rennender Kinder diese Ruhe. Für Felix ein Signal. Roland springt auf. Nichts wie hinterher. Da hilft kein Rufen und kein Pfeifen. Herrchen muss seinem Hund folgen, damit er nicht ganz verschwindet und vielleicht noch einem Kind in die Wade zwickt. Terrier können kleine Biester sein, obwohl sie so süß aussehen. Zwischenspurt.

Nach einer Weile kehren Herr und Hund mit hängenden Zungen zurück. Ulrike biegt sich vor Lachen. Ein trainierter Sportsmann ist er nicht gerade. Das erkennt der geschulte Blick einer Physiotherapeutin sofort. Der Spaziergang kann trotzdem fortgesetzt werden. Die Gespräche auch. Da entstehen keine Luftlöcher, bei denen man schweigend in die Tiefe fällt. Es gefällt Ulrike, dass es bei der Unterhaltung mit diesem Mann keine peinlichen Kunstpausen gibt. Sie erfährt, dass er das Haus gebaut hat, in dem er lebt. Seine Frau hat ihn wegen eines anderen Mannes verlassen. Als er eines Abends nach Hause kam, war sie ausgezogen. Hatte alles mitgenommen. Nur die Kinder nicht. Scheidung ist jetzt nach vielen Jahren immer noch kein Thema, weil er das Haus nicht verlieren möchte. Das stört Ulrike im Moment gar nicht.

Roland erfährt, dass Ulrikes Mann Alkoholiker war und sie sich darum vor einigen Jahren scheiden ließ. Ihre Leidensgeschichte erspart sie ihm. Die hat hier noch gar nichts zu suchen. Sie hat plötzlich das Gefühl, dass das alles schon ganz lange her ist.

Beide wollen sich wieder treffen. Ulrike bringt Bewegung in die sich anbahnende Beziehung. Schwimmen gehen ist nicht gerade sein Hobby. Überhaupt hat er mit Sport nichts am Hut. Sieht nicht mal Sport im Fernsehen. Erstaunlich, solche Männer gibt es auch noch. Vielleicht gar nicht so schlecht, denkt sie. Fanatische Sportgucker können ja auch nerven, wenn sich alles nur noch um Fußball oder Skispringen dreht. Ulrike zwingt ihn nicht ins sommerliche Freibad, lässt sich selbst aber auch nicht davon abhalten, das zu tun, was sie gern möchte. Na, da kommt er dann doch mit. Fahrrad fahren. Muss das sein, wenn man ein Auto hat? Außerdem hat er gar kein Fahrrad. Da kann man Abhilfe schaffen. Ulrike kauft für beide ein Rad und es geht auf Tour. Rolands Söhne trauen ihren Augen nicht, als ihr Vater plötzlich auf einem Drahtesel sitzt und freiwillig schwimmen geht.

Die Beziehung gewinnt an Vertrauen und Zuneigung. Roland gibt Ulrike Ruhe. Er ist kein Schwätzer. Eher etwas still und verhalten. Sie kann sich bei ihm anlehnen. Sie können über alles sprechen. Streit gibt es nie. Manchmal weiß Ulrike nicht, ob das gut ist. Zu viel Harmonie kann ja auch ersticken. Aber dann ist sie froh, einen so verständnisvollen und leisen Mann gefunden zu haben. Streit hatte sie ja genug in ihrem Leben. Mehr als ein Menschenleben vertragen kann. Immer öfter und immer länger bleibt sie bei ihm. Er liebt ihre Nähe, aber er drängelt nicht, dass sie ganz zu ihm ziehen soll. Ein kluger Mann, der aus ihren Erzählungen über die Vergangenheit gelernt hat. Ihre Wohnung ist lange eine Rückversicherung für Unabhängigkeit. Das braucht sie.

Mit der neuen Umgebung in Rolands Haus geht Ulrike vorsichtig um. Sie will hier auf keinen Fall alles umkrempeln. Aber es sind viele alte Möbel. Sie hatte sich nach ihrer Scheidung neu eingerichtet. Sie überzeugt Roland von Kompromissen. Nach und nach wandern ihre besten Stücke in das Haus. Eine heitere Phase des Aussortierens, Anpassens, Duldens. Sie versteht, dass sich ein Mensch von manchen Dingen schwer trennen kann. Erinnerungen, selbst gebaut, mal viel Geld dafür bezahlt. Egal, was es ist. Sie fragt immer vorher, ob sie etwas wegwerfen und entrümpeln kann.

Ulrikes Einzug in das Haus wird von einem Problem begleitet. Der jüngere Sohn lebt noch immer beim Vater. Ulrike hat schon lange erkannt, dass er wohl unter der Trennung der Eltern sehr gelitten hat. Roland, sehr verschlossen und sparsam mit Worten, ist für Christian kein Ansprechpartner. Der Junge konnte seine Fragen, seine Traurigkeit nicht loswerden. Ein Grund, dass Christian anfing, fürchterlich zu stottern – seitdem die Mutter die Familie verlassen hatte. Ulrike hilft ihm mit einer Sprachtherapie. Aber jetzt bei der täglichen Nähe sieht sie das etwas chaotische und undisziplinierte Leben des jungen Mannes. In seinem Zimmer sieht es aus, als hätte eine Bombe eingeschlagen. Seine Lebensmittelabfälle und das schmutzige Geschirr knallt er einfach in die Küche. Wenn sich der junge Mann auszieht, lässt er seine Sachen dort fallen, wo er gerade steht. Papa räumt wie ein stiller Diener alles weg. Ulrike solle bloß nicht wagen, den Jungen zur Rede zu stellen oder gar mit ihm zu schimpfen. Der alleinerziehende Vater will mit aller Macht die Mutter ersetzen. Sie hat die Kinder verlassen, da will er wenigstens ein gütiger, überaus toleranter und nicht bevormundender Vater sein. Christian hat das nicht böswillig ausgenutzt, sondern für die Normalität gehalten. Er hat nicht gelernt, für sich Verantwortung zu übernehmen.

In diese Situation platzt Ulrike. Sie versucht Roland zu erklären, dass er seinem Sohn überhaupt keinen Gefallen tut, wenn er ihm alles durchgehen lässt. Ulrike weiß, wovon sie spricht. Sie hat mit ihren Kindern, die Schlimmstes erdulden mussten, nach der Scheidung auch allein gelebt und vieles gefördert. Eine Wohnungseinrichtung für den Sohn, ein Studium für die Tochter. Aber sie hat nicht vergessen, zu fordern.

Roland empfindet Ulrikes Hinweise nur gegen sich gerichtet. Wenn sie sagt, dass der Junge auf eigenen Füßen stehen muss, dann hält er ihr vor, sie wolle ihn aus dem Haus treiben, um selbst ihre Ruhe zu haben. Da reicht es ihr. In solchen Dingen ist Ulrike konsequent. Wenn die Männer sie im Haus nicht haben wollen, dann geht sie. Sie können es sich überlegen. Noch bevor sie ihre Sachen packt und sich nach einer kleinen Wohnung umsieht, kommt Christian zu ihr und bittet sie, nicht fortzugehen. Ihm haben die kritischen und doch einfühlsamen Bemerkungen von Ulrike gut getan. Sie ermuntert ihn, Sport zu treiben und damit sein Selbstbewusstsein aufzumöbeln. Nach kurzer Arbeitslosigkeit in seinem Beruf findet er einen Job, der ihm Spaß macht. Irgendwann wird ihm der Weg zu der neuen Arbeitsstelle zu weit und er zieht aus. Als er ihr zu einem Muttertag Blumen schenkt und sagt, dass sie ja ein bisschen auch seine Mutti sei, rollt ihr eine Träne über die Wange.

Roland und Ulrike genießen die Zweisamkeit. Ein Wermutstropfen bleibt. Obwohl sie beide seit Jahren zusammenleben, ist bei Roland von Scheidung keine Rede. Die Frau stört auch gar nicht. Sie lebt weit weg mit einem anderen Mann, sucht keinerlei Kontakt. Aber das Haus. Roland hat nicht die finanziellen Mittel, seine Frau auszuzahlen. Sie fordert das auch nicht. Lässt die Dinge laufen. Und Roland rüttelt nicht daran. Ein Mantel des Schweigens. Die Problematik wird einfach verdrängt. Das ist sein Haken. Bloß nicht an großen Problemen rütteln. Es könnte ja zu Auseinandersetzungen kommen. Das Haus will Roland auf keinen Fall verlieren.

Als er zwei Jahre arbeitslos ist, bleibt seine größte Sorge, ob er wohl den noch laufenden Kredit bedienen kann. Er hat das Haus selbst entworfen und gebaut. Es ist ein Stück seines Lebens. Da lässt er keinen ran. Auch Ulrike nicht. Sie wäre in der Lage zu investieren, die Ehefrau auszuzahlen, um sich selbst als Mitbesitzerin einzukaufen. Das will Roland auf keinen Fall. Er habe das Haus nicht gebaut, damit eines Tages ihre Kinder erben können. Das hört sich böse an. Wenn es um Geld und Besitz geht, bleiben heute manchmal Takt und Feingefühl auf der Strecke. Ulrike schluckt, aber sie kann damit leben. Sie ist materiell auf niemanden angewiesen. Das hat sie sich durch den Aufbau ihrer Praxis gesichert. Sie setzt nun ihr Geld bei den beweglichen Dingen ein. Bei dem, was sie im Ernstfall mitnehmen kann. Er ist für die werterhaltenden und modernisierenden Maßnahmen am Haus zuständig. So haben sie sich geeinigt. Blauäugig ist sie bei aller Liebe nicht mehr. Schade, dass er hier so eingleisig denkt. Wo doch sonst alles so perfekt und harmonisch ist.

KARIN S., 68, TRAINERIN I. R.

Der Auswanderer oder Leben wie Gott in Frankreich

Sie will keinen Mann mehr ihr Leben bestimmen lassen. Das, was sie sich für die Zeit nach ihrer Berufstätigkeit aufgebaut hat, gehört ihr ganz allein. Hier kann sie schalten und walten, wie sie will. Niemand macht ihr Vorschriften, niemand redet ihr rein. Das wird sie nicht mehr aufgeben. Von ihren Ersparnissen und einem Kredit hat sie sich ein kleines Haus gekauft. Auf dem Lande. Dort, wo die Dörfer sterben. Eine Freundin lebt hier seit längerem. Umbau, Ausbau, Sanierung. Es war ihr wichtig, dem alten Haus seinen Charakter zu lassen. Die schönen breiten Holzdielen, die Wendeltreppe, die Deckenbalken. Aus den kleinen Zimmern hat sie Puppenstuben gemacht. Alles rustikal und mit ländlichem Charme. Sie hat ein Händchen für Stoffe und Farben. Nichts ist zufällig in diesen Räumen. Das hingeworfene Kissen, das Frühstücksgedeck auf dem Küchentisch, das aufgeschlagene Buch auf dem Sofa. Alles hat eine dekorative Funktion. Das übersichtliche, geordnete Leben bereitet ihr Wohlbefinden. Da passt keiner mehr rein. Der könnte nur Unordnung stiften. Und die würde sie nur vorübergehend ertragen.

Einen Mann will sie schon, aber nur gelegentlich. Zum Reisen, ab und zu zum Ausgehen. Natürlich auch für Sex, wenn es sich denn so ergibt. Einen Besucher also, der kommt und wieder geht. In einer solchen Bindung kann sie sehr treu sein. Auf dauerhafte Beziehungen hat sie immer Wert gelegt. Lang ja, aber nicht so dicht. Sie will schon wissen, was für ein Mensch das ist, mit dem sie die vergnüglichen Stunden ihres Lebens verbringt. Sie muss sich auf ihn verlassen können. Bei Alfons, dem Kapitän, hat sie zunehmend das Gefühl, dass da nichts so richtig passt. Einen Opa, der sich von seinen Enkelkindern dirigieren lässt, kann sie nicht gebrauchen. Sie ist auch Oma, aber über ihr Leben bestimmt sie selbst.

Es wird Zeit, nach einer neuen Bekanntschaft zu suchen.

Und da meldet sich wieder einer. Er hat ihre Anzeige in der örtlichen Presse gelesen. Rein zufällig, als er einen Kollegen im ehemaligen Betrieb auf der Durchreise besuchte. Der Kollege wird ans Telefon gerufen, und Kurt blättert in der Zeitung herum, die auf dem Schreibtisch liegt. Er sucht nichts und bleibt dann doch an dem Reizwort »Frankreich« in Karins Anzeige hängen.

»Pendant gesucht von kultivierter Frau, Mitte 60, 1,63 cm, schlank, HSA, eheerfahren, feminin und beweglich, mit Faible für Frankreich, das Licht der Provence, Malerei, Jazz, Literatur. Getrennt wohnen? – gemeinsam erleben und genießen mit ihm, groß, humorvoll, zuverlässig, weltoffen, jung geblieben.«

Soll er schreiben? Eigentlich hat er keine Lust mehr auf Beziehungen. Seine Lebenspartnerin, mit der er nach seiner Scheidung schon drei Jahre zusammen war, sagte ihm klipp und klar, dass sie Deutschland, ihre Familie nicht verlassen wird. Sie könne sich ein Leben in der Ferne, nur mit ihm, nicht vorstellen. Diese Absage setzte dann den Punkt aufs i. Ihre ständige Eifersucht hatte ihm schon lange das Leben vergällt. Die besten Freunde wurden verscheucht, weil sie bei allen böse Absichten witterte. Krankhaft war das. Seinen Traum, einen Teil des Jahres in Frankreich zu wohnen, wollte er sich nicht auch noch zerstören lassen. Er trennte sich von ihr. Wahrscheinlich wird er so schnell keine Frau finden, die zu einem solchen Abenteuer bereit ist. Schon gar nicht eine, die man hier gerade erst kennenlernt. Im Eiltempo kann kein Vertrauen wachsen. Gerade Vertrauen ist auf die Zeit angewiesen. Es braucht Bewährungsproben, Zeichen von Zuverlässigkeit, wenn es nicht blind sein soll. Aber Zeit hat er nicht mehr. Eigentlich ist er schon weg. Der Arbeitskollege rät ihm, der Frau mit dem Faible für Frankreich trotzdem zu schreiben.

Besonders groß ist er nicht, das gesteht er ihr in seinem kurzen Brief gleich. Was heißt groß? Männer haben da ihr eigenes Selbstbild. Groß genug für eine mit 1,63 Meter ist er schon. Denkt er. Das Wichtigste aber kommt zuletzt. Er hat nicht nur ein Faible für Frankreich. Er bricht gerade hier seine Zelte ab, zieht die letzten Pflöcke aus der Erde. Ist schon mit einem Bein in Frankreich. Er sucht eine Frau, die mitkommt und zeitweise mit ihm dort lebt.

Karin lässt den Brief zwei Tage unbeantwortet. So war das mit dem Faible nicht gemeint. Umziehen will sie nie mehr in ihrem Leben. Egal wohin. Zusammen wohnen möchte sie nirgendwo mit einem Mann, auch nicht in ihrem geliebten Frankreich. Das hat sie doch in ihrer Anzeige zumindest angedeutet. Ein Fragezeichen lässt Kompromisse zu. Sonst hätte er wahrscheinlich gar nicht geschrieben.

Aber was macht sie sich gleich für weitgehende Gedanken. Sie kennt ja den Mann nicht mal. Vielleicht hat sich nach einem ersten Treffen gleich alles erledigt. So war es zumindest bei zwei vorhergehenden Interessenten für ihre Anzeige. Die wollten zwar nicht nach Frankreich ziehen, aber eine enge Bindung. Mit »getrennt wohnen, gemeinsam erleben« hat sie alle vergrault. Frauen, die ständig betonen, dass sie ihre Freiheit brauchen, wirken auf Männer wie emanzipierte Ziegen. Was suchen die eigentlich? Einen Liebhaber auf Abruf? Einen Spaßmacher auf Zeit? Oder es sind solche, die jedem bindungswilligen Mann unterstellen, er suche nur eine Frau für die frischgewaschenen Socken und pünktliches Essen auf dem Tisch. Diese Einfältigkeit lässt nicht gerade eine spannende Beziehung erwarten. Das ahnen die Männer und nehmen Reißaus. Die Freundin rät ihr dringend, ihre Freiheitsbestrebungen nicht immer so vordergründig herauszustellen. Sonst werde das nie etwas.

Karin ruft den Auswanderer an. Er muss ihr gleich noch eine betrübliche Mitteilung machen. Er habe keinen so flotten Vornamen. Eben Kurt. »Da können wir ja auf den zweiten Namen ausweichen«, meint Karin. Der wird auch nicht besser. Oder wie finde sie Erwin? Zumindest hat der Mann Humor und eine selbstbewusste, freundliche Stimme. Sie trifft sich mit ihm.

Karin erfährt, dass er schon in drei Wochen wieder nach Frankreich fährt. Seine Schwester hat im Süden des Landes seit über zwanzig Jahren ein großes Anwesen. Hanna, nur zwei Jahre älter als er, ist als junges Mädchen aus der DDR abgehauen. Die Wende hat die Geschwister wieder zusammengeführt. Kurt hat sich an dem Projekt finanziell beteiligt. So eine Art Anlage für einen Alterssitz. 21 000 Quadratmeter. Da passt ihr Garten einundzwanzigmal hinein. Völlig freiliegend. Ein bisschen einsam. Ohne Nachbarn in der Nähe. Gute Freunde – Deutsche und Franzosen – wohnen mindestens zehn bis dreißig Kilometer entfernt. In dem großen Landhaus ist genug Platz. Aber so dicht mit der Schwester, einer dominanten Frau, das ginge nicht auf Dauer gut. Das hat Kurt schon bei seinen Besuchen über die Jahre gemerkt. Jetzt aber wird es richtig ernst. Er ist raus aus dem Beruf und will länger im Süden bleiben. Darum baut er gerade die baufällige Scheune auf dem Gelände aus. Er will unabhängig sein. Hat also viel zu tun. Kann nicht mehr lange bleiben. Er will weg von dem scheußlichen Wetter, das hier im Februar den Winter noch fest im Griff hat. Er freut sich auf einen Hauch Frühling. Immerhin sind es dort fünfzehn bis zwanzig Grad am Tage. Da kann man schon mal die Sonne an die Haut lassen. Genau das ist es, was auch Karin am Süden so liebt. Die Wärme. Sie kommt eher und geht später da unten in der Gegend zwischen Atlantik und Mittelmeer.

Ihr Typ ist er auf keinen Fall. Das vergisst Karin nicht zu betonen. Und das weiß auch Kurt. Sie stand immer auf große, blonde Männer. Stattlich mussten sie sein. Kurt ist weder blond noch groß. In ihrem früheren Leben hätte er keine Chance gehabt. Aber die Zeiten der Diskos, des Tanzens, des Sehens und Gesehen-Werdens sind vorbei. Da setzt man andere Prioritäten, findet Äußerlichkeiten nicht mehr ganz so wichtig. Liebe auf den ersten Blick ist es ebenfalls nicht. Sie findet ihn, den dunklen, schlanken Mann, sympathisch. Das ist ja schon etwas. Zumindest ein Grund, sich vor seiner Abreise noch einmal zu treffen. Sie lädt ihn in ihr Haus ein. Ihre Art zu wohnen, ihr sichtbarer Hang für Antikes und Trödel, ihr Sinn für Ordnung – diese Kombination würde schon in das französische Haus passen. Er kann sich durchaus mehr mit Karin vorstellen.

Kurt ist kein Träumer und kein Drängler. Bei so einer kurzen Begegnung kann man von keinem verlangen, Entscheidungen zu treffen. Er ist ein Mann für Tatsachen. Ob sie sich denn vorstellen könne, ihn in Frankreich ein paar Wochen später, wenn die Sonne noch etwas wärmer scheint, zu besuchen. Mit dem Flugzeug kommt sie bis Toulouse. Dort würde er sie abholen. Vorstellen kann sie sich das. Aber nicht mit dem Flugzeug. Sie wird sich in ihr Auto setzen und einfach losfahren. Das beeindruckt Kurt. Selbständige Frauen, die sich etwas zutrauen, gefallen ihm. Karin fährt gern, aber nicht unbedingt fast zweitausend Kilometer ganz allein. Sie hat das Auto gewählt, um unabhängig zu sein. Wenn die Begegnung in Frankreich schiefläuft, kann sie sofort wieder verschwinden. Gesundes Misstrauen kann nicht schaden. Und Zwängen will sie sich in einer so unklaren Situation schon gar nicht aussetzen.

Der Mann ist vertrauenswürdig, sonst hätte sie sich auf diese Verabredung weit weg von zu Hause nicht eingelassen. Sie weiß, dass er in der ländlichen und sehr bewaldeten Gegend, in der sie jetzt wohnt, bis zur Rente gearbeitet hat. Als Forstingenieur. Alles hat Hand und Fuß. Kurt ist kein Spinner, aber ein etwas mulmiges Gefühl wird sie die ganze Zeit nicht los. Auch nicht auf der Fahrt zu ihm. Die Strecke in den Süden will kein Ende nehmen. Sie startet früh und ist erst gegen Mittag an der französischen Grenze. Von Moulhause in Richtung Besancon ist die Autobahn nicht sehr befahren. Immer Wald, Wald und die leichten Hügel der Vogesen. Bis Lyon muss sie es schaffen. Dort will sie übernachten. Zwei Tage braucht man schon, wenn man nicht verrückt ist und durchfährt. Aus dem Alter ist sie raus. Am nächsten Tag startet sie wieder früh. Sie kann sich in der Landessprache gut verständigen. Mit Deutsch, das weiß sie, kommt man bei den stolzen Franzosen nicht sehr weit. Ihr Französisch verstehen alle. Noch besser versteht sie, was gesagt wird. Im Auto hört sie französische Sender und aktiviert ihren Vokabelschatz. Auf der Volkshochschule hat sie Kurse belegt. Lange vorher, als an Kurt noch gar nicht zu denken war. Noch eine Mautstation mitten auf der Autobahn, wo das Wegegeld zu bezahlen ist, dann wird sie Narbonne erreichen. Die Pyrenäen sind nicht weit. Jetzt geht es in Richtung Toulouse. Sie kündigt Kurt per Handy an, dass er bald mit ihr rechnen kann.

Karin steigt am Nachmittag etwas erschöpft aus dem Auto. Die Aufregung vertreibt die Müdigkeit. Kurt kommt ihr entgegen. Sie fallen sich in die Arme. So, als hätten sie beide voller Sehnsucht auf diesen Moment gewartet. Von einer Sekunde zur anderen hat sie das Gefühl, dass es mehr ist als Sympathie. Beide glauben, dass sie sich schon hundert Jahre kennen. Nur eben lange nicht gesehen haben. Sie spürt seine Freude und dass sie erwartet wird. Kurt hat für sie einen Tisch gedeckt, mit ausgewähltem Geschirr, schönen Gläsern und Blumen. Ein Mann, der so auf sie eingeht, der so viel Liebe ausstrahlt, hat bisher nur in ihren Träumen existiert. Sie ist überwältigt von einem Gefühl, das sie sich nicht erklären kann.

Als er sie am ersten Abend ihres Besuches fragt, ob sie im Schlafzimmer übernachten wolle oder im Gästezimmer bei der Schwester, muss Karin nicht überlegen. Sie wolle doch nicht seine Schwester besuchen, sagt sie nur. Zum ersten Mal haben sie Sex miteinander. Sie sprechen darüber, warum das nicht schon früher passiert ist. Gelegenheiten hätte es gegeben. Karin ist in dieser Hinsicht überhaupt nicht verklemmt. Sie hatte nach ihrer Scheidung immer Partner, ist sexuell nie aus der Übung gekommen. Mit ihnen beiden so auf die Schnelle – das wäre nicht gut, zu fremd gewesen. Vielleicht ahnten sie schon, dass dafür noch genug Zeit bleibe. Ganz bestimmt wäre es nicht so schön geworden wie in dieser ersten gemeinsamen Nacht in Frankreich. Sie liegen auch sexuell auf der gleichen Wellenlänge. Können über das, was sie tun, wünschen und ersehnen, reden. Mit großer Offenheit. Ohne irgendwelche Hemmungen.

Aus dem Schnupperbesuch werden sechs Wochen. Karin schreibt ihrer Freundin einen Brief, dass sie am liebsten gar nicht mehr nach Hause käme. Hier ist etwas Außergewöhnliches passiert, weiß die Empfängerin des Briefes sofort. Noch nie hat sie von Karin einen Brief bekommen, und noch nie hat sie sie so bewegt erlebt. Karin musste etwas loswerden von ihrem Glück, das sie zu überfluten drohte.

Solche Empfindungen hatte sie noch nie mit einem Partner. In ihrer ersten Ehe war sie verliebt. So verliebt, dass gleich ein Kind entstand. Ihre Tochter. Sie war damals gerade zwanzig und im Studium. Beides war kein Problem. Kinder gehörten zur Liebe, und es gab auch keine Schwierigkeiten mit der Ausbildung. Aber es gab Schwierigkeiten mit den Gefühlen. Die wollten nicht wachsen. Darum mussten sie auf die Probe gestellt werden. Mit anderen Partnern. Die Lust, sich auszuprobieren, war stärker als die Treue. Das hielt die junge Ehe nur fünf Jahre aus. Der Schmerz hielt sich in Grenzen. Sie waren jung genug, beim nächsten Mal alles besser zu machen.

Auch in Karins zweiter Ehe stellte sich diese Leidenschaft, diese Nähe und Intimität nicht ein. Dafür hatten sie keine Zeit, sagt sie. Ihr Mann, der Peter, war ein Arbeitstier. Er ging morgens aus dem Haus und kam abends um neun Uhr wieder. Gemeinsamkeiten konnten sich nicht entwickeln. Selbst Urlaub wurde nur mal kurz zwischendurch gemacht. Während andere sich an den Sommersonnenstränden tummelten, lag Karin nackt und allein hinter Hecken in ihrem Garten und ließ sich bräunen. Und das ihr – der Sonnenanbeterin. Das Leben rauschte an Karin vorbei. Sie befand sich im goldenen Käfig, ohne es wirklich zu merken. Großes, komfortables Haus. Alles gutbürgerlich eingerichtet. Nicht unbedingt ihr Geschmack. Aber da durfte sie nicht eingreifen. An Geld mangelte es nicht. Sie kümmerte sich um ihre Tochter und hielt alles in Ordnung. Dabei war sie vom Ehrgeiz wie besessen. Immer wie geleckt. Man konnte vom Fußboden essen. In der Küche sah es so aus, als hätte nie einer gekocht. Und das bei einer Köchin, die den frischen Rotkohlkopf selber schneidet. Nichts kommt bei ihr aus dem Glas oder der Tüte. Weder als es Kaufhallen gab, noch als sie sich in Supermärkte verwandelten. Für alles war sie verantwortlich, auch für die kranke Schwiegermutter. Zu sagen hatte sie nicht viel. Es stimmte sie zufrieden, ihre Aufgaben zu erledigen. Eine Art Ersatzbefriedigung, dabei besonders perfekt zu sein.

Peter war ein Macho, ein Bestimmer, der alles kontrollierte. Sie hatte neben ihrer Arbeit nie Zeit für sich. Er wollte nicht, dass sie sich mit Freundinnen traf oder vielleicht mal mit Kollegen unterwegs war. Er beobachtete, ob sie von Tagungen in ihrer Sportschule pünktlich nach Hause kam. Er verfügte darüber, welche Kleidung Karin zur Arbeit trug. Es sollte alles hübsch brav und solide sein. Er wusste, dass das nicht ihre Mode war. Sie liebte es etwas außergewöhnlich, jugendlich, aus dem Rahmen fallend. Das hielt Peter wohl für aufreizend. Er wachte über sie, als könne sie jeden Augenblick weglaufen. Dafür gab es keinerlei Anlass.

Karin hatte bereits ein Depot von Kleidungsstücken auf ihrer Arbeitsstelle und zog sich dann nach ihrem Geschmack für den Tag um. Nach Hause kehrte sie bieder und zugeknöpft zurück. Beinahe ein Doppelleben. Einer offenen Diskussion ging sie immer aus dem Weg. Sie funktionierte nach seinen Vorstellungen. Seine Maßregeln, seine Überwachung, seine Eifersucht hielt sie für Liebe. Die wollte sie nicht aufs Spiel setzen. Wahrscheinlich wusste sie damals gar nicht, was Liebe wirklich ist. Getrennt hätte sie sich nie von diesem Mann, dieser stattlichen Erscheinung.

Und dann geschah etwas Unfassbares. Peter hatte ein Verhältnis mit der Frau eines befreundeten Ehepaares. Als der Mann starb, war er der Helfer, der Beschützer, der Tröster. Karin wusste, dass Regina sich immer die Männer geangelt hatte, die sie gerade brauchte. Der, der nun gestorben war, hatte auch vor Jahren Frau und Kinder ihretwegen verlassen.

Jetzt war Peter dran. Gegen sie hatte sie keine Chance, schätzte Karin. Viel zu raffiniert, viel zu attraktiv. Selten, dass Frauen kampflos das Feld räumen. Peter machte kein Geheimnis aus dieser Beziehung. Tiefe emotionale Verletzungen waren ohnehin nicht zu befürchten, da große Gefühle in dieser Ehe gar keinen Platz gefunden hatten. Sie wusste, wenn sich ihr Mann für eine andere Frau interessierte, dann war das nicht nur ein vorübergehender Flirt wie mit der Sekretärin. Sie beherrschte den Konflikt mit Sachlichkeit. Das war ihr gelungen, weil sie vielleicht unbewusst die Chance witterte, sich von dieser Ehe zu befreien, ohne selbst aktiv werden zu müssen. Sie ließ ihn ohne Widerstand los, um selbst losgelassen zu werden.

Er zieht aus, sie bleibt noch einige Jahre in dem Haus. Die Schwiegermutter betreut sie, bis sie in ein Heim geht. Das ist sie der alten Frau schuldig.

Trotzdem wagt Karin, jetzt unbewacht, den ersten Schritt in ein anderes, selbstbestimmtes Leben. Über eine Anzeige findet sie einen Freizeitpartner. Eine reine Sex-Beziehung. Auch Karin geht offen damit um. Geschieden ist sie noch nicht von Peter. Ist es Trotz oder Selbstbehauptung? Will sie sich schützen vor Rückfälligkeit? Peter ist entsetzt, wie schnell sie sich tröstet. Sie solle doch noch warten. Er weiß noch nicht, wie er sich entscheidet, ob er die Ehe wirklich aufgeben will. Das spielt für Karin schon keine Rolle mehr. Er hat seine Macht über sie verloren. Sie ist frei und genießt das.

Der Sexpartner fürs Wochenende übersteht die Scheidung von Peter. Jetzt reicht ihr dieses Verhältnis hinter zugezogenen Gardinen nicht mehr. Der Probelauf für ein neues Leben ist beendet. Sie will hinaus in die Welt, etwas erleben. Sie lernt Fred kennen, getrennt lebend. Genau richtig für eine Beziehung ohne Verpflichtungen. Fred ist der Mann mit Schlips und Kragen, einer für schöne und weite Reisen, für die großen Auftritte, die sie immer so gern gehabt hätte. Sich zeigen, sich bewundern lassen, Aufmerksamkeit bekommen. Schöne Kleider anziehen auf den Reisen, die sie gemeinsam machen. Möglichst jeden Abend ein anderes. Sie spielt mit den Frisuren. Mal hochgesteckt, mal Dutt, mal langer Zopf. Karin hat den wippenden, elastischen, sehr gestreckten Gang einer Tänzerin. Das kommt vom Sport, den sie nicht nur beruflich liebt. Die Grazie passt zu ihrer schlanken Figur. Sie muss sich nicht anstrengen, Blicke auf sich zu lenken. Sie bleibt ein Typ in jedem Lebensalter. Das sieht auch Fred so. Mit ihr kann er noch besser repräsentieren, als er es ohnehin schon selber tut. Er hat mindestens das Gebaren eines Oberarztes. Den herausfordernden Gang, die überaus freundliche Unverbindlichkeit, das Auftreten, das keinen Widerspruch duldet. Als Arzt hat er durchaus etwas geleistet, wissenschaftliche Veröffentlichungen, in der Fachwelt kein Unbekannter. Immer ehrgeizig, immer beste Leistungen. Alles ohne Mühe. Also kein Streber. Aber ein Fremdgänger erster Güte. Das hatte seine Frau dann irgendwann so satt, dass sie ohne Kommentar ausgezogen ist. Fred spricht darüber nicht so direkt. Das tun Männer meistens nicht, wenn sie die Verlassenen sind. Das passiert einem Hahnenstolz nicht.

Mit Karin kommt sein Drang nach Selbstbestätigung durch Frauen zur Ruhe. Das, was vorher war, ist ihr egal. Sie trifft ihn nur am Wochenende. Mehr ist von beiden Seiten nicht geplant. Karin geht mit ihm auf Reisen. Nach Indonesien, Java, Bali. Sie fliegen nach Hongkong und Singapur. Sie schippern mit Luxusschiffen über die Weltmeere. Fred kommt an Karten für alle wichtigen Bälle der Stadt heran. Karin ist fasziniert von diesem Leben, das so ganz anders ist als ihr vorheriges im Liegestuhl, versteckt im Garten am Haus. Fred ist ein Mann von Welt und ein großartiger Kavalier. Er beschenkt sie, ist aufmerksam und charmant. Selbst ihre ehemalige Schwiegermutter schwärmt von diesem Mann. Als Fred Karin nach der Trennung von Peter dort besucht, bringt er der alten Dame einen riesigen Tulpenstrauß mit. Mit einer solchen Verehrung ist ihr nach dem Tod ihres Mannes niemals wieder ein Mann begegnet. Ja, das hat Fred drauf. Er ist das, was man einen Frauenversteher nennt. Bei ihm fühlt Karin sich aufgehoben. Da ist man wer. Wenn irgendwo in einem Hotelzimmer der Wasserhahn tropft oder die Aussicht nicht stimmt, dann verlangt der Herr Doktor ein anderes Zimmer.

Nicht etwa laut und grob. Nein, hier triumphiert wieder die Eleganz, die unbestechliche, freundliche Bestimmtheit eines Oberarztes. Natürlich alles in perfektem Englisch. Da steht eine äußerst wichtige Person, der kann keiner widersprechen. Was für eine Präsenz. Männer, die nicht mal mit der Faust auf den Tisch hauen müssen, um ihre Forderungen durchzusetzen, sind beeindruckend. Frauen bewundern sie. Auch die, die sonst im Leben alles selbst regeln können.

Dieser Mann von Welt ist aber nur eine Hälfte von Fred. Karin erkennt bald, dass er überhaupt nicht alltagstauglich ist. Ein pingeliger, wehleidiger Mensch. Als Lebenspartner eine totale Fehlbesetzung. Der räumliche Abstand, den sie zueinander haben, macht die Beziehung erträglich. Karin kann sich nicht einmal mehr vorstellen, mit Fred auf einem Flur in zwei Wohnungen zu leben. Fred, die glänzende Erscheinung, entpuppt sich zunehmend als Hypochonder. Er achtet auf jedes Körpersignal. Wenn etwas ziept – was könnte das sein? Wenn er nur daran denkt, vielleicht Kopfschmerzen bekommen zu können, werden mehrere Sorten Tabletten bereitgelegt. Magenspiegelungen, die jeder normalerweise nur erduldet, wenn es gar nicht zu vermeiden ist, genießt Fred wie eine Frühlingskur jedes Jahr. Überall fühlt er Angriffe auf seine Gesundheit. Beim Heben, Schneiden, Bücken – Rücken. Die schöne männliche Fassade blättert ab. Der handfesten Karin geht so ein Gejammer auf die Nerven. Nicht, dass Fred zwei linke Hände hätte und keinen Nagel in die Wand bekäme. Aber bis der Nagel an der richtigen Stelle sitzt und der Hammer das tun kann, was seine Aufgabe ist, können Stunden vergehen. Wenn Karin erklären will, warum Fred nicht alltagstauglich ist, fällt ihr die Geschichte mit dem Knopf ein.

Der Herr Doktor hat sich ein Designerjackett gekauft. Natürlich italienisch und von bester Qualität. Immer modebewusst von der Socke bis zum Kragen. Nur Markenware. Als er es zu Hause anzieht, schiebt sich zwischen den ersten und zweiten Knopf eine kleine Falte. Schon das ist ein Ding der Unmöglichkeit, wo er doch beim Kauf zehnmal guckt und zwanzigmal probiert. Er fragt Karin, ob sie ihm den Knopf versetzen könne. Na klar kann sie das. Er soll es nur richtig ausmessen. Da misst Fred eine Stunde kniend auf dem Teppich mit einem festen Maßband. Stecknadel ran, anprobiert. Wieder gemessen und wieder zeigt sich ein Fältchen. Ein Vorgang ohne Ende. Dann endlich ist es so weit. Er soll den Knopf, der an der falschen Stelle sitzt, abschneiden. Plötzlich hört Karin wehklagendes Geschrei. Was ist passiert? Hat er etwa in den Stoff geschnitten? Das könnte für ihn ein Grund sein, sich das Leben zu nehmen. Sie stürzt ins Zimmer. Nein, Entwarnung. Er hat nach einstündigen Vermessungen nur den falschen Knopf abgeschnitten. Karin muss zwei Knöpfe annähen und ihn trösten. Er ist außer sich und fix und fertig. Sein Blutdruck steigt. Er muss sofort etwas einnehmen.

Für das Leben auf dem Lande kommt Fred absolut nicht infrage. Robuste Natur, Gummistiefel, wenn es regnet, Schnee schippen im Winter, Rasen mähen, Holz hacken, Hecke schneiden, Kamin heizen – um Gottes willen. Das ist nicht seine Welt. Da hätte sie wegen der Verletzungsgefahr gleich immer einen Krankenwagen auf Abruf bestellen müssen. Fred besucht sie in dem neuen Haus. Immer öfter ist Karin froh, wenn er wieder abfährt. Seine Zeit ist vorbei.

Karin startet einen neuen Versuch. Ein pensionierter Kapitän aus Hamburg. Der Mann gibt gleich deutlich zu verstehen, dass er sich nicht scheiden lassen wird. Das ist auch nicht nötig. Wenn Karin ihn ansieht, ist er nicht das, was sie sich für ein gemeinsames Leben vorstellt. Groß, aber viel zu dick und ohne jeden Ehrgeiz, die überflüssigen Pfunde loszuwerden. Für die Freizeit und ein paar Reisen ein angenehmer Mann. Er hat die Welt gesehen, spricht mehrere Sprachen, kennt sich in vielen Wissenschaften aus, kann gut erzählen. Sie hört ihm gerne zu. Alfons besucht sie in ihrem Haus alle acht Wochen. Er schläft im Gästezimmer, weil er so schnarcht. Sex findet statt, wenn es sich so ergibt. Körperliche Nähe ist ihr nicht unbedingt ein Bedürfnis. Er ist wie ein guter Bekannter. Verliebt ist sie nicht und auch nicht so fasziniert wie von Fred in seinen besten Jahren als großer Charmeur. Sie reisen in die Masuren, nach Afrika und Kanada. Von der Reise mit ihr nach Afrika schwärmt er noch, als lange alles vorbei ist. Aber das hat er selbst verbockt.

Jedes Jahr kommt er nach Weihnachten zu ihr. Gemeinsam begrüßen sie ein neues Jahr. Bei seiner letzten Jahresendtour sagt er Karin zwei Tage vor Silvester, wie sehr er sich freue. Seine Kinder hätten ihm eine Karte für »Ich war noch niemals in New York« geschenkt. Da müsse er Silvester wieder zurück sein. Karin wundert sich etwas über diese Leidenschaft des Kapitäns für ein Musical. Er, der sonst nur klassische Musik hört. Na gut, dann soll er mal fahren. Gleich morgen früh, damit er nichts verpasst. Sie kann ihre Enttäuschung über sein Verhalten nicht ganz verbergen. Er hat den Ernst der Lage noch gar nicht begriffen. Ein Mann, dem Kinder und Enkel wichtiger sind als eine Beziehung, den kann sie nicht gebrauchen. Auch nicht für die Freizeit. Er schreibt erklärende Briefe. Sie sehen sich nie wieder. Ein Fall für passende Gelegenheiten ist sie nicht.

Heute glaubt sie manchmal schon an Vorsehung. Hätte sie Alfons nicht so abrupt, ja auch etwas beleidigt verabschiedet, wäre es nie zu der Anzeige mit ihrer Leidenschaft für Frankreich gekommen. Kurt hätte es nie in ihrem Leben gegeben. Sie wäre nicht spontan mit ihrem Auto zu einem Mann in den Süden gefahren, den sie gerade erst kennengelernt hat.

Als Karin von ihrer ersten Reise aus Frankreich zurückkehrt, ist der Sommer auch in ihrem Dorf angekommen. Sie fährt mit dem Auto den kleinen Hang hoch. Es staubt. Es muss lange nicht geregnet haben. Sie sieht die Freundin auf der Terrasse im Nachbargrundstück. Sie liegt in der Sonne. Völlig untypisch für Karin, das Auto einfach stehen zu lassen. Das kommt bei ihr nicht vor. Egal, wo sie herkommt, erst wird alles ausgepackt, das Haus durchlüftet, die Post durchgesehen, geduscht. Dann werden die Nachbarn begrüßt. Heute ist alles anders. Nichts hat mehr seine Ordnung. Sie nimmt bei der Freundin Platz, stellt eine Flasche Sekt auf den Tisch und fängt an zu schwärmen. Über den Mann, über Frankreich, das Leben in der neuen Umgebung, über die Tiere, die dort zum Haus gehören. Immerhin acht Katzen und zwei Hunde. Die Freundin spitzt die Ohren. Tiere? Die hatten bisher bei Karin immer etwas gestört, waren eine Freiheitsbremse. Tiere mochte sie schon, aber nicht so nah, möglichst bei anderen Leuten, nicht in ihrem Haus. Wegen der Ordnung und der Hygiene. Karin zeigt Bilder. Da sitzen die Hunde mit am Tisch. Und wie sie von dem Mann erzählt. Wie eine, die bis über beide Ohren verliebt ist. Die Freundin hört zum ersten Mal von Karin, dass sie sich zu ihren Gefühlen bekennt. Männer hatte sie ja immer, aber zum ersten Mal hat sie sich auf einen emotional eingelassen. Karin spricht schon von ihrer nächsten Fahrt nach Frankreich. Spätestens im August wird sie wieder weg sein.

Sie kann das Wiedersehen gar nicht erwarten. Sie ist nahezu süchtig, das Ende des Sommers und den Herbst in Frankreich zu erleben. Es gibt viel zu tun. Kurt, der kernige Mann, körperlich fit, immer in Bewegung und handwerklich begabt, baut die Scheune weiter aus. Karin entdeckt eine neue Männlichkeit, die sie erotisch bewegt. Dass er nicht sehr groß und nicht blond ist, sind ihre Ansichten von gestern. Das ist lange her. Das große, hüglige Gelände bepflanzt er mit Hunderten von Bäumen. Es soll ein Wald werden aus Eichen, Feldahorn, Eschen, Schwarzkiefer, Pinien und Zypressen. Alles Bäume, die in die Gegend passen. Sie halten die Trockenheit im Sommer aus und brauchen auch keine harten Winter. Der Forstmann denkt an das Alter. Da kann man einen solchen Hügel nicht mehr bewirtschaften. In spätestens drei Jahren werden seine Bäume, die er teilweise selbst gezogen hat, so groß sein, dass man sich nicht mehr bücken muss. Früher standen hier Pferde und Kühe. Karin und Kurt beschränken sich nun auf Gemüse. Kartoffeln, Zucchini, Tomaten, Paprika und Kräuter wachsen direkt in den Kochtopf. Karin wird ernten, einlegen, kochen, trocknen. Kurts spartanisch eingerichtete Singleräume hat sie schon bei ihrem ersten Besuch völlig umgekrempelt. Da musste sie erst mal etwas Pep hineinbringen. Orangefarbene

Vorhänge im Schlafzimmer, Kreationen vom Trödelmarkt in der Küche. Karin durfte zaubern. Keiner hat ihr reingeredet. Kurt sagt ihr immer wieder, wie sehr ihm alles gefällt. Und die Freunde, die zu Besuch kommen, verdrehen die Augen. Mit seiner Schwester, einer etwas verrückten, etwas ausgeflippten Frau, kommt sie gut zurecht. Irgendwie sind sie sich ein bisschen ähnlich. Hanna erkannte sofort, dass Karin ihrem Bruder gut tut. Noch nie war das Verhältnis zwischen den Geschwistern so entspannt.

Bei ihrer zweiten Fahrt im August kennt sie den Weg. Aber sie kennt noch nicht die riesigen Sonnenblumenfelder vor dem Haus auf dem Hügel, die jetzt in voller Blüte stehen. Der warme Wind gleitet leise durch die kräftigen grünen Stängel. Die kleinen sonnengelben Köpfchen wiegen sich und scheinen ihr zuzunicken. Als sie ihr Auto abstellt, ist der Weg zum Haus mit Sonnenblumen bestreut. Als käme eine Braut. Noch nie hatte sie einen Mann, der ihr so offen seine Liebe zeigt, sie anhimmelt, sich nach ihr sehnt. Der ihr zuliebe sogar mit ihr tanzen gehen würde, obwohl er tanzen gar nicht mag.

Spätestens Ende September wissen beide, dass sie sich gemeinsam auf dieses Leben an diesem Ort einlassen können. Karin entdeckt große Gemeinsamkeiten. Alles wird besprochen, alles wird zusammen geplant, alles, was der andere macht, wird gegenseitig begutachtet.

Nach einem halben Jahr trauen sie sich, ein gemeinsames Konto zu führen. Das schaffen viele nicht einmal nach zehn Jahren Ehe. Es braucht also keine Ewigkeit zu dauern, bis ein Paar eine Einheit wird. Freunde empfinden die beiden schon fast als eineiige Zwillinge. Ob das nicht ein bisschen zu dicht sei, mahnen die partnerschaftlich Erfahrenen, die Laientherapeuten. Eine Beziehung brauche auch mal Überspannung, so einen Blitzschlag, der alles runterfährt. Dann kann wieder aufgeladen werden. Karin und Kurt können auf solche Ladevorgänge gern verzichten. Es gab genug Spannungen in ihrem Leben. Sie haben auch keine dreißig Jahre mehr Zeit, um das zu üben. Darum möchten sie lieber totale Harmonie praktizieren.

Den Winter verbringt das Paar in Karins Haus. Weihnachten erreicht sie ein betrüblicher Anruf von Hanna aus Frankreich. Ihr geht es schon längere Zeit nicht gut. Sie muss ins Krankenhaus zur Untersuchung. Diagnose Bauspeicheldrüsenkrebs. Operation. Chemotherapie oder andere Nachbehandlungen lehnt Hanna ab. Dann geht alles ganz schnell. Wenige Monate später stirbt sie. Das geplante Doppelleben von Kurt und Karin in Deutschland und Frankreich ist nun nicht mehr möglich. Dieses große Gelände am Hügel kann nicht einfach abgeschlossen und nach Belieben verlassen werden. Wer soll die Tiere betreuen, die Anpflanzungen pflegen? Es gibt nur noch ganz oder gar nicht. Sie entscheiden sich für ganz.

Karin bietet ihr Haus, ihr Kleinod, ihren Besitz, ihren Stolz auf Selbstgeschaffenes zum Kauf an. Karin und Kurt wissen, dass das Leben im Ausland auch seine Tücken haben kann. Man ist dort, wo man einst zu Hause war, jetzt nur noch Besuch. Nicht immer gern gesehen und manchmal sogar lästig. Der Moment, in dem einer geht und einer zurückbleibt, verlangt meist sehr konsequente Entscheidungen. Sie kennen die Geschichten, in denen die Sonne des Südens ihre Schattenseiten offenbart. Von Vereinsamung, Untätigkeit, Langeweile, Alkoholgelagen, ungenügenden Sprachkenntnissen, nicht vorhandener Integrationsfähigkeit. Das sind nicht ihre Geschichten. Sie gehen in ein anderes Land, um aktiv zu leben. Menschen, die bauen, pflanzen, ernten und lieben, haben keinen Platz für Pessimismus und Endzeitgedanken.

Bevor der Umzugswagen nach Frankreich rollt, heiraten sie im Liebesmonat Mai in Karins Dorf. Alles ein bisschen verrückt. Etwas Spaß muss sein zur letzten Hochzeit in ihrem Leben. Am Polterabend liegt der ganze Hof voller Scherben. Ein Oldtimer, ein aufgemöbelter Jaguar, der Chauffeur in Livree bringt das Paar am nächsten Morgen zum Standesamt. Kurt im lässigen Sakko aus dunklem Jeansstoff, darunter ein dunkles T-Shirt, dazu eine helle Leinenhose und ein großer, breitkrempiger Hut. Den haben sie gerade noch in letzter Minute auf einem Polenmarkt entdeckt. Vier ungeeignete Exemplare hängen schon an der Garderobe. Karin im langen, verspielten Sommerkleid und dem dazu gehörenden schwarzen Sonnenhut. Eine Mischung aus Dame und jungem Mädchen. Die aufgeputzte Hochzeitsgesellschaft verursacht Aufsehen vor dem Standesamt in der verschlafenen Kleinstadt. Die Leute denken, es würde ein Film gedreht, und bleiben neugierig stehen. Die geladenen Gäste speisen in einem ehemaligen Kloster, das zu einer altertümlichen Gaststätte mutiert ist. Danach nimmt das Fest in Karins Garten seinen Lauf. Drei Tage Essen, Trinken, Musik und Tanz. Wie eine Bauernhochzeit. Ende und Anfang. Abschied vom Dorf, Wiedersehen mit dem Hügel in Frankreich. Mit acht Katzen und zwei Hunden. Und mit Hanna. Ihre Urne wird an einem Rosenbogen bestattet. Dort, wo sie gern gelebt hat. Kurt, Karin und gute Freunde fassen sich an den Händen und schwören, dass alles in Hannas Sinne weitergehen wird.

Wie lieben Frauen um 50 plus?

FRAGEN AN DEN SOZIOLOGEN UND SEXUALFORSCHER PROF. DR. KURT STARKE

Wollen Singlefrauen über fünfzig eine neue Partnerschaft, oder kann Ungebundenheit die Freiheit grenzenlos machen?

Die fröhliche Singlefrau, die immer oder fast immer allein war und weiter allein bleiben möchte, ist sehr selten. Für Frauen der befragten Generation ist sie in keiner Weise charakteristisch. Beziehungserfahrungen haben so gut wie alle Frauen, auch diejenigen, die derzeit keinen festen Partner haben. Die letzte Beziehung war zumeist eine Ehe und liegt im Durchschnitt 8,7 Jahre zurück. Bei den Geschiedenen sind es 8,9 Jahre und bei den Verwitweten 9,7 Jahre. Ein Teil dieser Frauen lebt schon lange allein. 15 Prozent länger als zwanzig Jahre. Ein Viertel aber noch keine fünf Jahre. Der jetzt partnerlose Zustand wird von den allermeisten nicht als ideal betrachtet. Nur 16 Prozent denken im Moment nicht an eine neue Beziehung. Das betrifft vor allem Frauen, die ihren Mann gerade erst durch Tod verloren haben. Aber es gibt auch Frauen, die sich keine Chancen auf dem Partnermarkt mehr ausrechnen und sich mit dem Alleinsein abgefunden haben. Dazu gehören auch die schwer Enttäuschten. Die meisten wollen unbedingt wieder eine feste Partnerschaft und suchen aktiv danach. Eindeutig mit ja bekennen sich 24 Prozent der Singlefrauen für einen neuen Mann. Ein weiterer großer Teil – etwa 60 Prozent – schließt eine neue Liebe nicht aus.

Es muss ja nicht immer gleich die große Liebe sein. Was halten denn die Frauen in der Mitte des Lebens von einem sexuellen Abenteuer?

Es überwiegen durchaus die Frauen, die es für nicht allzu schwierig halten, einen Mann fürs Bett zu kriegen. Allerdings sind es nur 7 Prozent, die ein sexuelles Abenteuer wirklich finden wollen. 44 Prozent schließen das nicht völlig aus, machen es aber von Bedingungen und Umständen abhängig. 49 Prozent möchten so etwas gar nicht. Ich denke, die partnerlosen Frauen ab fünfzig aufwärts sehnen sich mehr nach einer festen Beziehung mit Sexualität als nach losem Sex.

Wie viele Sexualpartner hatten Frauen, die heute die fünfzig überschritten haben? Schließlich hat diese Generation bereits in einer Zeit der sexuellen Liberalisierung und weiblichen Emanzipation ihre Erfahrungen mit der Liebe gesammelt.

Größere sexuelle Freiheiten und ein größerer Spielraum für individuelle Entscheidungen bedeuten nicht automatisch Promiskuität. Knapp ein Viertel der Frauen dieses Alters, nämlich 23 Prozent, hatte bisher nur mit einem einzigen Mann Geschlechtsverkehr. Das sind vor allem Frauen, für die die bisherige Beziehung die einzige war. Am zweithäufigsten werden mit 17 Prozent zwei Sexualpartner erwähnt. An dritter Stelle stehen mit 13 Prozent drei Geschlechtspartner. Das macht bereits die Hälfte der Population (53 Prozent) aus. Weitere 20 Prozent nennen vier bis sechs, 15 Prozent sieben bis zehn, 5 Prozent elf bis fünfzehn, 3 Prozent sechzehn bis zwanzig Partner. Der Rest, also 4 Prozent, hatten mit einundzwanzig und mehr Männern Sex. So käme im Durchschnitt jede Frau auf 5,2 Sexualpartner. Aber man sieht an den Prozentzahlen, dass dies nicht wirklich die Durchschnittsfrau repräsentiert.

Wie sieht es mit dem Orgasmus nach den Wechseljahren aus? Schwindet die Fähigkeit mit den Wechseljahren oder nimmt sie mit den Lebensjahren zu?

Die Orgasmusraten liegen bei den Frauen ab fünfzig über dem Durchschnitt. Die Orgasmushäufigkeit wird mit der Dauer der Beziehung und dem Alter eher stabiler. Dafür spricht auch der hohe Anteil von Mehrfachorgasmen. Von herausragender Bedeutung ist das emotionale Verhältnis zum Partner. Bei sehr großer Liebe steigt die Orgasmusrate auf 86 Prozent und die der Mehrfachorgasmen auf 23 Prozent. Singles haben etwas seltener einen Orgasmus, vor allem dann, wenn der Partner nicht gerade die große Liebe oder noch nicht gut bekannt ist. Neben der Qualität der Beziehung spielen selbstverständlich die Einstellung zur Sexualität und die orgastische Potenz der jeweiligen Frau eine Rolle. Sinnliche und genussfähige Frauen kommen häufiger zum Orgasmus als andere. Frauen, die gern und oft küssen, häufiger als Frauen, die weniger gern küssen. Ein allgemeiner Zusammenhang findet sich in unserer Untersuchung zwischen der Orgasmusrate und dem Sich-rundum-glücklich-Fühlen. Die Glücklichen sind auf alle Fälle besser dran.

Nun ist die Liebe nach den Wechseljahren bekanntlich nicht nur mit Freuden gesegnet. Welche sexuellen Probleme haben Frauen der untersuchten Altersgruppe genannt? Wie unterscheiden sich dabei die Singles von den Frauen in fester Beziehung?

Am meisten klagen alle Frauen über zu wenig Zärtlichkeit. 29 Prozent sind es bei denen mit Partner. 78 Prozent der Singles vermissen sie ganz besonders in ihrem Leben. Vor allem Frauen, die sich selbst als zärtlich betrachten, leiden darunter, wenn die Fähigkeit zur Zärtlichkeit nicht abgerufen wird. »Ich habe zu wenig Sex«, sagen 25 Prozent der Frauen mit Partner und 73 Prozent der alleinstehenden. Zu wenig begehrt fühlen sich 16 Prozent der Frauen mit Mann und 51 Prozent der partnerlosen. 29 Prozent der Singlefrauen haben keine Lust auf Sex, aber auch bei 25 Prozent der Geschlechtsgenossinnen in Beziehungen ist das so. Über Schmerzen beim Geschlechtsverkehr klagen 8 Prozent der Singles und 15 Prozent der partnergebundenen Frauen.

Wie gehen Frauen nach den Kampagnen gegen eine Hormonersatztherapie mit Hormonen um, um solche Beschwerden zu beseitigen?

Die Angst der Frauen, mit der Hormontherapie etwas falsch zu machen und sich zu schaden, ist deutlich. Diese Angst ist verbunden mit einer allgemeinen Unsicherheit bezüglich Hormongaben und bedeutet teilweise auch Abwehr gegen eine Medikalisierung und Medikamentalisierung der Wechseljahre. Damit besteht die reale Gefahr, dass Hormonpräparate generalisierend verdammt werden und der wirkliche Nutzen verkannt und verleugnet wird. Bevorzugt nehmen Frauen Hormone, die sich in ihrer Partnerbeziehung wohl fühlen, die ihren Partner besonders lieben, denen Sexualität sehr wichtig ist. Und nicht zuletzt Singles, die gern wieder einen Partner hätten.

Welches Selbstbild haben Frauen ab fünfzig? Wie schätzen sie ihre Wirkung nach außen, auf Männer ein?

Die befragten Frauen haben in den meisten Fällen zwar kein euphorisches, doch aber ein positives Bild von sich selbst. Sie finden sich nicht uneingeschränkt schön, aber ganz gewiss zärtlich. 98 Prozent der Frauen bezeichnen sich als sinnlich. Selbst Frauen, die im Moment keine Lust auf Sex haben, halten sich nicht für völlig unsinnlich. Besonders ergänzende Zusammenhänge ergaben sich zwischen attraktiv und begehrenswert, sinnlich und schön, sinnlich und zärtlich, humorvoll und fraulich, humorvoll und zärtlich, selbstbewusst und kontaktfreudig. Das Selbstbild ist ganz wichtig für die Einstellung zur Sexualität. Frauen, die sich schön, begehrenswert, genussfähig finden und mit ihrem Körper im Einklang stehen, äußern weit häufiger sexuelles Verlangen als die Frauen, die sich die genannten Eigenschaften nicht so sehr zuschreiben. Ein anderes Beispiel ist der Humor. Zwar haben viele der Frauen, die sexuell nicht aktiv sind, Humor, manchmal sogar sehr viel, wohl auch als Kompensation für sexuelle Defizite. Aber bei denjenigen, die sexuell besonders aktiv sind, ist Humor mit Abstand am stärksten ausgeprägt. Humor, Fröhlichkeit, Freude, Frohsinn, Lachen und Lächeln sind sexuologisch überaus wichtige Einflussgrößen. Sie drücken eine bestimmte Lebenshaltung und eine bestimmte Souveränität aus.

Und was sind die kritischen Größen für das Lebensgefühl der Frauen in diesem Alter?

Da gibt es drei, die jede Frau, wenn sie ehrlich ist, selbst kennt. Erstens das Körpergewicht. Nur 22 Prozent der befragten Frauen möchten so sein, wie sie sind. 1 Prozent möchte mehr wiegen, aber 77 Prozent will abnehmen. Einerseits wird die biologisch oft nicht ganz vermeidbare Gewichtszunahme nicht akzeptiert. Andererseits werden die Frauen beherrscht vom Terror der gängigen Schlankheitsideale.

Zweitens ist die Figur eine problematische Größe. Eng verbunden mit Gewichtsproblemen sehen viele Frauen ihre Schönheit, ihr Aussehen, ihre Attraktivität und ihre erotische Ausstrahlung durch die Figur gefährdet. Nur 5 Prozent sind mit ihrer Figur sehr zufrieden, 38 Prozent zufrieden. 43 Prozent haben sehr viel an sich auszusetzen und 14 Prozent mögen ihre Figur gar nicht.

Und schließlich drittens ist es das Gefühl, begehrt zu werden. Frauen jenseits der fünfzig haben keineswegs die Dimensionen Attraktivität und Ausstrahlung aus den Augen verloren. Sie wollen sie auch in den Augen der anderen finden. Begehrt zu werden und sich körperlich angenommen zu sehen – darin drücken sich nicht nur ein Ich-Bezug und ein Selbstwertanspruch aus, sondern auch eine kommunikative, interaktive Haltung, eine Außengerichtetheit. Dieses emotionale Spannungsverhältnis wird als wichtig, wohltuend und selbststärkend empfunden und auch in der Sexualität als funktionell herausragend betrachtet.

Frauen, die mit mir über Sex und Liebe in ihrer neuen Beziehung sprachen, schienen mir immer alterslos zu sein. Ist dieses späte Glück vielleicht doch das beste Heilmittel gegen alle Zipperlein?

Der beste Prädikator für das Sexualleben ist nicht das Alter an sich, es sind auch nicht demografische Merkmale wie territoriale Herkunft, Bildung, Beruf oder aktuelle Befindlichkeiten wie körperliche Beschwerden, sondern – wie wieder und wieder betont werden sollte – die Existenz einer Partnerbeziehung und deren Qualität.

Prof. Dr. Kurt Starke bezieht sich auf eine repräsentative Befragung zur Sexualität von 1400 Frauen im Alter von 50 bis 60 Jahren.

Wenn aus der Lust eine Last wird – Sexualstörungen in der Lebensmitte und deren Behandlung

FRAGEN AN PROF. DR. MED. HANS-JOACHIM AHRENDT

Wie tief greifen die Wechseljahre in das Leben von Frauen ein?

Die Wechseljahre sind ein deutlicher Einschnitt im Leben einer jeden Frau. Sie sind das Ende der fruchtbaren Phase. Klimakterium und Menopause werden nicht selten mit negativen Werten assoziiert. Das betrifft das Altern im Allgemeinen, die Abnahme der körperlichen Attraktivität und Leistungsfähigkeit, einen Rückgang der sexuellen Attraktivität, den Verlust der Lust.

Wann beginnt die Menopause?

Die Menopause – also das Ende der monatlichen Regelblutungen – beginnt, wenn keine befruchtungsfähigen Eizellen mehr in den Eierstöcken vorhanden sind. Damit verbunden ist ein abrupter Rückgang der Östrogene in den Ovarien um das fünfzigste Lebensjahr herum. Eingeleitet wird sie aber schon viel früher, nämlich dann, wenn sich ab dem vierzigsten Lebensjahr die Bildung des Progesterons (Gelbkörperhormon) verringert. Östrogene und vor allem Androgene (Testosteron) sind für die Sexualität der Frau von großer Bedeutung. Sie sind entscheidend insbesondere für die Libido und die sexuelle Erregung.

Welche Folgen hat diese körperliche Umstellung? Wie wird sie von den Frauen wahrgenommen?

Einerseits führen diese Vorgänge zu akuten Hormonmangelsymptomen, den Symptomen des sogenannten klimakterischen Syndroms. Andererseits ist dadurch oft das Auftreten von chronischen Erkrankungen möglich. Zu den akuten Symptomen des klimakterischen Syndroms zählen vor allem Hitzewallungen und Schweißausbrüche, die besonders nachts auftreten können. Sie bedingen Schlaflosigkeit, Übermüdung und mangelnde Leistungsfähigkeit. Nicht selten führt das sekundär zu Angstzuständen und einem Burnout. Begleitend kommen oft vegetative Verstimmungen oder gar Depressionen hinzu. Auch Schmerzen, insbesondere der Fingergelenke, aber auch der Knie, sowie Harninkontinenz werden häufig von Frauen in dieser akuten Umstellungsphase beklagt. Mitunter erst nach Monaten oder erst nach Jahren können kardiovaskuläre Erkrankungen (Herz-Kreislauf-Erkankungen) oder Osteoporose auftreten.

Was wird durch die schwindenden Hormone im äußeren Erscheinungsbild und im sexuellen Bereich bewirkt?

Patientinnen äußern sich oft sehr besorgt über nachteilige Veränderungen von Haut und Haaren, über die Zunahme an Körpergewicht und die Veränderungen ihrer Körperproportionen. Etwa 30 Prozent der Patientinnen klagen nach der Menopause über einen Mangel und Verlust sexueller Appetenz (Libido) und etwa 20 Prozent über eine mangelnde Feuchtigkeit (Lubrikation) der Scheide, die oft Schmerzen beim Geschlechtsverkehr (Dyspareunie) verursacht. Die Frauen äußern zunehmend selbst diese Beschwerden. Aber es gibt auch heute immer noch viele, die sich scheuen, diese Probleme bei ihrer Frauenärztin oder ihrem Frauenarzt anzusprechen. Hier sollten also auch wir, die Ärzte und Ärztinnen, die Initiative ergreifen und das Eis brechen.

Lassen Sie uns über einige Sexualstörungen kurz vor und nach der Menopause sprechen.
Sexuelle Appetenz – wann spricht man von einer Störung?

Es handelt sich dabei um Mangel oder Verlust von sexuellem Verlangen. Die Folge ist ein verminderter Wunsch nach sexuellen Kontakten. Die Störung beinhaltet eine verminderte Suche nach sexuellen Reizen, ein Nachlassen des Denkens an Sexualität und die Verminderung von sexuellen Fantasien. Die Folge davon kann ein Mangel an sexueller Erregung und Befriedigung sein. Bei der leichten Form der sexuellen Appetenzstörung besteht bei der Frau kein aktives Interesse an Sexualität. Sexuelle Kontakte werden aber durchaus als angenehm und lustvoll erlebt. Es besteht eine gewisse »Neutralität« gegenüber der Sexualität. Die betroffenen Frauen beschreiben Sexualität oft als etwas Fremdes, Überflüssiges. »Der Motor springe nicht an«, sagen sie, und sie könnten auch gut ohne Sex auskommen.

Und wann entsteht dann der Leidensdruck?

Der Verlust des sexuellen Verlangens wirkt sich nachhaltig negativ auf das eigene Selbstwertgefühl oder die Partnerschaft aus. Oftmals fühlen sich diese Frauen unter Druck gesetzt. Sie haben Angst, verlassen zu werden. Der Partner seinerseits ist frustriert, weil er seiner Partnerin keine erfüllende Sexualität geben kann. Möglicherweise fühlt er sich als Mann entwertet. Die Lebensqualität kann durch sexuelle Funktionsstörungen eine starke Einschränkung erfahren. Menschen, die nicht sexuell aktiv sind, haben eine deutlich geringere Lebensqualität.

Wie kann der Frauenarzt helfen?

Eine lokale Östrogentherapie ist bei der trockenen Scheide, die zu Schmerzen, zur Dyspareunie führen kann, sehr wirkungsvoll. Der Östrogenmangel lässt die Schleimhäute in der

Scheide schrumpfen und verdünnt sie. Man spricht dann von vaginaler Atrophie. Weit über die Hälfte aller Frauen im Klimakterium leidet unter dieser Symptomatik. Zur Anwendung kommt hier vor allem Östriol in verschiedenen Dosierungen als Salbe oder Scheidenovolum, aber auch Östradiol. Zur Linderung der Beschwerden der trockenen Scheide und der Dyspareunie reichen geringe Dosierungen aus. So führt die Anwendung von Xapro-Creme, zwei- bis dreimal pro Woche appliziert, zu ausreichender Feuchtigkeit und Lubrikation. Es handelt sich hierbei um eine überwiegend lokale Wirkung am Scheidenepithel. Die systemische Wirkung ist sehr gering, so dass auf eine zusätzliche Anwendung von Gestagenen verzichtet werden kann.

Wann empfehlen Sie die Einnahme von Pillen, um die fehlenden Hormone zu ersetzen?

Eine Hormonersatztherapie mit Tabletten, Pflastern oder Gel ist immer dann indiziert, wenn ein schweres klimakterisches Syndrom besteht (starke Hitzewellen, nächtliche Schweißausbrüche, Schlafstörungen). Bei vorhandener Gebärmutter wird stets eine Kombination aus Östrogenen und Gestagenen gewählt. Bei nicht mehr vorhandener Gebärmutter ist eine alleinige Östrogenbehandlung nötig. Das setzt eine gründliche Erhebung der Anamnese, ausführliche Beratung und Prüfung von Kontraindikationen voraus. Nachweislich tritt mit dieser Behandlung eine spürbare subjektive Verbesserung der sexuellen Lust, der sexuellen Betätigung und Befriedigung ein. In einer Studie klagten zu Beginn 54 Prozent der Frauen nach der Menopause über Sexualprobleme. Nach einer 13-monatigen Behandlung waren es nur noch 8 Prozent. Insbesondere verringerte sich die Zahl der Frauen, die über starke sexuelle Probleme klagten.

In der Befragung der Frauen sagt über die Hälfte (55 Prozent), dass sie gegebenenfalls keine Hormone einnehmen würden, und als Grund für den Abbruch einer Hormoner-

satztherapie gaben 66 Prozent Angst vor Nebenwirkungen an. Wann ist eine solche Therapie empfehlenswert?

Die Behandlung mit Hormonen in den Wechseljahren unterliegt klaren medizinischen Richtlinien. Sie wird ärztlicherseits nur dann empfohlen, wenn schwere klimakterische Beschwerden vorliegen. Unter Abwägung aller gesundheitlichen Vorteile und möglicher Risiken ist in diesen Fällen eine solche Behandlung gerechtfertigt.

Wie stehen Sie zur nichthormonellen Behandlung des klimakterischen Syndroms, und was würden Sie dafür empfehlen?

So effektiv wie eine Hormontherapie ist die Einnahme anderer Mittel natürlich nicht. Eine Behandlung mit sogenannten Naturprodukten hat immer dann ihre Berechtigung, wenn es sich um leichtere Beschwerden handelt. Dann können Präparate mit Cimicifuga oder Rotklee sowie Sojaprodukte in Kombination mit Johanniskraut wirksam sein. Salbei wirkt gegen leichte Schweißausbrüche, außerdem auch die Bekleidung nach dem »Zwiebel-Prinzip«. Es ist zu bedenken, dass Kaffee, scharfe Gewürze, Alkohol und Nikotin die Schweißausbrüche verstärken können.

Prof. Dr. med. Hans-Joachim Ahrendt ist Facharzt für Frauenheilkunde und Geburtshilfe und lehrt an der Medizinischen Fakultät der Universität Magdeburg.

ISBN 978-3-355-01786-2

Umschlaggestaltung: Buchgut Berlin
Druck und Bindung: CPI Moravia Books

Ein Verlagsverzeichnis schicken wir Ihnen gern:
Neues Leben Verlagsgesellschaft mbH & Co. KG
Neue Grünstraße 18, 10179 Berlin
Tel. 01805/30 99 99
(0,14 €/Min., Mobil max. 0,42 €/Min.)

Die Bücher des Verlags Neues Leben
erscheinen in der Eulenspiegel Verlagsgruppe.

www.verlag-neues-leben.de